Eva Marbach

Erfolgreich abnehmen durch Hintergrundwissen

Zusammenhänge verstehen und Hindernisse gezielt ausräumen

EMV

Warum habe ich Übergewicht und warum fällt das Abnehmen so schwer? Warum habe ich diesen grässlichen Heißhunger?
Die meisten molligen Menschen ärgern sich nicht nur über ihre Fettpolster, sondern quälen sich auch noch mit zahlreichen ungelösten Fragen. Die Entstehung von Übergewicht und das erfolgreiche Abnehmen erscheinen vielen Betroffenen wie ein Buch mit sieben Siegeln, denn trotz mühsamen Sporteinheiten und karger Kost liegt die Traumfigur in weiter Ferne.
Wissen über den Stoffwechsel und die Ursachen der vermehrten Fettspeicherung sind der Schlüssel zu einem entspannten Abnehmerfolg.

Dieses Buch erklärt ausführlich, wie der Stoffwechsel funktioniert und Übergewicht entsteht. Stress, Schlafmangel, Hormonstörungen, Heißhunger und zahlreiche andere Ursachen für die Gewichtszunahme werden genau beschrieben. Je nach individueller Situation werden einfache Wege aus der Figurfalle vorgestellt.

Über die Autorin:

Eva Marbach, Jahrgang 1962, ist seit 1989 Heilpraktikerin. Im vorliegenden Buch widmet sie sich dem Wissen über die Vorgänge im Körper, die über Schlankheit oder Übergewicht entscheiden. Im Internet schreibt und betreut Eva Marbach zahlreiche Webseiten über Gesundheitsthemen, darunter mehrere Seiten zu Übergewicht und Abnehmen.

Eva Marbach

Erfolgreich abnehmen durch Hintergrundwissen

Zusammenhänge verstehen und Hindernisse gezielt ausräumen

Eva Marbach Verlag

Bibliografische Information der Deutschen Nationalbibliothek

Die Deutsche Nationalbibliothek verzeichnet diese Publikation in der Deutschen Nationalbibliografie; detaillierte bibliografische Daten sind im Internet über http://dnb.d-nb.de abrufbar.

Originalausgabe

Eva Marbach Verlag, Breisach

http://eva-marbach.com

Umschlaggestaltung: Eva Marbach

Herstellung: Books on Demand GmbH, Norderstedt

Printed in Germany

ISBN-10: 3-938764-24-4
ISBN-13: 978-3-938764-24-4

Inhaltsverzeichnis

Erfolgreich abnehmen durch Hintergrundwissen

Übergewicht gilt zur Zeit als gefährliche Volksseuche und in Zeitschriften folgt ein Diätvorschlag auf den nächsten. Sogar die Politik mischt sich inzwischen ein und empfiehlt Obst und Gemüse.

Doch trotz der zahlreichen Diäten werden die Menschen angeblich immer dicker. Warum bewirken die ganzen Diäten nicht, dass die Abnehmwilligen schlank werden?

Wer persönlich unter Übergewicht leidet und zahlreiche Diätversuche hinter sich hat, steht oft vor einem ganzen Berg ungelöster Fragen.

Diesen Fragen zum Thema Abnehmen und Stoffwechsel ist das vorliegende Buch gewidmet.

Es geht hier nicht um die simple Gleichung: Wenig essen plus viel bewegen ergibt eine schlanke Figur, sondern um die vielen Feinheiten, die dahinter stecken und die Gleichung oft unwahr machen.

Besonders häufige ungeklärte Fragen sind:

- Warum nehme ich nicht ab, obwohl ich wenig esse und Sport treibe?
- Warum habe ich so starken Heißhunger?
- Warum fällt mir das Maßhalten so schwer?
- Warum nehme ich nach jeder Diät wieder so stark zu?
- Warum nehme ich schon zu, wenn ich eine Torte nur anschaue?

Auf diese und viele andere Fragen will dieses Buch Antworten finden, soweit es Antworten gibt.

Durch ein vertieftes Verständnis der Körpervorgänge kann man dann leichter entscheiden, welche Veränderungen der Lebensweise am besten beim individuellen Abnehmen helfen.

Kurze Antworten auf häufige Fragen

Um die aufgelisteten Fragen und zahlreiche andere Themen umfassend zu klären, bedarf es des gesamten Buches.

Doch damit Sie nicht allzu stark auf die Folter gespannt werden, gibt es für die genannten Fragen relativ kurze Antworten mit Verweisen zu den detaillierteren Erklärungen.

Warum nehme ich nicht ab, obwohl ich wenig esse und Sport treibe?

Auf diese Frage gibt es mehrere mögliche Antworten, die von Ihrer persönlichen Situation abhängen.

Möglicherweise essen Sie zu wenig. Dann hat Ihr Körper den Stoffwechsel so stark herunter gefahren, dass Abnehmen kaum noch möglich ist. Weitere Infos finden Sie unter "Hungerstoffwechsel" ab Seite 73.

Vielleicht essen Sie aber auch mehr als Sie denken. Süße Getränke sind übrigens auch sehr kalorienreich und tragen kaum zur Sättigung bei. Schreiben Sie für einige Tage alles auf, was Sie essen und trinken. Das kann Klarheit bringen (siehe Seite 248).

Eventuell reicht die Intensität Ihrer sportlichen Betätigung nicht aus, um bei Ihrer Essmenge die Fettpolster schwinden zu lassen (siehe ab Seite 155).

Vielleicht wachsen Ihre Muskeln zur Zeit. Muskeln sind nämlich schwerer als Fett. Dadurch kommt es zu einer Stagnation oder gar Steigerung des Gewichtes, selbst wenn das Fett weniger wird (siehe ab Seite 265).

Eventuell steckt eines des zahlreichen Abnehmhindernisse hinter Ihrem hartnäckigen Übergewicht. Das reicht von Schilddrüsenstörungen (siehe ab Seite 109) bis hin zu Schlafmangel (siehe ab Seite 129).

Möglicherweise trifft auch eine Kombination mehrerer Gründe auf Ihre Situation zu oder auch weitere Gründe.

Warum habe ich so starken Heißhunger?

Auch für die Ursachen von Heißhunger gibt es mehrere mögliche Antworten.

Möglicherweise erwarten Sie von sich zu starkem Verzicht, sodass Ihr Körper in seiner Hungersnot laut nach mehr Nahrung ruft.

Vielleicht fehlen Ihnen auch bestimmte Nährstoffe, was Heißhunger auslösen kann.

Viele Menschen haben auch eine Art Kohlenhydrat-Sucht, die große Gier auf immer mehr Kohlenhydrate bewirkt (siehe Seite 179).

Über Heißhunger gibt es ein extra Kapitel ab Seite 245.

Warum fällt mir das Maßhalten so schwer?

Viele Übergewichtige haben Probleme mit der Mäßigung. Auf Phasen mit überreichlicher Ernährung folgen strenge Diäten mit extremem Verzicht.

Ob man ein Mensch ist, der von einem Extrem zum anderen schwankt, ist zum großen Teil eine Wesenssache. Es gehört zum persönlichen Naturell.

Menschen mit einer Neigung zu Extremen können auch extreme Leistungen vollbringen, was ein Vorteil ist.

Beim Abnehmen ist es jedoch ein Nachteil, denn Maßhalten bei der Ernährung und regelmäßiger maßvoller Sport sind der Schlüssel zum Abnehmerfolg.

Wer zu Extremen neigt, hat es deutlich schwerer, aber das Maßhalten lässt sich lernen. Es bedarf jedoch gezielter Übung und einiger Geduld, bis man erfolgreich Maßhalten kann.

Über das Leben in Extremen und das Maßhalten gibt es ein extra Kapitel ab Seite 150.

Warum nehme ich nach jeder Diät wieder so stark zu?

Bei den meisten Diäten wird Muskelmasse abgebaut und der Stoffwechsel verlangsamt. Beides sorgt dafür, dass man weniger Energie verbraucht. Man braucht also auch weniger Nahrung.

Das ist eine sehr nützliche Funktion des Körpers, um Hungersnöte besser überstehen zu können. Doch wenn man abnehmen will, ist diese Fähigkeit des Körpers sehr unpraktisch.

Sobald man sich wieder normal ernährt, nimmt man daher sehr schnell wieder zu.

Dieses Phänomen nennt man den Jojo-Effekt.

Weitere Informationen über den Jojo-Effekt finden Sie ab Seite 79. Infos über den Hungerstoffwechsel finden Sie ab Seite 73.

Warum nehme ich schon zu, wenn ich eine Torte nur anschaue?

In der Theorie nimmt man natürlich nicht zu, wenn man eine Torte nur betrachtet und nichts davon isst.

In der Praxis stellen aber viele Menschen fest, dass sie vom Anblick einer Torte zunehmen. Wie kann das geschehen? Darüber kann man nur mutmaßen, denn es gibt keine wissenschaftlichen Studien darüber.

Einerseits wird bei Tortenliebhabern der Appetit geweckt, wenn man eine Torte sieht. Auch wenn man auf die Torte verzichtet, versuchen das Unterbewusste und der Körper mit aller Macht, den geweckten Appetit zu stillen.

Häufig geschieht das dadurch, dass man bei der nächsten Mahlzeit etwas mehr isst. Manche Menschen essen auch eine Kleinigkeit zwischendurch, um den Tortenappetit zu stillen.

Hinzu kommt der Stress, der mit dem Verzicht auf die Torte verbunden ist. Durch solchen Stress wird vom Körper das Hormon Cortisol ausgeschüttet. Dieses Hormon fördert die Gewichtszunahme, vor allem im Bereich des Bauches.

Informationen über den Appetit finden Sie ab Seite 239. Infos über Stress und Übergewicht finden Sie ab Seite 136.

Grenzen des Verstehens

Leider gibt es auf viele Fragen zum Thema Übergewicht keine einfachen Antworten. Auf manche dieser Fragen gibt es sogar bisher überhaupt keine Antworten. Die Forschung hat zwar schon eine Menge über den menschlichen Stoffwechsel herausgefunden, aber obwohl das Wissen über den menschlichen Körper von Jahr zu Jahr mehr wird, weiß man noch lange nicht alles.

Vielleicht wird man einige brennende Fragen niemals endgültig klären können, denn auch die Forschung kann nicht alles herausfinden. Schließlich kann und darf man keine Menschenexperimente durchführen, sondern nur Studien mit Menschen in ihrem normalen Leben.

Selbst bei den Themenbereichen, wo eine detaillierte Forschung möglich ist, gibt es viele sehr komplexe Vorgänge, die das Verständnis erschweren.

Daher kann auch dieses Buch nicht Antwort auf alle Fragen geben. Aber soweit es möglich ist, soll Licht ins Dunkel gebracht werden.

Da es in der Praxis darum geht, Übergewicht abzubauen, kommt es letztlich nicht auf wissenschaftliche Details an, sondern darauf, wie man erfolgreich abnehmen kann. Daher zählen auch Erfahrungswerte, die sich bewährt haben.

Keine Patentrezepte

In diesem Buch gibt es keine einfachen Patentrezepte zum Abnehmen, denn leider gibt es keine funktionierenden Patentrezepte. Jeder braucht eine individuelle Vorgehensweise, um erfolgreich abzunehmen.

Wer auch immer behauptet, dass Abnehmen einfach sei, verspricht den meisten Menschen leider etwas Unmögliches.

Zwar können einige Menschen ganz einfach abnehmen oder bleiben ohne Mühe schlank. Für die meisten Menschen, die zu Übergewicht neigen, ist es jedoch alles andere als einfach, Gewicht zu verlieren. Oft ist es schon eine respektable Leistung, wenn man nicht weiter zunimmt.

Dies alles schreibe ich schon in diesem Einleitungs-Kapitel, damit keine unrealistischen Hoffnungen aufkommen. Unrealistische Hoffnungen führen oft zu Misserfolgen und Frustration.

Wenn man seine Situation genau kennt und realistisch einschätzen kann, dann gelingt es eher, erfolgreich und dauerhaft abzunehmen.

Sprung in die Praxis

Wenn man beginnt, ein Buch zu lesen, ist die Motivation oft besonders hoch, sein Anliegen sofort in Angriff zu nehmen. Man möchte bei einem Abnehmbuch gleich loslegen mit dem Abnehmen.

Doch dieses Buch beschäftigt sich in erster Linie mit dem theoretischen Verständnis des Abnehmens.

Dennoch können Sie sofort loslegen mit Ihrem Abnehmvorhaben, wenn es Sie dazu drängt.

Machen Sie folgendes:

- Holen Sie sich ein Glas Wasser, beispielsweise gefüllt mit Leitungswasser oder mit Mineralwasser.
- Dieses Wasser ist eine Belohnung für Sie. Es wird Ihrem Körper gut tun, es wird Ihr Abnehmvorhaben unterstützen und Sie werden sich durch den Genuss des Wasser wohl fühlen.
- Trinken Sie das Wasser, während Sie dieses Buch lesen.
- Wenn Sie wollen, können Sie jedesmal, wenn Sie in diesem Buch lesen, dazu Wasser trinken, aber nur wenn Sie wollen.
- Auch wenn Sie gerade nicht in diesem Buch lesen, können Sie über den Tag verteilt Wasser trinken. Sechs bis zehn Gläser täglich sind besonders günstig. Bei starker Hitze oder viel Sport sogar noch mehr.

Mit dieser Maßnahme tun Sie schon eine ganze Menge für Ihre Gesundheit und Ihre Figur. Sie können dabei in aller Ruhe dieses Buch lesen und sich mit der Funktionsweise des Körpers vertraut machen.

Ist die Steinzeit an allem schuld?

Eigentlich müssten die Menschen doch optimal funktionieren und gertenschlank sein, wenn die Evolution doch dafür sorgt, dass der Körper immer besser wird.

Stattdessen werden viele Menschen immer dicker, wenn sie ihrer Esslust ungebremst nachgehen.

Funktioniert die Evolution etwa nicht beim Menschen?

Doch, sie funktioniert sogar ganz hervorragend, aber bis sich ein Lebewesen grundlegend auf eine veränderte Umgebung anpasst, dauert es viele Jahrtausende.

Daher lohnt es sich, die Vergangenheit der Menschheit genauer zu betrachten.

Von Anfang an, seit der Steinzeit und bis weit ins zwanzigste Jahrhundert war das Leben der Menschen durch Hungersnöte geprägt.

Wohl gefüllte Supermärkte gab es damals nicht und die Ernährung kostete einen erheblichen Teil des Einkommens. In guten Zeiten mussten die Menschen Fettpolster aufbauen, um die nächste Hungerphase zu überleben.

Da die Hungerphasen die Regel waren und Zeiten mit guter Nahrungsversorgung eher die Ausnahme, passte sich der menschliche Körper immer besser darauf an, auch mit unregelmäßiger Nahrungszufuhr klarzukommen.

Diese Anpassung fand auf mehrfache Weise statt:

- Ausgeprägte Fähigkeit Fettvorräte im Körper zu speichern.
- Verlangsamung des Stoffwechsels, wenn häufig schlechte Zeiten einbrechen.
- Abbau der Muskelmasse, um unnötige Bewegung zu verhindern und weniger Energie zu verbrauchen.
- Stärkung des Appetitzentrums, das mithilfe des Unbewussten dafür sorgt, dass der Mensch möglichst viel kalorienreiche Nahrung zu sich nimmt, wenn sie verfügbar ist.

Menschen, die diese Fähigkeiten nicht hatten, starben oft den Hungertod und konnten sich daher häufig nicht fortpflanzen. Die Menschen, die in ihrem Körper ein erfolgreiches Vorratsmanagement entwickelt hatten, überlebten in schlechten Zeiten relativ erfolgreich und hatten daher die Möglichkeit, sich erfolgreich fortzupflanzen.

Darum gibt es so viele Menschen, die durch den aktuellen Nahrungsüberfluss in den Industrieländern erheblich zunehmen.

Die üppigen Zeiten dauern erst viel zu kurz an, als dass sich die Menschen genetisch schon hätten anpassen können. Noch nach dem zweiten Weltkrieg gab es in Deutschland eine massive Nahrungsknappheit und einen schlimmen Hungerwinter, von dem die Betroffenen heute noch mit Schaudern berichten.

Insofern kann man durchaus sagen, dass die Steinzeit oder nahezu die gesamte Menschheitsgeschichte daran "schuld" sind, dass wir heutzutage so zu Übergewicht neigen.

Bei genauerer Betrachtung sollte man seinem Körper jedoch eigentlich dankbar sein, wenn er in der Lage ist, für schlechte Zeiten Vorräte anzulegen. Diese Dankbarkeit fällt angesichts des aktuellen Schlankheitswahns natürlich schwer, aber man kann es wenigstens versuchen. Es könnte ein wenig Frieden in die Beziehung zum eigenen Körper bringen, die bei Übergewichtigen oft stark belastet ist.

Allerdings sollte man seinen steinzeit-gestählten Körper darin unterstützen, mit der heutigen Zeit und dem üppigen Nahrungsangebot klarzukommen.

Was heißt überhaupt dick?

Die Bedeutung von "dick" ist eine Definitionssache.

Ein Model wird oft schon als dick betrachtet, wenn sie nicht mehr in Kleider der Größe 34 passt. Ebenso empfinden auch zahlreiche schlanke Schulmädchen, die ein winziges Fettpolster an sich entdecken.

Auf der anderen Seite betrachten sich manche noch als vollschlank und nicht als dick, wenn es ihnen aufgrund ihres Bauches schwer fällt, sich die Schuhe anzuziehen.

Daher wundert es kaum, dass versucht wird, Dicksein zu messen und zu standardisieren. Dabei wird jedoch nicht von "dick" gesprochen, sondern von Übergewicht und Fettsucht oder Adipositas.

Im Verlauf der Jahrzehnte gab es unterschiedliche Formeln, um die Grenzen für Übergewicht festzulegen.

Broca-Formel

Die Broca-Formel, auch Broca-Index genannt, wurde im 19. Jahrhundert vom französischen Chirurgen Broca entwickelt.

Die Formel berechnet das Normalgewicht und als Abwandlung dazu das Idealgewicht. Für Kontinental-Europäer ist die Broca-Formel recht einfach zu berechnen.

Sie lautet:

Für Männer:

Körpergröße in Zentimeter -100 = Normalgewicht in Kg

Für Frauen:

Körpergröße in Zentimeter - 100 - 5% = Normalgewicht in Kg

Idealgewicht:

Normalgewicht - 10%

Bis in die 1980er Jahre war die Broca-Formel die übliche Berechnungsweise zur Ermittlung des Normalgewichtes.

In mittleren Körpergrößen funktioniert diese Formel relativ zuverlässig. Bei besonders großen oder kleinen Menschen ergibt sie jedoch verzerrte Ergebnisse.

Ein weiterer Nachteil der Broca-Formel ist, dass sie nur im metrischen System mit Metern und Kilogramm einfach zu berechnen ist. Für Amerikaner und Briten mit ihren anderen Maßeinheiten, ist die Broca-Formel deutlich komplizierter. Das wird ein wichtiger Grund sein, dass die Broca-Formel aus der Mode kam.

BMI = Body Mass Index

Den Body-Mass-Index gibt es zwar schon seit dem 18. Jahrhundert, aber erst seit den 1980er Jahren ist er die beliebteste Berechnungsweise, um Übergewicht zu ermitteln.

Wie bei der Broca-Formel fließen das Körpergewicht und die Körpergröße in die Berechnung mit ein. Die Körpergröße wird jedoch im Quadrat berücksichtigt, was dem BMI eine größere Genauigkeit auch bei kleinen und großen Menschen gibt.

Die Formel für den BMI sieht folgendermaßen aus:

Körpergewicht in Kg / (Körpergröße in Meter)^2 = BMI

Die dadurch berechneten Zahlen werden folgendermaßen interpretiert:

Frauen	**Männer**	**Bewertung**
unter 19	unter 20	Untergewicht
19 - 24	20 - 25	Normalgewicht
24 - 30	25 - 30	Leichtes Übergewicht
30 - 35	30 - 35	Adipositas (Fettsucht) Grad I
35 - 40	35 - 40	Adipositas (Fettsucht) Grad II
über 40	über 40	Adipositas (Fettsucht) Grad III

Nachteile von Broca-Formel und BMI

Sowohl die Broca-Formel als auch der BMI haben mehrere Nachteile, die dadurch entstehen, dass nur Körpergröße und Gewicht berücksichtigt werden.

Beide Formeln berücksichtigen nicht, wie muskulös jemand ist. Da Muskelmasse deutlich schwerer ist als Körperfett, kann ein schlanker, sportlicher Mensch mit vielen Muskeln unberechtigterweise als übergewichtig betrachtet werden. Das betrifft beispielsweise zahlreiche Bodybuilder aber auch andere sportlich aktive Menschen.

So kann ein schlanker Sportler einen höheren BMI aufweisen als ein fülliger Sofasitzer.

Auch der Knochenbau und eventuelle Wassereinlagerungen werden von Broca-Formel und BMI nicht berücksichtigt.

Ferner fehlt die Berücksichtigung des Körperbau-Typs, der genetisch festgelegt ist. Je nach Körperbau-Typ, z.B. Pykniker oder Leptosom, kann das persönliche Übergewicht nämlich in sehr unterschiedlichen BMI-Bereichen anfangen.

Auch das Alter wird von den beiden Formeln ignoriert. Dabei ist es eine bekannte Tatsache, dass die meisten Menschen natürlicherweise in ihrer Jugend am schlanksten sind und im Verlauf der Jahrzehnte allmählich dicker werden. Ein BMI, der für einen 40 jährigen Menschen ganz normal ist, kann bei einem 20 jährigen bereits etwas dick wirken.

Taillenumfang

In den letzten Jahren wird es immer beliebter, Übergewicht allein anhand des Taillenumfangs zu ermitteln.

Diese neue Ermittlungs-Mode geht darauf zurück, dass das innere Bauchfett als besonders schädlich betrachtet wird, gegenüber dem als harmloser geltenden Unterhaut-Fettgewebe.

Gemessen wird der Taillenumfang etwa zwei Fingerbreit über dem Bauchnabel.

Die Messwerte werden folgendermaßen beurteilt:

Frauen	**Männer**	**Bewertung**
über 80 cm	über 94 cm	der Bauch ist ein Risikofaktor
über 88 cm	über 102 cm	deutlich erhöhtes Risiko

Mehr Informationen über den dicken Bauch finden Sie ab Seite 81.

Taille-Hüfte Verhältnis – Waist-Hip-Ratio

Mithilfe des Taille-Hüfte-Verhältnisses kann man in etwa einschätzen, wie groß der Anteil des äußeren und inneren Bauchfetts bei der Messung des Bauchumfanges ist. Im Hüftbereich sammelt sich nämlich meistens vergleichbar viel Fett an wie als Unterhautfettgewebe im Bauchbereich.

Das bedeutet, wenn das Taille-Hüfte-Verhältnis ungefähr normal ist, dann ist der größte Teil des gesamten Bauchfettes das ungefährliche äußere Bauchfett. Bei einem zu hohen Taille-Hüfte-Verhältnis muss man einen hohen Anteil inneres Bauchfett vermuten.

So ermittelt man das Taille-Hüfte-Verhältnis:

- Messen des Taillenumfangs.
- Messen des Hüftumfangs an der dicksten Stelle des Hinterns.
- Verrechnen nach folgender Formel:

Taille / Hüfte = Taille-Hüfte-Verhältnis

Die Messwerte werden folgendermaßen beurteilt:

Frauen	**Männer**	**Bewertung**
unter 0,8	unter 0,9	Normalverhältnis
0,8 bis 0,84	0,9 bis 0,99	verbreiterte Taille
über 0,85	über 1,0	apfelförmiges Übergewicht

Körperfett-Verteilungsmuster-Index - KVI

Der Körperfett-Verteilungsmuster-Index ist eine weitere Berechnungsmethode, bei der Taillenumfang und Hüftumfang miteinander verrechnet werden. Durch den Wert soll eine Aussage darüber getroffen werden, ob der oder die Ausgemessene bauchbetont ist oder nicht.

Der Taillenumfang wird bei dieser Berechnungsmethode ins Quadrat genommen, er wirkt sich also stärker aus als beim Taille-Hüfte-Verhältnis.

So wird der Körperfett-Verteilungsmuster-Index berechnet:

Taille^2 / Hüfte = KVI

Die Messwerte werden folgendermaßen beurteilt:

Frauen	Männer	Bewertung
unter 60	unter 75	Normal
61 bis 74	76 bis 84	erhöhtes Risiko
über 75	über 85	hohes Risiko

Taille-Größe Verhältnis – Waist-to-Height-Ratio

Ein relativ unbekanntes Verhältnis zur Beurteilung des Körper ist das Taille-Größe-Verhältnis. Es wird auch Waist-to-Height-Ratio oder WHtR genannt.

Hierbei wird der Taillenumfang mit der Körpergröße ins Verhältnis gesetzt. Das heißt, je größer jemand ist, desto mehr Taillenumfang ist akzeptabel. Mit steigendem Alter werden wachsende Taillenumfänge als akzeptabel betrachtet. Zwischen Männern und Frauen wird jedoch nicht unterschieden.

Bei medizinischen Studien, darunter eine Studie der Münchner Ludwig-Maximilians-Universität mit rund 10.000 Teilnehmern, wurde beobachtet, dass das Taille-Größe-Verhältnis in einem deutlichen Verhältnis zu Herz-Kreislauferkrankungen steht. Im Gegensatz dazu standen weder der BMI noch das Taille-Hüfte-Verhältnis in deutlicher Relation zu diesen Erkrankungen.

Zur Ermittlung des Taille-Größe-Verhältnisses wird der Taillenumfang durch die Körpergröße geteilt.

So ermittelt man das Taille-Größe-Verhältnis:

- Messen des Taillenumfangs.
- Messen der Körpergröße.
- Verrechnen nach folgender Formel:

Taille / Körpergröße = Taille-Größe-Verhältnis

Die Messwerte gelten bis zu folgenden Werten als akzeptabel:

unter 40 Jahre	40-50 Jahre	über 50 Jahre
0,5	0,5 - 0,6	0,6

Körperfettanteil

Bei umfangreicheren Übergewicht-Berechnungen wird auch der Anteil des Körperfettes ermittelt.

Die Ermittlung des Körperfettanteils ergänzt den BMI um einen wichtigen Faktor, denn so können muskulöse Menschen mit einem hohen BMI entlastet werden.

Zur Messung des Körperfettanteils gibt es verschiedene Messmethoden. Am häufigsten wird eine Körperfettwaage verwendet, die mithilfe von Elektroden den Körperfettanteil ermittelt. Doch leider sind die Ergebnisse vieler Körperfettwaagen sehr unzuverlässig (siehe Seite 139).

Die prozentualen Werte des Körperfettes werden in Abhängigkeit vom Alter und vom Geschlecht unterschiedlich beurteilt.

Hier eine grobe Aufstellung der Bewertung des Körperfettanteils:

Frauen:			
Alter	**gut**	**mittel**	**zu viel**
unter 20	17 - 22%	22 - 27%	über 27%
20 - 40	18 - 24%	24 - 29%	über 29%
über 40	20 - 26%	26 - 31%	über 31%
Männer:			
Alter	**gut**	**mittel**	**zu viel**
unter 20	12 - 17%	17 - 22%	über 22%
20 - 40	13 - 19%	19 - 24%	über 24%
über 40	15 - 21%	21 - 26%	über 26%

Der Vorteil der Ermittlung des Körperfettanteils ist vor allem, dass sie den BMI und die Messung des Taillenumfangs ergänzt.

Die Faktoren Alter und Fettanteil werden hinzugenommen und so ergibt sich bei Berücksichtigung aller Berechnungsmethoden ein vollständigeres Bild als bei einzelnen Berechnungen.

Körpertypen

Das individuelle Optimalgewicht hängt weniger von Tabellenwerten ab als vom persönlichen Körpertyp.

Es gibt nicht nur große und kleine Menschen, sondern auch Menschen, die von Natur aus feinknochig und schlank sind und andere, die untersetzt sind und zu Fettansatz neigen.

Der generelle Körpertyp wird vererbt und man kann selbst gar nichts daran ändern. Schwankungen in der Form des Körpers sind nur innerhalb der Grenzen des persönlichen Körpertyps möglich.

Dass die Neigung zu Fettansatz vererbt wird, hat man unter anderem bei Adoptivkindern beobachtet. Die Gewichtsklasse der Kinder ähnelte eher ihren leiblichen Eltern als den Adoptiveltern. Das entkräftet das Argument, dass das Gewicht von den Ernährungsgewohnheiten im Elternhaus bestimmt wird.

Schon in der Antike wurde beobachtet, dass es ganz verschiedene Typen des Körperbaus gibt. Daher gibt es auch schon seit damals verschiedene Einteilungen der Körpertypen. Früher wurden den Körpertypen oft auch bestimmte Charaktereigenschaften zugeordnet, was heute als überholt gilt.

Gemeinsamen ist allen Unterteilungen in Körpertypen, dass die meisten Menschen Mischformen der Typen sind mit jeweils unterschiedlichen Gewichtungen. Jeder Einzelne kann also seine Typ-Kombination individuell herausfinden und daraus seine Schlüsse für das persönliche Optimalgewicht ziehen.

Nachfolgend stellen wir einige Typenlehren vor.

Kretschmers Konstitutionstypen

Der Psychiater Ernst Kretschmer entwickelte in der ersten Hälfte des 20. Jahrhunderts die drei Konstitutionstypen, die auch heute noch sehr bekannt sind.

Kretschmers Lehre kam unter anderem deshalb in die Kritik, weil er den Körpertypen bestimmte psychische Eigenschaften zuordnete unter anderem auch die Neigung zu psychischen Erkrankungen und sexuellen Neigungen.

Hier wollen wir ausschließlich die körperliche Typisierung betrachten.

Leptosom oder Astheniker

Der leptosome Typ ist sehr schlank und schmalgliedrig. Schon sein Knochenbau ist sehr fein, besonders deutlich am Brustkorb und an den Hüften zu erkennen. Wegen ihrer Feinheit sind die Knochen auch leichter als bei anderen Menschen.

Die Gliedmaßen und der Hals sind meistens lang.

Leptosome Menschen sind manchmal begeisterte Ausdauersportler. Im Bereich Langlauf, aber auch beim Eiskunstlauf und Tanz findet man viele leptosom veranlagte Menschen. Andere leptosome Menschen meiden Sport, weil sie keine Freude daran haben. Für sie reicht es, wenn sie sich drei Mal in der Woche mindestens eine halbe Stunde bewegen, um die Gesundheit zu erhalten.

Im Allgemeinen bleiben ausgeprägt leptosome Menschen von selber schlank bis mager, auch wenn sie viel essen. Sie haben eher Probleme mit Untergewicht als mit Übergewicht.

Wenn es bei ihnen doch mal zu Übergewicht kommt, reicht es meistens, vorübergehend den Genuss von einigen besonders kalorienreichen Nahrungsmitteln einzuschränken.

Athletiker

Athletiker haben einen kräftigen und muskulösen Körperbau. Bei sportlicher Betätigung wachsen ihre Muskeln schnell an.

Brustkorb und Schultern sind bei ihnen meistens breit und kräftig.

Ausgeprägte Athletiker haben im Allgemeinen ein mittleres Körpergewicht. Wenn sie sich jedoch wenig bewegen, können sie auch deutlich Fett ansetzen.

Für Menschen mit einem athletischen Körperbau ist regelmäßige Bewegung besonders wichtig beim Abnehmen. In jungen Jahren und leichten Fällen kann eventuelles Übergewicht allein durch mehr Bewegung abgebaut werden.

Bei der Ernährung sollte der Schwerpunkt der Zusammenstellung auf eiweißreicher Kost liegen.

Pykniker

Pykniker haben einen gedrungenen Körperbau. Der Brustkorb ist breit und eher kurz. Auch der Hals ist kurz und das Gesicht ist breit.

Der Pykniker neigt stark zu Fettansatz und wird schnell übergewichtig, selbst wenn er nicht viel isst.

Ausgeprägte Pykniker bewegen sich häufig nur ungern, es sei denn, sie haben auch deutliche athletische Anteile. Wenn diese Anteile fehlen, reicht es für einen Pykniker, sich etwa drei Mal in der Woche für mindestens eine halbe Stunde zu bewegen, um die Gesundheit zu fördern.

Wenn ein Pykniker abnehmen will, sollte er sich nicht allzu schlanke Ziele setzen, denn sein Körper ist dafür nicht geschaffen. Um auch nur einigermaßen schlank zu sein, muss ein Pykniker seine Kalorienaufnahme meistens dauerhaft mäßig halten. Das ist für Pykniker häufig ein schwieriges Unterfangen, denn viele Pykniker schlemmen gerne.

Strenge Diäten sind für Pykniker besonders ungeeignet, denn der Stoffwechsel schaltet sich dann bei ihnen sehr stark auf Sparflamme. Die anschließende Gewichtszunahme ist dadurch meistens ganz erheblich und schießt deutlich über das Ausgangsgewicht vor der Diät hinaus.

Ergänzender Typ: Dysplastiker

Außerhalb des Systems der drei Konstitutionstypen gab es bei Kretschmer noch den Dysplastiker als kleinere Variante der anderen drei Konstitutionstypen.

Auch unbestimmbare Typen wurden als Dysplastiker eingeordnet.

Körperbautypen der Sportmedizin

In der modernen Sportmedizin werden bevorzugt die Körperbautypen nach Sheldon verwendet.

Auch hier gibt es drei Grundtypen und zahlreiche Mischformen dieser Typen. Die drei Typen leiten sich von den drei Keimblättern der Embryonalzeit her.

Bei grober Betrachtung ähneln die drei Grundtypen stark den Konstitutionstypen von Kretschmer. Es wurde jedoch nicht versucht, den Typen psychische Eigenschaften zuzuschreiben.

Ektomorph

Der ektomorphe Typ ist schlank und schmalgliedrig. Er ähnelt somit dem leptosomen Typ.

Sowohl Körperfett als auch Muskulatur sind nur gering vorhanden.

Auch ausgiebiges sportliches Training macht keine Muskelmenschen aus diesem Typus. Sie haben auch nur selten Probleme mit Übergewicht, eher mit Untergewicht.

Mesomorph

Der mesomorphe Typ hat eine ausgeprägte Muskulatur. Er hat einen mittelstarken Knochenbau mit einem kräftigen Brustkorb. Somit ähnelt er dem Athletiker bei Kretschmer.

Das Gesicht des mesomorphen Typus ist lang und breit mit einem markanten Kinn.

Bei sportlichem Training können mesomorphe Menschen sehr muskulös werden. Sie sind meistens schlank aber kräftig. Wenn sie Fett ansetzen, dann vorwiegend im Bereich von Bauch und Hüften.

Endomorph

Der endomorphe Typ hat einen breiten, untersetzten Körperbau. Er neigt zu starkem Fettansatz. Er gleicht somit dem Pykniker.

Seine Muskeln bleiben meistens weich. Im Allgemeinen hat er nicht viel Neigung zu sportlicher Betätigung.

Mischtypen

Bei den Körperbautypen gehören Mischformen zum System.

Die Ausprägung des jeweiligen Typus wird mit den Ziffern 1 bis 7 angegeben, wobei 7 die stärkste Ausprägung bedeutet.

Ein Mensch mit dem Mischtyp 1-6-5 würde beispielsweise als endomesomorph bezeichnet. Er wäre grundsätzlich muskulös, würde aber zu Fettansatz neigen.

Dosha-Lehre im Ayurveda

Auch in der indischen Ayurveda-Lehre gibt es eine Typisierung mit drei unterschiedlichen Typen.

Diese drei Typen erinnern stark an die Typen von Kretschmer und Sheldon. Sie ordnen den Typen aber auch die Neigung zu bestimmten Krankheiten und je nach Typ passende Heilmethoden und Ernährung zu.

Vata

Der Vata-Typ entspricht in etwa dem Leptosomen. Er ist schmal und meistens schlank.

Die Muskulatur des Vata-Typs ist meistens relativ unterentwickelt. Die Gelenke stehen daher häufig hervor und auch die Sehnen und Venen sind gut zu sehen.

Die Haut neigt beim Vata-Typen zur Trockenheit. Sie ist häufig rauh, rissig und kalt.

Pitta

Der Pitta-Typ entspricht ungefähr dem Athletiker. Er ist mittelschwer. Dieser Typ ist der Hitze zugeordnet.

Daher ist auch seine Haut meistens warm. Außerdem ist die Haut weich und nicht sehr faltig.

Die Muskulatur des Pitta-Typs ist meistens mittel kräftig, sie ist also nicht so ausgeprägt wie beim westlichen Athletiker.

Kapha

Der Kapha-Typ entspricht dem Pykniker. Sein Körperbau ist schwer mit Neigung zu starkem Fettansatz.

Anders als beim Pykniker ist die Muskulatur beim Kapha-Typ stark ausgeprägt.

Die Haut des Kapha-Typs ist weich und häufig etwas fettig. Sie neigt dazu, kalt zu sein und ist oft blass.

Körperbautypen nach Gunter Frank

Der Arzt und Autor Gunter Frank hat in seinem Buch "Lizenz zum Essen" die Konstitutionstypen nach Kretschmer etwas umsortiert und in ein System mit zwei verschiedenen Achsen gebracht.

Dieses System ist sehr einleuchtend, weshalb es hier kurz skizziert wird. Wer mehr darüber wissen will, erfährt dies im Buch von Gunter Frank.

Achse des Fettansatzes

Bei der Achse des Fettansatzes geht es, wie die Bezeichnung schon sagt, um die Neigung des Körpers Fett anzusetzen.

Jeder Mensch kann sich irgendwo auf dieser Achse zwischen den beiden Extremen wiederfinden.

Die beiden Extreme sind auf der schlanken Seite der Leptosome und auf der molligen Seite der Pykniker:

Leptosom -- Pykniker

Achse der Muskelbildung

Bei der zweiten Achse geht es um die Neigung zur Muskelbildung.

Auch hier findet man sich irgendwo auf der Achse zwischen den beiden Extremen wieder.

Die beiden Extreme sind auf der muskulösen Seite der von Kretschmer bekannte Athletiker und der neu eingeführte Typ des Hypoplastikers.

Hypoplastiker -- Athletiker

Der Hypoplastiker ist ein Typ, der sehr schmale Muskeln hat und auch bei körperlicher Betätigung keine starken Muskeln bekommt. Naturgemäß hat der Hypoplastiker meistens nicht viel Freude am Sport. Sport bringt ihm auch nicht sehr viel, wenn er abnehmen will. Daher reicht es aus, wenn der Hypoplastiker sich hin und wieder mäßig bewegt.

Ganz anders der Athletiker, dessen Muskeln schnell wachsen, wenn er Sport treibt. Sport macht ihm deshalb meistens auch viel Freude und er braucht Bewegung, um abzunehmen.

Gute und schlechte Futterverwerter

Zur Veranlagung gehört teilweise auch, ob man ein guter oder schlechter Futterverwerter ist.

Mit „Futterverwerter" meint man im Volksmund, ob jemand viel oder wenig Nahrung braucht, um sein Gewicht zu halten.

Ein guter Futterverwerter nutzt die Nahrung optimal aus und braucht deshalb nur wenig Nahrung. Wenn ein guter Futterverwerter durchschnittlich viel isst, dann nimmt er im Allgemeinen zu.

Ein schlechter Futterverwerter nutzt die Nahrung nicht optimal und braucht daher viel Essen, um sein Gewicht zu halten. Schlechte Futterverwerter neigen dazu abzunehmen, auch ohne es zu wollen.

Für unsere Großelterngeneration war es noch selbstverständlich, dass es gute und schlechte Futterverwerter gibt.

Aber in der zweiten Hälfte des 20. Jahrhunderts wurde die Idee von der unterschiedlichen Futterverwertung als Blödsinn abgetan. Daher sind viele von uns mit der Vorstellung aufgewachsen, dass jeder Mensch vom gleichen Essen gleich dick wird. Daher kommt auch die Idee, dass es eigentlich jedem Menschen leicht fallen müsste, schlank zu werden und zu bleiben, nur weil es einige Menschen gibt, bei denen das so ist.

Inzwischen weiß man jedoch, dass es tatsächlich gute und schlechte Futterverwerter gibt.

Diese Eigenschaft basiert jedoch nicht auf einer einzelnen Ursache, sondern es gibt mehrere Faktoren, die in Summe über die Futterverwertung entscheiden.

Die Ursachen für den Grad der Futterverwertung sind teilweise angeboren, zum großen Teil aber erworben. Mehrere dieser Faktoren können geändert werden. Man ist also nicht dazu verdammt, ein guter Futterverwerter zu bleiben, und nur mit Mühe abnehmen zu können.

Optimale Nährwert-Ausnutzung

Der Kern der Futterverwertung ist die Gründlichkeit, mit der die Nährwerte ausgenutzt und in Körperenergie oder Fettpolster umgesetzt werden.

In diesem Bereich wurden in den letzten Jahren viele neue Erkenntnisse gewonnen. Die Forschung ist jedoch noch lange nicht abgeschlossen, und es gibt ständig neue Forschungserkenntnisse.

Einerseits gibt es vermutlich genetisch bedingte unterschiedliche Fähigkeiten bei der Nahrungsverwertung. Über Details dazu ist jedoch noch nicht viel bekannt.

Vererbung durch Epigenetik

Ferner gibt es epigenetisch bedingte Fähigkeiten zur Nahrungsverwertung. Mittels Epigenetik können Eigenschaften vererbt werden, die ein Mensch in seiner Kindheit und Jugend erlernt hat.

Bei den Genen spielt es nämlich nicht nur eine Rolle, ob sie vorhanden sind oder nicht, sondern auch, ob sie aktiviert sind oder nicht. Wir haben sehr viel mehr Gene in unseren Körperzellen, als wir tatsächlich nutzen. Sogar der Bauplan für Kiemen ist in unseren Zellen enthalten, doch diese Erbinformation ist inaktiv.

So gibt es auch Erbanlagen, die dafür sorgen, dass die Nahrung sehr gut verwertet wird. Normalerweise sind diese Erbanlagen inaktiv. Doch wenn jemand Hungersnöte erlebt, wird diese Fähigkeit aktiviert.

Wenn ein Mensch nun in jungen Jahren Hungersnöte erlebt hat, vererbt er die aktivierte Nahrungsverwertung an seine Nachkommen. Es wird also nicht nur die eigentliche Erbanalage vererbt, sondern auch deren Aktivierung.

Diese Art der Vererbung nennt man Epigenetik. Es ist eine junge Wissenschaft und noch nicht sehr bekannt.

Wer mit einer aktivierten, optimalen Nahrungsverwertung geboren wird, sollte sich weder zu üppig, noch zu kärglich ernähren. Bei üppiger Ernährung nimmt man sehr schnell zu und bei kärglicher Ernährung oder wiederholten strengen Diäten wird das vererbte Programm noch zusätzlich verstärkt.

Eine maßvolle Ernährung ist für die Betroffenen besonders wichtig.

Verwertung der Ballaststoffe

Ballaststoffe gelten als sehr gesund und kalorienfrei.

Für die meisten Menschen trifft das auch zu. Ihre Verdauung wird durch Ballaststoffe gefördert und die Ballaststoffe können nicht als energiespendende Nährstoffe verwendet werden.

Relativ viele Menschen können Ballaststoffe jedoch in Kohlenhydrate verwandeln. Aus den angeblich kalorienfreien Gesundstoffen werden also dick machende Nährstoffe.

Doch das ist noch nicht alles. Bei der Umwandlung der Ballaststoffe in Kohlenhydrate entstehen viele Darmgase, sodass die Betroffenen Blähungen und Bauchschmerzen bekommen. Manchmal kommt es sogar zu Durchfall.

Die Fähigkeit, aus Ballaststoffen Nährstoffe zu gewinnen, kann in Notzeiten lebensrettend sein. Menschen mit dieser Fähigkeit können im wahrsten Sinne des Wortes ins Gras beißen und werden trotzdem satt, wenn auch mit Bauchschmerzen.

Weil die Ballaststoffverwertung so nützlich sein kann, hat sie sich im Laufe der Jahrtausende bei vielen Menschen durchgesetzt.

Für Menschen, die abnehmen wollen, ist es natürlich sehr ungünstig, wenn sogar die Ballaststoffe dickmachende Kalorien entwickeln.

Die Umwandlung der Ballaststoffe wird weitgehend von speziellen Darmbakterien erledigt, die sich nicht bei allen Menschen ansiedeln. Warum ein Mensch diese Darmbakterien beherbergt, ist noch nicht vollständig geklärt. Bei einigen Menschen scheint jedoch langjähriger ausgiebiger Ballaststoffverzehr die Ansiedlung der Bakterien zu begünstigen.

Dass man vermutlich ein Ballaststoffverwerter ist, kann man daran feststellen, dass man nach dem Verzehr von Ballaststoffen Blähungen und Bauchschmerzen bekommt.

In diesem Fall sollte man auf Ballaststoff-Nahrungsergänzungsmittel wie Leinsamen, Kleie oder Ballaststoff-Kautabletten verzichten. Auch mit Vollkornprodukten sollte man eher zurückhaltend sein (siehe auch Seite 171).

Diese Empfehlung widerspricht den allgemein üblichen und offiziellen Ernährungsempfehlungen der meisten Experten und Ärzte, die von einer uneingeschränkten Nützlichkeit der Ballaststoffe ausgehen. Das liegt daran, dass bislang nur Wenige wissen, dass Ballaststoffe bei manchen Menschen in Kohlenhydrate verwandelt werden.

Darmbakterien

Der Darm des Menschen wird von Abermilliarden von Darmbakterien besiedelt. Diese Darmbakterien sind so zahlreich, dass sie mehrere Kilos wiegen, obwohl jedes einzelne Bakterium extrem leicht ist.

Die Darmbakterien sind nicht nur eine einzige Art von Bakterien, sondern es gibt zahlreiche verschiedene Arten, die teilweise sehr unterschiedliche Eigenarten haben.

Die Darmbakterien sind sehr nützlich für den Menschen. Unter anderem produzieren sie lebenswichtige Vitamine.

Sie verbrauchen auch Kalorien, was sehr nützlich ist, wenn man abnehmen will.

Auf der anderen Seite helfen sie jedoch auch bei der Verwertung der Nahrung und bei der Ausnutzung der Nährstoffe.

Da gibt es die schon erwähnten Darmbakterien, die die Verwertung der Ballaststoffe übernehmen.

Bekannt ist auch, dass Darmbakterien der Gattung Firmicuten dem Körper dabei helfen, die Nahrung besonders effektiv zu verwerten. Was in Notzeiten gut ist, stört beim Abnehmen ganz gewaltig.

In medizinischen Studien hat man beobachtet, dass übergewichtige Menschen mehr Firmicuten in ihrem Darm beherbergen als normalgewichtige.

Einerseits fördern die Firmicuten das Wachstum der Fettpolster, weil sie die Nahrung so gut verwerten. Andererseits fühlen sich die Firmicuten im Darm von übergewichtigen Menschen besonders wohl und vermehren sich daher stark.

Es handelt sich also um einen Teufelskreis, der es Übergewichtigen schwer macht abzunehmen.

Viele Firmicuten im Darm sind jedoch kein unabänderliches Schicksal.

Wenn man sich über einen längeren Zeitraum relativ kalorienarm ernährt und Fettpolster abbaut, dann werden die Firmicuten wieder weniger. Es fällt dann also leichter, das schlanke Gewicht zu halten.

Ausnutzung vertrauter Nahrungsmittel

Je häufiger man ein Nahrungsmittel isst, desto besser kann der Körper dieses Nahrungsmittel verwerten.

Der Körper lernt immer besser, das Nahrungsmittel optimal in seine Nährstoffe zu zerlegen. Dadurch erzielt er nach und nach immer mehr Kalorien aus dem gleichen Nahrungsmittel.

Bei einem unbekannten Nahrungsmittel wird anfangs nicht die optimale Kalorienmenge erzielt.

Die Kalorienangabe eines Nahrungsmittels ist also nicht absolut gültig, sondern nur ungefähr. Wer ein Nahrungsmittel gewöhnt ist, erzielt mehr Kalorien und wer es selten isst, gewinnt weniger Kalorien.

Eine eintönige Ernährung, bei der es immer wieder die gleichen Nahrungsmittel gibt, begünstigt also eine Gewichtszunahme gegenüber einer abwechslungsreichen Ernährung.

Zum Abnehmen ist es daher empfehlenswert, immer wieder neue, unbekannte oder selten genossene Nahrungsmittel zu essen.

Stoffwechselaktivität

Der Stoffwechsel verschiedener Menschen ist unterschiedlich aktiv.

Die unterschiedliche Stoffwechselaktivität kann verschiedene Ursachen haben, von denen noch lange nicht alle gründlich erforscht worden sind.

Ein besonders bekanntes Beispiel für die Aktivität des Stoffwechsels ist die Funktion der Schilddrüse. Je nach Aktivität der Schilddrüse ist der Stoffwechsel aktiver oder langsamer.

Eine Schilddrüsenunterfunktion sorgt für verlangsamte Stoffwechselvorgänge. Die Betroffenen nehmen meistens stark zu, auch wenn sie nur wenig essen.

Solch eine Schilddrüsenunterfunktion ist bei Frauen ab dem mittleren Alter relativ häufig. Etwa ein Viertel aller Frauen über 40 hat eine mehr oder weniger ausgeprägte Schilddrüsenunterfunktion (siehe Seite 109).

Die Stoffwechselaktivität hängt jedoch nicht allein von der Funktion der Schilddrüse ab. Es gibt auch noch zahlreiche andere Faktoren, die teilweise noch weitgehend unbekannt sind.

Braunes Fett

Bei Körperfett denkt man im Allgemeinen an etwas Ungesundes oder zumindest Unästhetisches.

Doch es gibt eine Fettart, die beim Abnehmen helfen kann.

Dieses Fett wird Braunes Fett genannt. Die bräunliche Farbe entsteht, weil dieses Fettgewebe von zahlreichen Blutgefäßen durchzogen ist.

Braunes Fett hilft dabei, den Körper zu wärmen. Es erhitzt den Körper, wenn es um ihn herum kalt ist. Dabei wird Energie verbraucht.

Schon lange ist Braunes Fett bei Säugetieren und bei menschlichen Säuglingen bekannt. Dieses Braune Fett hilft den Babies dabei, auch kalte Umgebungstemperaturen auszuhalten, ohne allzu schnell auszukühlen.

Man dachte bis vor kurzem, dass erwachsene Menschen kein Braunes Fett mehr haben. Schließlich zittern Erwachsene, wenn es ihnen zu kalt wird.

Doch kürzlich hat man auch bei Erwachsenen Braunes Fett entdeckt.

Man findet es vor allem im Nacken, am Hals und unter den Schlüsselbeinen. Insgesamt haben Erwachsene bis zu 50 Gramm dieser Substanz.

Die Aktivität des Braunen Fettes soll täglich zwischen 100 und 500 Kilokalorien verbrauchen. Da dieser Energieverbrauch täglich anfällt, ist das über einen längeren Zeitraum betrachtet, eine große Menge. Bei 500 Kilokalorien täglich, würde das einen Gewichtsunterschied von 26 Kilogramm pro Jahr bedeuten. Ein Kilogramm Fettgewebe entspricht nämlich etwa 7.000 Kilokalorien.

Bei medizinischen Studien hat man festgestellt, dass schlanke Menschen mehr Braunes Fett haben als übergewichtige.

In diesen Studien ist auch deutlich geworden, dass das Braune Fett dazu beiträgt, dass Schlanke schlank bleiben.

Offenbar ist es nicht so, dass Übergewicht das Braune Fett vernichtet, sondern so, dass fehlendes Braunes Fett Übergewicht begünstigt.

Mit zwanzig Jahren haben die meisten Menschen noch eine Menge Braunes Fett, unabhängig von ihrem Gewicht. Erst danach scheint die Menge des Braunen Fettes deutlich nachzulassen.

Da der Energieverbrauch des Braunen Fettes so erheblich ist, versprechen sich die Forscher eine große Bedeutung, die das Braune Fett in Zukunft bei der Vorbeugung und Behandlung des Übergewichtes haben kann.

Sie versuchen einerseits herauszufinden, wie man den Abbau des Braunen Fettes verhindern kann. Außerdem erforschen sie, wie bereits abgebautes Braunes Fett wieder ersetzt werden kann.

Da die Entdeckung des Braunen Fettes bei Erwachsenen noch sehr neu ist, wird es wohl noch eine Weile dauern, bis es praktikable Behandlungs-Möglichkeiten für Übergewichtige gibt.

Energieverbrauch durch Muskelmasse

Muskeln sind starke Energieverbraucher im menschlichen Körper.

Besonders viel Energie verbrauchen sie, wenn man sich bewegt. Aber auch in Ruhe verbrauchen Muskeln relativ viel Energie.

Mit kräftigen Muskeln kann man also auch dann abnehmen, wenn man auf dem Sofa sitzt oder im Bett liegt. Der Energieverbrauch der Muskeln hängt von ihrer Größe ab.

Manche Menschen haben von Natur aus relativ große Muskeln, wenn sie sich regelmäßig bewegen. Bei anderen wachsen die Muskeln langsamer und werden nicht so groß. In gewisser Weise ist der Energieverbrauch durch Muskelmasse also eine Sache der Veranlagung.

Im Laufe des Lebens wird die Muskelmasse normalerweise immer weniger, wenn man nicht aktiv dagegen an trainiert. Dies ist ein wichtiger Grund dafür, dass Menschen mit zunehmendem Alter meistens dicker werden.

Noch viel stärker hängt die Muskelmasse jedoch von der körperlichen Aktivität ab. Wer sich viel bewegt und viel Kraftsport betreibt, hat stärkere Muskeln als bewegungsarme Menschen.

Diesen Teil des Muskelwachstums hat man also selbst in der Hand. Man kann mit einem gewissen Einsatz für größere Muskeln sorgen. Dadurch fällt das Abnehmen dann auch leichter.

Wenn man abnehmen will, sollte man daher außer Ausdauersport auch Kraftsport betreiben, um kräftige Muskeln zu erhalten. Mithilfe dieser Muskeln werden die Fettpolster beschleunigt verbrannt und außerdem wird man straff, fit und zufrieden.

Mehr über die Bedeutung der Muskeln beim Abnehmen erfahren Sie ab Seite 265.

Energieeinsparung durch Fett-Isolation

Fettpolster dienen nicht nur als Energiespeicher, sondern auch als Wärmeisolatoren.

Daher haben die Inuit, die in der Polarregion leben, meistens reichlich Unterhautfettgewebe. Nur dank dieser Fettschicht können sie sich in dem kalten Klima wohlfühlen.

Auch übergewichtige Menschen in mittleren Breiten können den wärmeisolierenden Effekt der Fettschicht an sich selbst beobachten.

Die meisten Übergewichtigen schwitzen deutlich mehr als schlanke oder dünne Menschen. Wenn Schlanke längst frieren und sich eine dicke Jacke anziehen, fühlen sich Übergewichtige oft noch im T-Shirt wohl. Sie halten es auch eher aus, im kühlen Wasser zu schwimmen, zumindest wenn sie es gewöhnt sind.

Was bei kühler Witterung und im kalten Wasser von Vorteil ist, kann an heißen Tagen zur Qual werden. Der Schweiß rinnt in Strömen und die Hitze ist kaum auszuhalten.

Durch den Isolationeffekt der Fettschicht wird auch weniger Nahrungsenergie verbraucht. Daher fällt es Übergewichtigen oft schwer abzunehmen, weil ihr Fett energiesparend wirkt.

Diesen Effekt kann man abmildern, indem man sich relativ leicht bekleidet und die Zimmer im Winter nicht stark heizt.

Auch kalte oder lauwarme Duschen können hilfreich wirken, denn dadurch muss der Körper Energie aufwenden, um den Wärmeverlust auszugleichen.

Ist Übergewicht ungesund?

Fernsehsendungen, Politiker, Zeitschriftenartikel, hunderte von Büchern und oft auch der eigene Hausarzt behaupten, dass Übergewicht eine sehr ungesunde Angelegenheit ist.

Übergewicht sei sogar die Gesundheitsgeißel schlechthin und verantwortlich für nahezu alle Arten von Krankheiten. Das marode Gesundheitssystem und die ganze Bevölkerung sollen angeblich unter den teuren Gesundheitskosten durch Übergewichtige leiden.

Die meisten Übergewichtigen nehmen die Vorwürfe beschämt hin, ohne sie zu hinterfragen, denn schließlich sind es ja Autoritäten, die das Übergewicht verdammen. Da Übergewicht auch aus ästhetischen Gründen verpönt ist und sich die Betroffenen häufig schämen und hässlich finden, scheint es sogar plausibel, dass Übergewicht ungesund ist.

Doch neuere Studien brachten ganz andere Erkenntnisse.

Eine umfangreiche Studie, die 2005 vom CDC in den USA durchgeführt wurde, ergab, dass Menschen mit leichtem Übergewicht (BMI zwischen 25 und 30) am längsten leben.

Am zweitlängsten leben Menschen mit Normalgewicht. Dann kommen Untergewichtige und deutlich Übergewichtige (BMI zwischen 30 und 35) mit einem geringen Unterschied zu Normalgewichtigen.

Nur Menschen mit starkem Übergewicht, mit einem BMI über 35, hatten eine deutlich verkürzte Lebenszeit.

Leichtes Übergewicht scheint also eher gesundheitsförderlich zu sein anstatt schädlich.

Auch bei der Anzahl der Arztbesuche und der Dauer von Krankenhausaufenthalten zeigt sich, dass nur stark Übergewichtige, mit einem BMI von über 35, signifikant häufiger und länger Arzt und Krankenhaus in Anspruch nehmen. Das zeigt eine Studie der Gesundheitsökonomen von Lengerke, Reitmeier und John.

Das stellt natürlich die ganzen Übergewichts-Dogmen auf den Kopf.

Erhöhte Beiträge für Kranken- und Lebensversicherungen aufgrund von leichtem Übergewicht scheinen daher nicht nur ungerecht, sondern auch völlig falsch zu sein.

Doch anstatt diese neuen Erkenntnisse möglichst schnell der Allgemeinheit zugänglich zu machen und offizielle Empfehlungen zügig anzupassen, verharren offizielle Gesundheits- und Ernährungsspezialisten in der alten Lehrmeinung.

Diese veraltete Lehrmeinung vom ungesunden Übergewicht wird sogar verschärft propagiert. Manche Politiker wollen Gesetze gegen Übergewicht verabschieden, übergewichtige Lehrer werden nicht verbeamtet und manche Ärzte verweigern die Behandlung von Übergewichtigen, wenn diese nicht schnell abnehmen.

So bleibt es den Übergewichtigen selbst überlassen, sich zu informieren und ein starkes Selbstbewusstsein aufzubauen, um eventuelle Diskriminierung und Mobbing auszuhalten. Die Diskriminierung von Übergewichtigen kann übrigens durchaus gesundheitsschädlich sein, schlimmer als das eigentliche Übergewicht.

Gesundheitsprobleme bei starkem Übergewicht

Bei starkem Übergewicht mit einem BMI von über 35 besteht auch bei den neuen Studien eine deutlich verkürzte Lebenszeit, anders als bei leichtem Übergewicht.

Daher trifft die Meinung, dass Übergewicht krank macht, bei stark Übergewichtigen durchaus zu.

Wenn die Betroffenen wegen der Gesundheit abnehmen wollen, würde es jedoch ausreichen, wenn sie auf einen BMI unter 35 oder gar unter 30 kommen. Das sogenannte Normalgewicht braucht gar nicht angestrebt zu werden, um die Gesundheit und die Lebenserwartung zu verbessern.

Da eine extreme Gewichtsabnahme für den Körper eine enorme Belastung ist, kann es für stark Übergewichtige sogar gesünder sein, nur mäßig abzunehmen, als richtig schlank zu werden.

Starke Gewichtsschwankungen sind ungesund

Wenn man durch regelmäßige Diäten immer wieder stark abnimmt und anschließend durch den Jojo-Effekt wieder stark zunimmt, dann mutet man seinem Körper eine Belastung zu, die das Leben spürbar verkürzen kann.

Der gesamte Stoffwechsel muss sich jedesmal umstellen, die Körpermasse muss ab- und anschließend wieder aufgebaut werden. Auch die Psyche wird durch den Verzicht bei Diäten und den anschließenden Frust beim Zunehmen stark belastet.

So kann der Versuch, durch Diäten seine Gesundheit zu verbessern, genau das Gegenteil bewirken.

Wenn man also abnehmen will, um seine Gesundheit zu fördern, sollte man dies langsam tun. Anstatt eine strenge Diät durchzuführen, sollte man allmählich seine Ernährung umstellen. Da die Ernährungsumstellung auf Dauer beibehalten werden muss, um anschließend das neue Gewicht zu halten, sollte die neue Ernährungsweise Freude machen und zu den persönlichen Vorlieben passen.

Persönliche Analyse der Gesundheitsprobleme durch Übergewicht

Die Statistik besagt zwar, dass Mollige besonders lange leben. Das heißt aber noch nicht für jeden Einzelnen, dass leichtes Übergewicht ohne Gesundheitsprobleme bleibt.

Die einzige Erkenntnis, die für den Einzelnen tatsächlich gilt, ist die persönliche Beobachtung.

Wenn man beispielsweise Probleme bekommt, sich die Schuhe zuzubinden, weil der Bauch im Weg ist, ist dies ein deutliches Zeichen dafür, dass der Bauch zu dick ist. Auch wenn nach einer Gewichtszunahme regelmäßig Gelenk- oder Rückenschmerzen auftreten, kann dies ein Hinweis auf persönliches Übergewicht sein. Gelenkprobleme und Rückenschmerzen kann man häufig aber auch durch Muskeltraining in den Griff bekommen, ohne dass man abnimmt.

Ein weiterer Hinweis auf persönliches Übergewicht kann Kurzatmigkeit sein, die schon bei geringer Belastung auftritt.

Der Arzt kann eventuell Bluthochdruck feststellen oder erhöhte Blutfettwerte, die erst zusammen mit einer Gewichtzunahme aufgetreten sind.

Ein großer Bauch kann auch die inneren Organe nach oben drücken. Dadurch kann es zu Sodbrennen kommen oder sogar zu Herzproblemen, dem sogenannten Roemheld-Syndrom. Auch nach unten kann der große Bauch drücken. Dann kann es unter anderem zu Blasenproblemen kommen.

Ferner kann es zu Schweißausbrüchen kommen und zum Schnarchen im Schlaf. Die Haut in den Hautfalten kann sich entzünden, weil die Haut dort aufeinander reibt.

Diese Gesundheitsprobleme deuten darauf hin, dass das persönliche Wohlfühlgewicht überschritten ist, ganz unabhängig von Normwerten und Messtabellen.

Für die meisten dieser Gesundheitsprobleme muss man nicht unbedingt abnehmen, damit sie nachlassen. Häufig reicht es schon, sich mehr zu bewegen. Dadurch werden die Muskeln und der gesamte Organismus gestärkt.

Die genannten Gesundheitsprobleme können aber auch völlig unabhängig von Übergewicht auftreten. Auch schlanke Menschen können Gelenkbeschwerden bekommen oder Rückenschmerzen. Das gleiche gilt für Bluthochdruck, erhöhte Blutfettwerte, Sodbrennen, Herzprobleme oder Hautentzündungen. Daher ist es im Einzelfall oft nicht einfach, herauszufinden, ob ein Gesundheitsproblem durch das Übergewicht verursacht wird oder ausschließlich andere Ursachen hat. Häufig kommt Übergewicht mit anderen Ursachen zusammen.

Bei potentiell gefährlichen Erkrankungen wie beispielsweise beim Bluthochdruck muss man eventuell regelmäßig Medikamente einnehmen, wenn sportliche Betätigung und Abnehmen nicht ausreichen.

Im Zweifelsfall sollte man beim Auftreten von Gesundheitsbeschwerden unbedingt den Arzt aufsuchen.

Mode und Übergewicht

Wenn leichtes Übergewicht also gar nicht so ungesund ist, wie immer behauptet ist, warum ist es dann so verpönt, abgesehen davon, dass viele Menschen immer noch an die Gesundheitsschädlichkeit glauben?

Letztlich ist es eine Modefrage, welche Körpermaße gerade als besonders schön gelten.

In der Modewelt der Models sind seit geraumer Zeit sogar Menschen mit erheblichem Untergewicht das Maß aller Dinge. Viele der Models sind krank aufgrund ihrer kargen Ernährung. Hin und wieder sterben sie sogar an Magersucht. Aber die Modejournale sind voll mit superdünnen Frauen, und falls doch einmal ein kleines Fettpölsterchen zu sehen sein sollte, wird es eilends wegretuschiert.

Im wahren Leben sind die vermeintlich schönen Menschen nicht ganz so dünn, aber ein möglichst geringes Gewicht wird angestrebt. Übergewichtige Menschen gelten nicht nur als ungesund, sondern auch als faul, disziplinlos und hässlich. Modische Kleidung gibt es außer für Unter- und

Normalgewicht meist nur für sehr leichtes Übergewicht. Menschen mit mittlerem oder gar starkem Übergewicht müssen ihre Bekleidung in Spezialgeschäften kaufen.

Jenseits des Modegeschmacks gibt es aber viele Männer, die Frauen mit üppigen Formen sehr attraktiv finden. Mollige Menschen, die sich regelmäßig bewegen, sind meistens auch sehr gesund und mit Kleidung, die für Mollige geeignet ist, können sie auch sehr gut aussehen.

Dennoch sehnen sich viele Übergewichtige nach einer Figur, die dem aktuellen Schönheitsideal möglichst nah kommt.

Die Venus im Laufe der Zeiten

An Frauen-Darstellungen im Laufe der Jahrtausende, insbesondere an denen der Venus, kann man ziemlich deutlich sehen, wie sich die Vorstellung von Schönheit gewandelt hat.

Die bekannteste Frauen-Statuette der Steinzeit ist die Venus von Willendorf. Die dargestellte Frau ist stark fettleibig. Man vermutet, dass ihre Körperfülle als Fruchtbarkeitssymbol galt. Ob die Körperfülle der Frau auch als schön galt, ist uns leider unbekannt.

Von der Venus von Milo, die etwa 100 v. Chr. entstand, wissen wir jedoch, dass sie als Inbegriff der Schönheit galt. Die dargestellte Frau würde auch heute noch als normalgewichtig gelten und die meisten heutigen Frauen wären froh, wenn sie ihre Figur hätten. Aber das Schönheitsideal der heutigen Hochglanzmagazine ist erheblich dünner. Als Model hätte die Venus von Milo keine Chance.

Im 15. Jahrhundert war Schönheit noch deutlich wohlbeleibter. Die Venus von Boticelli, die rötlichblonde Schönheit, die in einer großen Muschel steht, würde heutzutage bestimmt ständig Diäten machen, um ihr Bäuchlein zu bekämpfen.

Noch ausgeprägter wurde die Liebe zur Üppigkeit im 17. Jahrhundert, als der Maler Rubens Frauen malte, die inzwischen als erheblich übergewichtig gelten würden. Rubens Schönheiten müssten heutzutage möglicherweise erhöhte Krankenkassenbeiträge zahlen und würden von Ihrem Arzt regelmäßig zum Abnehmen aufgefordert. Damals haben sich vermutlich die meisten Männer alle zehn Finger nach diesen Prachtweibern abgeschleckt.

Noch Anfang des 20. Jahrhunderts gab es spezielle Mittel, die zu einer attraktivitäts-fördernden Gewichtszunahme verhelfen sollten.

Das zeigt ganz deutlich, dass die Figur, die als schön empfunden wird, eine Frage des Zeitgeschmackes ist.

Das individuelle Schönheitsideal

Das persönliche Schönheitsideal kann der aktuellen Mode entsprechen, es kann aber auch völlig anders sein.

So kommt es häufig vor, dass sich eine Frau als zu dick empfindet und ihr Mann findet sie wunderschön, so wie sie ist. Viele Männer mögen nämlich üppige Frauen lieber als dünne.

Bei Frauen wird es als allgemein ästhetisch empfunden, wenn ihr Taille-Hüfte-Verhältnis bei etwa 0,7 oder darunter liegt (siehe Seite 20).

Dabei ist es unerheblich, wie schmal die Frau ist. Daher kann es vorkommen, dass eine sehr schlanke Frau mit schmalen Hüften als weniger ästhetisch empfunden wird, als eine üppige Frau mit breiten Hüften und relativ schmaler Taille.

Marilyn Monroe ist ein gutes Beispiel für eine relativ üppige Frau mit ästhetischen, kurvigen Formen.

Für das individuelle Schönheitsideal bei einem Menschen kommt es sehr stark darauf an, wie der betreffende Mensch veranlagt ist.

Wenn ein pyknischer Mensch nach dem offiziellen Idealgewicht strebt, ist er bei diesem Gewicht oft schon knochig und mager. Außerdem fühlt er sich möglicherweise schwach und gesundheitlich angeschlagen, weil seine Ernährung nicht ausreicht, um ihm volle Kraft zu gewährleisten. Schwäche schadet dem Aussehen und der Ausstrahlung, sodass die Schönheit dann eingeschränkt wäre.

Mit einigen Kilos mehr auf den Rippen, würde es diesem Menschen wahrscheinlich besser gehen, die Kraft wäre besser und dadurch würde auch die Schönheit profitieren.

Bekannt wurde in diesem Zusammenhang die Geschichte des Models Crystal Renn, die sich jahrelang mit Gewalt bis zu klassischen Modelmaßen herunter hungerte. Irgendwann weigerte sich ihr Körper, dieses Untergewicht weiter zu halten, egal wie wenig sie aß und wie viel Sport sie trieb. Sie entschied sich, auf ihren Körper zu hören und zuzunehmen. Jetzt arbeitet sie als Übergrößen-Model und gilt als erheblich schöner als zuvor. Sie hat so viel Erfolg wie nie zuvor.

Das persönliche Optimalgewicht

Angesichts der verwirrend vielen Gesichtspunkte über das vermeintlich richtige Gewicht fragt man sich, welches Gewicht für einen persönlich passend oder gar optimal wäre.

Die Berechnung für das persönlich passende Gewicht müsste außer der Körpergröße mindestens den Konstitutionstyp, die Muskelmasse, das Alter und das Geschlecht berücksichtigen.

Dann wüsste man in etwa ein Gewicht oder einen Gewichtsrahmen, der in gesundheitlicher Hinsicht zu einem passen würde.

Dem aktuellen Modegeschmack oder gar Modelmaßen würde dieses persönliche passende Gewicht natürlich nicht entsprechen, insbesondere nicht bei pyknisch veranlagten Menschen. Aber das ist ja auch gerade der Zweck des persönlich passenden Gewichtes, dass es ohne einheitliche Modestandards auskommt. Die individuellen Voraussetzungen sollen berücksichtigt werden.

Mit einfachen Berechnungen können Sie nachfolgend zwei verschiedene Ziel-Gewichte für sich ermitteln:

- das persönliche Optimal-Gewicht, das sich im Rahmen des offiziellen BMI-Normalgewichtes bewegt.
- das persönliche Ok-Gewicht, das je nach Veranlagung und Alter bis in den Bereich des offiziellen leichten Übergewichtes (maximal BMI 30) reichen kann.

Hinweise zu den Berechnungen

Die Berechnungen für das persönliche Optimal- und Ok-Gewicht sind experimentell. Die Gewichtung der persönlichen Faktoren, wie beispielsweise Alter oder Konstitutionstyp, kann sich im Laufe der Zeit ändern. Die Berechungsmethode ist nicht wissenschaftlich untermauert und auch nicht politisch abgesegnet.

Bei älteren und pyknisch veranlagten Menschen kann das Ok-Gewicht in den Bereich des leichten Übergewichts bis maximal BMI 30 reichen. Diese Einschätzung wird weder von der WHO, noch von der DGE (Deutschen Gesellschaft für Ernährung) und möglicherweise auch nicht von Ihrem Hausarzt geteilt.

Für Bodybuilder ergeben die Berechnungen möglicherweise zu niedrige Werte. Das liegt daran, dass die Berechnung nur bis maximal BMI 25 beziehungsweise BMI 30 reicht. Ein erfolgreicher Kraftsportler kann jedoch deutlich höhere Werte erreichen, ohne zu dick zu sein.

Auch für sehr schmal gebaute Menschen können sich Werte ergeben, die als nicht passend empfunden werden. Sehr schmale Menschen (Leptosome) haben manchmal einen BMI im Bereich des leichten Untergewichts ohne wirklich untergewichtig zu sein. Diese Einzelfälle kann eine Berechnung in einem Buch jedoch nicht abdecken. Außerdem wollen wir natürlich keinesfalls die Magersucht unterstützen.

Dieses Buch richtet sich in erster Linie an Menschen, denen es schwer fällt, ihr Übergewicht abzubauen. Daher ist auch die Berechnung des Optimal- und Ok-Gewichtes für Übergewichtige optimiert.

Möglicherweise erscheint Ihnen das berechnete Optimal- oder Ok-Gewicht für Ihre persönliche Situation unpassend. In diesem Fall vertrauen Sie lieber Ihrem eigenen Gefühl als der Berechnung.

Berechnung des Optimal-Gewichtes

Das Optimalgewicht ist als Zielgewicht gedacht, von dem Übergewichtige träumen können. Dabei berücksichtigt es individuelle Gegebenheiten wie Alter und angeborenen Konstitutionstyp.

Das Endergebnis der Optimalgewicht-Berechnung bleibt jedoch innerhalb der offiziellen Normalwerte des BMIs. Das Ergebnis bewegt sich also in den BMI-Werten zwischen 19 und 25.

Für manche Menschen mit pyknischer Konstitution ist ein Gewicht in diesem Bereich möglicherweise kaum erreichbar und wenn, dann nur mit starkem Verzicht und schmerzhaften Einschränkungen.

Andere Pykniker können das Optimalgewicht mit einem akzeptablen Aufwand erreichen und zahlreiche Menschen mit leptosomer Konstitution wiegen ganz von selbst sogar weniger als berechnet.

Menschen mit starkem Übergewicht sollten das hier berechnete Optimalgewicht möglicherweise nicht als sofortiges Ziel in Betracht ziehen. Das etwas weiter hinten beschriebene Ok-Gewicht ist als Ziel möglicherweise schon ausreichend ambitioniert oder gar ein Gewicht, das zwischen dem aktuellen Gewicht und dem Ok-Gewicht liegt.

Genug der Vorrede, lassen Sie uns Ihr persönliches Optimal-Gewicht berechnen, wenn Sie möchten.

Die Basis für die Berechnung des Optimal-Gewichtes ist zunächst der Optimal-BMI, weil dies die Berechnung vereinfacht.

Ermittlung des Optimal-BMIs

Tragen Sie in die leeren Felder die jeweiligen Werte (0 bis 2) ein, die auf Sie zutreffen:

Ihr Geschlecht • Frau = 0 • Mann = 1	
Ihr Alter (Jahre) • Bis 40 = 0 • Über 40 = 1	
Ihr Konstitutionstyp (schätzen) • Leptosom (schmalgliedrig) bis normal = 0 • Leicht pyknisch (untersetzt) = 1 • Stark pyknisch (untersetzt) = 2	
Ihre Muskelmasse (schätzen) • Schwache Muskulatur = 0 • Mittlere Muskulatur = 1 • Kräftige Muskulatur = 2	
Basiswert	19
Summe = Optimal-BMI	

Summieren Sie die einzelnen Werte miteinander und mit dem Basiswert 19. Das Ergebnis sollte zwischen 19 und 25 liegen.

Anhand von diesem Optimal-BMI können Sie Ihr Optimal-Gewicht mithilfe der Tabelle auf Seite 48 berechnen.

Berechnung des Ok-Gewichtes

Das Ok-Gewicht ist eine Gewichtsberechnung, die bei pyknisch veranlagten, muskulösen und älteren Menschen bis zum BMI von 30 reichen kann. Bei jungen Menschen mit einer leptosomen Veranlagung kann das Ok-Gewicht aber durchaus bei einem BMI von 19 liegen.

Die Faktoren Alter, Konstitution und Muskelmasse werden bei der Berechnung des OK-Gewichtes noch stärker berücksichtigt.

Dieses Ok-Gewicht besagt, dass das berechnete Gewicht in gesundheitlicher Hinsicht ok für Sie sein kann. Die Grundlage dafür ist die in medizinischen Studien gewonnene Erkenntnis, dass die Lebenserwartung bei leichtem Übergewicht am höchsten ist.

Ob das berechnete Ok-Gewicht jedoch für Sie persönlich tatsächlich in Ordnung ist, kann diese Berechnung leider nicht herausfinden.

Wenn Ihr berechnetes Ok-Gewicht und Ihr tatsächliches Gewicht im BMI-Bereich zwischen 25 und 30 liegen, können Sie durch folgende Punkte dazu beitragen, dass Sie gesund sind und bleiben:

- Bei bauchbetontem Gewicht: Bauen Sie Stress ab und entspannen Sie sich. Regelmäßige Bewegung verringert den Bauch und fördert die Gesundheit.
- Bewegen Sie sich mindestens drei Mal in der Woche für mindestens 30 Minuten.
- Machen Sie regelmäßig einen Gesundheitscheck beim Arzt und lassen Sie unter anderem folgendes untersuchen: Blutdruck, Blutzucker-Spiegel, Blut-Fettwerte.

Die Basis für die Berechnung des Ok-Gewichtes ist zunächst der Ok-BMI, weil dies die Berechnung vereinfacht.

Ermittlung des Ok-BMIs

Tragen Sie in die leeren Felder die jeweiligen Werte (0 bis 4) ein, die auf Sie zutreffen:

Ihr Geschlecht • Frau = 0 • Mann = 1	
Ihr Alter • Bis 30 Jahre = 0 • 30 - 40 Jahre = 1 • 40 - 50 Jahre = 2 • 50 - 60 Jahre = 3 • über 60 Jahre = 4	
Wechseljahre • Mann, oder Frau vor den Wechseljahren = 0 • Frau in oder nach den Wechseljahren = 1	
Ihr Konstitutionstyp (schätzen) • Leptosom (schmalgliedrig) bis normal = 0 • Leicht pyknisch (untersetzt) = 1 • Mittel pyknisch (untersetzt) = 2 • Stark pyknisch (untersetzt) = 3	
Ihre Muskelmasse (schätzen) • Schwache Muskulatur = 0 • Mittlere Muskulatur = 1 • Kräftige Muskulatur = 2 • Sehr kräftige Muskulatur = 3	
Basiswert	19
Summe	

Summieren Sie die einzelnen Werte miteinander und mit dem Basiswert 19. Das Ergebnis sollte zwischen 19 und 30 liegen.

Anhand von diesem Ok-BMI können Sie Ihr Ok-Gewicht mithilfe der Tabelle auf Seite 48 berechnen.

Vom BMI zum Gewicht

In den nachfolgenden Tabellen können Sie anhand des zuvor berechnet Optimal- und Ok-BMIs und Ihrer Körpergröße Ihr Optimal- oder Ok-Gewicht ablesen. Die Werte in den Tabellenfeldern sind Kilogramm.

BMI-Tabelle von BMI 19 bis 25:

BMI > Meter	**19**	**20**	**21**	**22**	**23**	**24**	**25**
2,00	76,0	80,0	84,0	88,0	92,0	96,0	100,0
1,98	74,5	78,4	82,3	86,2	90,2	94,1	98,0
1,96	73,0	76,8	80,7	84,5	88,4	92,2	96,0
1,94	71,5	75,3	79,0	82,8	86,6	90,3	94,1
1,92	70,0	73,7	77,4	81,1	84,8	88,5	92,2
1,90	68,6	72,2	75,8	79,4	83,0	86,6	90,3
1,88	67,2	70,7	74,2	77,8	81,3	84,8	88,4
1,86	65,7	69,2	72,7	76,1	79,6	83,0	86,5
1,84	64,3	67,7	71,1	74,5	77,9	81,3	84,6
1,82	62,9	66,2	69,6	72,9	76,2	79,5	82,8
1,80	61,6	64,8	68,0	71,3	74,5	77,8	81,0
1,78	60,2	63,4	66,5	69,7	72,9	76,0	79,2
1,76	58,9	62,0	65,0	68,1	71,2	74,3	77,4
1,74	57,5	60,6	63,6	66,6	69,6	72,7	75,7
1,72	56,2	59,2	62,1	65,1	68,0	71,0	74,0
1,70	54,9	57,8	60,7	63,6	66,5	69,4	72,3
1,68	53,6	56,4	59,3	62,1	64,9	67,7	70,6
1,66	52,4	55,1	57,9	60,6	63,4	66,1	68,9
1,64	51,1	53,8	56,5	59,2	61,9	64,6	67,2
1,62	49,9	52,5	55,1	57,7	60,4	63,0	65,6
1,60	48,6	51,2	53,8	56,3	58,9	61,4	64,0
1,58	47,4	49,9	52,4	54,9	57,4	59,9	62,4
1,56	46,2	48,7	51,1	53,5	56,0	58,4	60,8
1,54	45,1	47,4	49,8	52,2	54,5	56,9	59,3
1,52	43,9	46,2	48,5	50,8	53,1	55,4	57,8
1,50	42,8	45,0	47,3	49,5	51,8	54,0	56,3

BMI-Tabelle von BMI 26 bis 30:

BMI > Meter	**26**	**27**	**28**	**29**	**30**
2,00	104,0	108,0	112,0	116,0	120,0
1,98	101,9	105,9	109,8	113,7	117,6
1,96	99,9	103,7	107,6	111,4	115,2
1,94	97,9	101,6	105,4	109,1	112,9
1,92	95,8	99,5	103,2	106,9	110,6
1,90	93,9	97,5	101,1	104,7	108,3
1,88	91,9	95,4	99,0	102,5	106,0
1,86	89,9	93,4	96,9	100,3	103,8
1,84	88,0	91,4	94,8	98,2	101,6
1,82	86,1	89,4	92,7	96,1	99,4
1,80	84,2	87,5	90,7	94,0	97,2
1,78	82,4	85,5	88,7	91,9	95,1
1,76	80,5	83,6	86,7	89,8	92,9
1,74	78,7	81,7	84,8	87,8	90,8
1,72	76,9	79,9	82,8	85,8	88,8
1,70	75,1	78,0	80,9	83,8	86,7
1,68	73,4	76,2	79,0	81,8	84,7
1,66	71,6	74,4	77,2	79,9	82,7
1,64	69,9	72,6	75,3	78,0	80,7
1,62	68,2	70,9	73,5	76,1	78,7
1,60	66,6	69,1	71,7	74,2	76,8
1,58	64,9	67,4	69,9	72,4	74,9
1,56	63,3	65,7	68,1	70,6	73,0
1,54	61,7	64,0	66,4	68,8	71,1
1,52	60,1	62,4	64,7	67,0	69,3
1,50	58,5	60,8	63,0	65,3	67,5

Vom Essen zum Fettpolster

Damit man versteht, wie man am besten abnehmen kann, ist es sehr hilfreich, wenn man die Körpervorgänge kennt, die aus der Nahrung das Übergewicht machen.

Mit diesem Wissen kann man dann auch in etwa beurteilen, ob eine Diätlehre auf einem soliden Fundament basiert oder ob die Erklärungen zur Wirkungsweise unsinnig sind.

Die nachfolgende Beschreibung der Körpervorgänge verzichtet auf professionelle Details. Sie soll Laien einen gewissen Überblick geben.

Wer über die Körpervorgänge der Verdauung und des Stoffwechsels schon Bescheid weiß, kann dieses Kapitel auch überspringen.

Nahrungsmittel-Überblick

Um den Werdegang vom Essen zum Fettpolster verstehen zu können, braucht man Grundkenntnisse über die entscheidenden Bestandteile der Nahrung.

Zur Energiegewinnung im Körper werden im Wesentlichen drei Arten von Nährstoffen genutzt.

- Kohlenhydrate
- Fette
- Proteine

Diese drei Nährstoffarten haben verschiedene Funktionen im Körper und werden von Verdauung und Stoffwechsel unterschiedlich behandelt.

Kohlenhydrate

Kohlenhydrate sind der Hauptbestandteil von Zucker und Getreideprodukten. auch Kartoffeln und Obst enthalten viele Kohlenhydrate.

Die Grundbausteine für alle Kohlenhydrate nennen sich Einfachzucker. Der bekannteste Einfachzucker ist Glukose (Traubenzucker). Außerdem gibt es noch Fructose (Fruchtzucker) und Galaktose.

Im Haushaltszucker und anderen Zuckerarten setzen sich zwei Einfachzucker zusammen. Sie werden daher auch Zweifachzucker genannt.

Die Stärke, die in Getreide und Kartoffeln enthalten ist, besteht aus zahlreichen aneinander gehängten Glukose-Molekülen.

Die Kohlenhydrate dienen im Körper in erster Linie als reiner Brennstoff. Die Bewegung, die Körperwärme und auch alle Gedanken werden von Kohlenhydraten befeuert.

Fette - Lipide

Fette bestehen aus den gleichen Elementen wie Kohlenhydrate, doch sie sind anders zusammengesetzt.

Die meisten Fette sind sogenannte Triglyceride. Sie bestehen aus Glycerin und drei sogenannten Fettsäuren, die am Glycerin hängen.

Die Fettsäuren können sehr unterschiedlich zusammengesetzt werden, wodurch unterschiedliche Fette entstehen.

Bei den Fettsäuren unterscheidet man unter anderem zwischen gesättigten und ungesättigten Fettsäuren. Die ungesättigten Fettsäuren sollen für den Körper gesünder sein.

Fette dienen dem Körper einerseits als Energiespender. Sie müssen jedoch etwas aufwendiger umgebaut werden, um als Energieträger genutzt zu werden.

Außerdem werden Fette, vor allem das gefürchtete Cholesterin, als Baumateriel für die Zellmembranen gebraucht.

Im Körper dient Fett als Energiespeicher, Kälteschutz und Polster. Als Energiespeicher ist das Fett heutzutage gefürchtet, weil es oft überreichlich im Körper vorkommt.

Eiweiß - Proteine

Proteine sind vor allem in Fleisch, Fisch, Eiern und Milchprodukten enthalten. Auch einige Pflanzen enthalten mehr oder weniger viel Proteine, beispielsweise Bohnen, Kartoffeln und Getreide.

Die Proteine enthalten außer den chemischen Elementen, die auch in Kohlenhydraten und Fetten enthalten sind noch weitere Elemente, vor allem Stickstoff.

Sie setzen sich aus den sogenannten Aminosäuren zusammen.

Unterschiedliche Aminosäuren bilden in unterschiedlicher Menge die verschiedensten Proteine. Es gibt extrem viele Arten von Proteinen.

Das ist auch nötig, denn der ganze Körper ist aus Proteinen zusammengesetzt, beispielsweise die Muskeln oder die Blutkörperchen. Sie müssen im Körper sehr unterschiedliche Aufgaben wahrnehmen.

Sogar Verdauungssäfte und Hormone sind Proteine.

Proteine aus der Nahrung werden in erster Linie als Baumaterial verwendet. Bei Bedarf können sie jedoch als Energiespender umgebaut werden und Kohlenhydrate oder Fette ersetzen.

Weitere Nährstoffe

Unsere Nahrung besteht natürlich nicht nur aus den beschriebenen drei Nährstoffarten. Es gibt zahlreiche andere Substanzen in unserem Essen, beispielsweise Salze, Vitamine, sekundäre Pflanzenwirkstoffe und sehr viele Substanzen, die wir noch gar nicht kennen.

Diese zusätzlichen Inhaltstoffe der Nahrung spielen bei der Betrachtung vom Weg des Essens bis zum Fettpolster kaum eine Rolle.

Weitere Informationen über Nahrungsmittel finden Sie im Kapitel über Ernährung ab Seite 155.

Verdauung

Die Verdauung bereitet die Nahrung so auf, dass der Körper sie verwenden kann.

Die Verdauungsorgane sind wie ein langer Schlauch angeordnet, durch den die Nahrung wandert. Auf jeder Etappe dieses Weges geschieht etwas anderes mit der Nahrung.

Mund

Schon im Mund beginnt die Verdauung.

Die Nahrung wird durch die Zähne zerkleinert und im optimalen Fallen bis zu einem Nahrungsbrei durchgekaut. Wenn man zu wenig kaut, bleibt die Nahrung grob und muss dann mit erheblich mehr Aufwand im Magen zerkleinert werden. Das fällt dem Magen aber relativ schwer, denn er hat keine Zähne.

Der Speichel befeuchtet die Nahrung so, dass sie zu einem Brei zerkaut werden kann. Durch die Befeuchtung kann man auch die Aromen der Nahrung besser schmecken.

Außerdem enthält der Speichel bereits Verdauungsenzyme. Enzyme sind Wirkstoffe, die der Körper bildet, um damit chemische Vorgänge auszulösen.

Die Enzyme im Speichel zerlegen die langkettige Stärke zu Malzzucker (Maltose). Malzzucker ist ein Zweifachzucker, der süß schmeckt.

Wenn man beispielsweise ungesüßte Getreideprodukte längere Zeit kaut, kann man feststellen, dass sie allmählich immer süßer schmecken. Das wird durch die Verwandlung der Stärke in Malzzucker bewirkt.

Magen

Im Magen wird der Nahrungsbrei einerseits gut durchgeknetet. Darum ist der Magen ein kräftiger Muskel.

Der Nahrungsbrei wird im Magen auch zwischengespeichert, damit er anschließend in kleinen Portionen in den Darm wandern kann.

Außerdem wird im Magen die Magensäure produziert, die unter anderem etwas Salzsäure und das Enzym Pepsin enthält.

Die Magensäure kann einerseits Krankheitserreger abtöten.

Andererseits zersetzt die Magensäure mithilfe des Pepsins Proteine. Im Magen findet also ein wichtiger Schritt der Eiweißverdauung statt.

Zwölffingerdarm

Vom Magen aus wandert der Nahrungsbrei in kleinen Portionen in den Zwölffingerdarm. Dies ist der erste Teilabschnitt des Dünndarms. Er ist etwa so lang, wie zwölf Finger breit sind.

In den Zwölffingerdarm münden die Gänge der Galle und der Bauchspeicheldrüse.

Hier werden dem vom Magensaft sauren Nahrungsbrei also verschiedene Verdauungssäfte zugesetzt, die die Säure neutralisieren und die Zerlegung der Nahrung fortführen.

Leber - Galle

Die Leber ist eine Art große Chemiefabrik im Körper.

Unter anderem stellt die Leber Verdauungssäfte für die Fettverdauung her.

Diese sogenannten Gallensäfte werden in der Gallenblase zwischengespeichert und bei Bedarf in den Zwölffingerdarm abgegeben.

Der Gallensaft zerteilt die Nahrungsfette in feinste Tröpfchen, sodass die anderen Verdauungssäfte für die Fettverdauung die Fettbestandteile gut erreichen können.

Bauchspeicheldrüse

Die Bauchspeicheldrüse ist den meisten Menschen als Produktionsort des Hormons Insulin bekannt.

Doch die Bauchspeicheldrüse trägt noch viel mehr zur Verdauung und Stoffwechselregulierung bei.

In erster Linie produziert die Bauchspeicheldrüse große Mengen Verdauungssäfte, die verschiedene Enzyme zur Zerlegung der Nahrung enthalten.

Alle drei Grundnährstoffe werden von diesen Enzymen zerkleinert.

Die großen Kohlenhydrat-Moleküle, die noch nicht im Mund aufgespalten wurden, können das hier nachholen. Die Stärke wird hier zu Malzzucker zerkleinert.

Andere Enzyme zerkleinern die Eiweiße und die Fette in ihre Einzelbausteine.

Damit der Nahrungsbrei schön flüssig ist und gut verarbeitet werden kann, enthalten die Verdauungssäfte viel Wasser. Dieses Wasser wird dann vom Darm wieder aufgenommen, um wieder für die nächsten Verdauungssäfte zur Verfügung zu stehen.

Dünndarm

Im Dünndarm kommen die vorverdaute Nahrung und die Verdauungssäfte aus Galle und Bauchspeicheldrüse zusammen.

Der Nahrungsbrei wird hier in eine Form gebracht, die vom Körper aufgenommen werden kann.

Wenn die Nahrung soweit aufgespalten ist, nimmt der Dünndarm die Nährstoffe durch seine Zotten in den Blutkreislauf auf.

Die Darmzotten vergrößern die Oberfläche des Darmes ganz enorm, sodass der Nahrungsbrei viel Kontaktfläche zur Darmwand hat.

Die Darmwand ist speziell so aufgebaut, dass die Nährstoffe gut durchwandern können. Auf der anderen Seite befinden sich zahlreiche winzige Blutgefäße und Lymphgefäße an der Darmwand, die die Nährstoffe aufnehmen.

Über die daran angeschlossene Pfortader wandern die Kohlenhydrate und Proteine direkt zur Leber, der großen Stoffwechselfabrik des Körpers.

Die Fette nehmen jedoch zum großen Teil einen anderen Weg. Etwa 80% der Fette werden nämlich von den Lymphgefäßen aufgenommen. Dort wandern sie über immer größer werdende Lymphgefäße in die große Hohlvene, die das Blut direkt zum Herzen bringt. Vom Herzen aus wandern die Fette zusammen mit dem Blut durch den Körper, ohne zuvor durch die Leber zu müssen. Auf ihrem Weg durch den Körper werden sie entweder von den Muskeln oder von den Fettpolstern aufgenommen.

Dickdarm

Im Dickdarm wird der von Nährstoffen befreite Nahrungsbrei schließlich vollständig eingedickt und mithilfe von Schleim und Bakterien zum Kot geformt, der ausgeschieden wird.

Wenn man zu wenig trinkt oder der Nahrungsbrei zu lange im Darm verweilt, wird ihm zu viel Flüssigkeit entzogen. Er wird dadurch zu fest und kann nur schwer ausgeschieden werden. Dadurch entsteht Verstopfung.

Verwendung der Nährstoffe

Vom Dünndarm ausgehend befinden sich die verwertbaren Nährstoffe im Blut.

Sie wandern jedoch nicht frei im Blutkreislauf umher, sondern werden über die Pfortader direkt vom Darm zur Leber transportiert.

Die Leber als Schaltzentrale

In der Leber wird dann entschieden, was mit den einzelnen Nahrungsbausteinen geschehen soll.

Die Aminosäuren der Eiweiße werden in der Leber zwischengespeichert, bis sie im Körper gebraucht werden. Außerdem werden die Aminosäuren so umgebaut, wie sie gerade benötigt werden. Aus der Leber kommen dann die Proteine für das Blut, die Muskeln und andere Körperzellen. Wenn keine anderen Nährstoffe vorhanden sind, können die Proteine auch zu Glukose umgebaut und als Energiespender verwendet werden.

Auch die Fette werden in der Leber umgebaut zu den Bestandteilen, die gerade gebraucht werden. Ein Teil der Fette wird in Cholesterin verwandelt, das unter anderem für den Gallensaft und die Produktion der Zellmembranen benötigt wird. Fette, die nicht als Baumaterial gebraucht werden, stehen als Energiespender oder als Vorrat für schlechte Zeiten zur Verfügung.

Die Kohlenhydrate stehen am schnellsten als Energiespender zur Verfügung. Sie werden entweder direkt zur Energiegewinnung verbrannt oder als Zwischenspeicher zu Glykogen umgebaut oder in Fett verwandelt, um als Speicherfett zu dienen.

Verbrennung der Nährstoffe

Für Bewegungen, die Körperwärme, chemische Vorgänge und die Gedanken wird ständig Energie benötigt. Diese Energie kann von allen drei Nährstoffgruppen gewonnen werden.

Im Rahmen des sogenannten Zitronensäurezyklus werden die Nährstoffarten von einem zum anderen umgewandelt.

Außerdem wird ADP (Adenosindiphosphat) zu ATP (Adenosintriphosphat) umgewandelt. ATP-Moleküle sind sozusagen kleine Batterien des Körpers, die jede Bewegung antreiben. Durch die Bewegung wird das ATP wieder in ADP zurückverwandelt. Jetzt braucht es wieder Nährstoffe, um neu aufgeladen zu werden.

Die detaillierten Vorgänge bei der energetischen Nutzung der Nährstoffe sind natürlich noch viel komplizierter, aber für das grobe Verständnis reichen obige Erklärungen zunächst aus.

Glykogen als Zwischenspeicher in der Leber

Wenn nach den ganzen energieverbrauchenden Aufgaben im Körper noch Nährstoffe übrig sind, wird die übrige Glukose zu Glykogen zusammengebaut.

Glykogen sind große Stärkemoleküle, die in der Leber und in den Muskeln gelagert werden.

Sie warten dort auf eine größere Beanspruchung des Körpers, um dann zügig als Energiespender zur Verfügung zu stehen.

Immer wenn der Blutzuckerspiegel absinkt, weil man eine Weile nichts gegessen hat oder weil man sich verausgabt hat, wird das Glykogen aus der Leber wieder in Glukose zurückgewandelt und steht dann als Energie zur Verfügung.

So wird auch der Blutzuckerspiegel auf einem möglichst gleichmäßigen Niveau gehalten.

Darum müssen wir nicht ständig essen, sondern kommen auch eine Weile ohne Nahrung aus.

In der Leber befindet sich ungefähr 150 Gramm Glykogen, wenn die Vorräte voll aufgefüllt sind. Da die Glykogenmoleküle in Wasser eingebettet in den Zellen vorliegen, sind die Glykogenvorräte mitsamt des Wassers noch deutlich schwerer. Die gesamten Glykogenvorräte des Körpers wiegen mitsamt dem umgebenden Wasser zwei bis drei Kilogramm.

Glykogen- und Fettspeicher in den Muskeln

Glykogen befindet sich nicht nur in der Leber, sondern auch in den Muskeln. In den Muskeln befinden sich bis zu 300 Gramm Glykogen, bei kräftigen Muskeln auch noch mehr. Wie beim Glykogen in der Leber wird auch das Muskelglykogen von Wasser umgeben und wiegt daher mehr als das reine Glykogen.

In den Muskeln findet man auch gewisse Fettvorräte, auch wenn man diese dort gar nicht erwartet..

Sowohl das Glykogen als auch die Fette dienen dazu, dem Muskel schnell neue Energien zu geben, wenn die ATP-Moleküle nach kurzer Beanspruchung ihre Energie verloren haben.

Der Muskel bedient sich also aus den Nährstoff-Vorräten, die direkt vor Ort gespeichert sind.

Die Fettverbrennung bei körperlicher Bewegung holt sich die Energie also mitnichten direkt aus den Fettpolstern unter der Haut, sondern zunächst aus den Fettvorräten, die direkt im Muskel gelagert werden. Wenn diese Vorräte durch reichlich Bewegung verbraucht sind, werden sie durch Fette aus dem Blut ergänzt. Ins Blut gelangen die Fette entweder direkt durch die Nahrung oder aus den Fettpolstern.

Mehr Infos über Glykogen finden Sie ab Seite 168.

Kurzzeitspeicher inneres Bauchfett

Das innere Bauchfett dient, anders als das Unterhautfettgewebe, als relativ kurzfristiger Energiespeicher.

Überschüssige Nahrungs-Energie wird häufig als inneres Bauchfett gespeichert, um diesen Kurzzeitspeicher aufzufüllen.

Wenn der Körper Energie braucht, die er zu dem jeweiligen Zeitpunkt weder aus dem Blutzucker, den Blutfetten, den Glykogenspeichern und den Fettspeichern in den Muskeln bekommen kann, dann nutzt er als nächstes die Fettenergie des inneren Bauchfettes.

Dies ist auch der Grund dafür, dass das innere Bauchfett regelmäßig Fette ans Blut abgibt. Das ist seine eigentliche Hauptaufgabe.

Doch wenn das Blut sowieso schon zu viel Blutfette enthält und gar keine Energie gebraucht wird, dann ist es eher ungünstig, dass das innere Bauchfett noch mehr Fette ins Blut abgibt.

Über das innere Bauchfett gibt es noch ein umfangreiches extra Kapitel ab Seite 81.

Dauerspeicher im Unterhaut-Fettgewebe

Wenn die Glykogen-Speicher voll sind und immer noch mehr als genug Nährstoffe verfügbar sind, dann wird die Energie aus den überschüssigen Nährstoffen als Fettpolster abgespeichert.

Die verfügbaren Nährstoffe werden in Fett umgewandelt, egal ob sie aus Nahrungs-Fetten, Kohlenhydraten oder Proteinen stammen.

Das Fett wird dann in Fettzellen unter der Haut, im Bauchraum oder in den Muskeln abgelagert. Die Fettzellen nehmen das Fett auf, bis sie dick und prall sind. Bei Bedarf werden neue Fettzellen gebaut, um noch mehr Speicherfett aufnehmen zu können.

Die Fettpolster dienen dann als Langzeitspeicher für schlechte Zeiten.

Wie viel der überschüssigen Nährstoffe als Fettpolster gespeichert werden, hängt nicht nur von ihrem Vorhandensein ab, sondern auch von der Veranlagung und der Stoffwechselsituation, die unter anderem durch Hormone gesteuert wird.

Die Verteilung der Fettspeicherung an inneres Bauchfett und Fettpolster unter der Haut hängt von verschiedenen Voraussetzungen ab.

Das Unterhaut-Fettgewebe ist vom Körper vor allem als Dauervorrat gedacht. Seine Ausprägung hängt außer der Essmenge auch stark von der Veranlagung ab.

Vorgänge laufen gleichzeitig ab

Obwohl die obige Beschreibung so klingt, als würden die Vorgänge der Energieverwendung aus der Nahrung nacheinander ablaufen, finden sie in den Praxis jedoch gleichzeitig statt.

Die Reihenfolge der Nährstoff-Nutzung ist eher eine Sache der Priorität als eine Sache der zeitlichen Reihenfolge.

Wie Fettpolster schwinden

Über kaum einen Vorgang im Körper gibt es so viele verschiedene Ansichten wie über das Schrumpfen der Fettpolster.

Man muss wohl davon ausgehen, dass dieser Vorgang noch nicht mit abschließender Gültigkeit bekannt ist. Aber man kennt schon viele Faktoren im Zusammenhang mit dem Fettabbau.

Teilweise ist deren komplexes Zusammenwirken jedoch nicht einfach zu verstehen. So haben sich unterschiedliche leichter verständliche Konzepte herausgeschält, die teilweise widersprüchlich klingen, es aber nicht unbedingt sind.

Außerdem sind zahlreiche Mythen im Umlauf, die die Orientierung im Labyrinth der Fettabbau-Theorien weiter erschweren.

Grundsätzlich ist es so, dass der Körper immer versucht, seinen Energiebedarf aus der am gleichen Tag gegessenen Nahrung zu decken. Wenn diese Nahrung zu wenig scheint, sorgt der Körper zunächst durch Appetit und Hunger, später durch Heißhunger, dafür, dass doch noch genug gegessen wird.

Mit der Nahrungsenergie werden die Glykogenspeicher in Leber und Muskeln und die kleinen Fettspeicher in den Muskeln wieder aufgefüllt.

Nur wenn über den ganzen Tag hinweg weniger Energie über die Nahrung zugeführt wird, als man verbraucht, werden die Fettpolster im Bauchraum und unter der Haut reduziert.

Doch wie viel Energie verbraucht der Mensch und wie werden die Fettpolster abgebaut?

Grundumsatz

Für den Energieverbrauch des Menschen spielt der Grundumsatz eine wichtige Rolle.

Der Grundumsatz ist die Energiemenge, die verbraucht wird, wenn man still im Bett oder auf dem Sofa liegt.

Aufgaben des Grundumsatzes

Beim Grundumsatz werden mehrere Aufgaben des Körpers zusammengefasst.

Einerseits werden die ganzen Organe am Leben gehalten. Dazu muss das Blut fließen, angetrieben durch den Herzschlag. Auch viele chemische Prozesse finden in den Organen statt, ebenso kleinste Bewegungen, Druckveränderungen, Reparaturvorgänge, die alle mehr oder weniger viel Energie verbrauchen.

Andererseits wird der Körper auf einer bestimmten Temperatur gehalten. Schon kleinste Veränderungen der Körpertemperatur bewirken einen unterschiedlich hohen Energieverbrauch. Die Aufrechterhaltung der Körpertemperatur ist der größte Energieverbraucher beim Grundumsatz. Etwa 70-80% der Energie werden für die Körperwärme benötigt.

Das Gehirn verbraucht Energie, um im Betrieb gehalten zu werden. Es muss auch ständig arbeiten, um die Vorgänge des Körpers zu steuern. Auch Denken, Tagträumen oder Träumen im Schlaf verbraucht Energie.

Die Muskeln verbrauchen auch im Ruhezustand relativ viel Energie, um erhalten zu werden. Außerdem findet ja auch im Liegen ein minimale Bewegung statt, beispielsweise wenn man sich umdreht.

Selbst die Darmbakterien brauchen Energie. Die genaue Höhe des Energieverbrauchs durch Darmbakterien ist noch nicht abschließend erforscht und hängt auch stark von der Art der Besiedlung im Darm ab.

Der Energieverbrauch der Verdauung ist im Grundumsatz noch nicht enthalten. Er muss also noch hinzugerechnet werden.

Höhe des Grundumsatzes

Viele Faktoren sorgen dafür, dass der Grundumsatz von Mensch zu Mensch sehr unterschiedlich sein kann.

Wichtige Faktoren, die in die Berechnungsformeln mit einfließen sind Alter, Geschlecht, Körpergröße und Gewicht.

Beim Alter wird berücksichtigt, dass mit zunehmendem Alter meistens die Muskelmasse schwindet. Die Stoffwechselfunktionen werden zusätzlich optimiert, sodass man ab dem mittleren Alter mit weniger Energie auskommt als ein junger Mensch. Diese Stoffwechselanpassung ist jedoch sehr komplex und bisher nur teilweise erforscht. Daher können die Berechnungen, bei denen das Alter einfließt, nur Näherungswerte ergeben.

Beim Geschlecht wird vor allem berücksichtigt, dass Männer meistens deutlich mehr Muskelmasse haben als Frauen. Eine Frau, die viel

Kraftsport betreibt, kann im Einzelfall aber durchaus mehr Muskeln haben als ein schmächtiger Mann, der ausschließlich sitzend tätig ist.

Je größer ein Mensch ist, desto mehr Energie verbraucht er als Grundumsatz.

Auch das Gewicht fließt ein in den Grundumsatz. In den üblichen Formel steigt der Grundumsatz mit steigendem Gewicht. Das hängt damit zusammen, dass bei höherem Gewicht mehr Körpermasse ernährt werden muss.

Weitere Faktoren tragen zum realen Grundumsatz bei, werden aber bei den meisten Berechnungsweisen nicht berücksichtigt.

Je mehr Muskelmasse man hat, desto mehr Energie wird als Grundumsatz verbraucht. Dieser Faktor spielt eine große Rolle bei der tatsächlichen Höhe des Grundumsatzes. Die Muskelmasse wird bei den üblichen Berechnungsformeln nur durch das Körpergewicht und das Geschlecht berücksichtigt. Beim Gewicht wird jedoch nicht zwischen Fett und Muskeln unterschieden, weshalb die Berechnungsergebnisse für besonders muskulöse oder muskelschwache Menschen abweichen können.

Fettpolster wirken sich eher senkend auf den Grundumsatz aus, denn sie haben eine wärmeisolierende Wirkung. Ihr Energieverbrauch zur Ernährung der Fettzellen, ist eher gering. Dieser Faktor steht im Gegensatz zum erhöhten Grundumsatz bei erhöhten Gewicht. Möglicherweise ist diese Wirkung jedoch bereits in den gängigen Formeln enthalten.

Eine wichtige Rolle spielt auch die Aktivität der Schilddrüse. Je aktiver die Schilddrüse ist, desto stärker wird der Körper aufgeheizt und desto schneller laufen die Stoffwechselprozesse ab. Daher verbraucht man bei einer Schilddrüsenüberfunktion deutlich mehr Energie als bei einer Schilddrüsenunterfunktion. Beide Extreme sind jedoch gesundheitsschädlich, sodass eine Normalfunktion der Schilddrüse angestrebt werden sollte.

Auch die Stoffwechselaktivität unabhängig von der Schilddrüse spielt bei der Höhe des Grundumsatzes eine wichtige Rolle. Hier wirken sich zahlreiche Faktoren aus, die noch lange nicht alle erforscht sind.

Auch die Wärmedämmung durch die Kleidung und die Umgebungstemperatur spielen beim Grundumsatz eine entscheidende Rolle. Für die Berechnungsformeln wird eine Umgebungstemperatur von 28°C vorausgesetzt. In der Praxis wird man diese Temperatur jedoch nur selten durch die Raumtemperatur erreichen, sondern eher durch Bekleidung oder Decken.

Schließlich wirken sich auch Krankheiten auf den Grundumsatz aus. Bei Fieber verbraucht man beispielsweise deutlich mehr Energie als bei normaler Körpertemperatur.

Berechnung des Grundumsatzes

In der Forschung kann man den tatsächlichen Grundumsatz durch Kalorimetrie messen. Doch diese Messung ist aufwendig und daher im Alltag nicht üblich.

Stattdessen wird der Grundumsatz meistens durch mehr oder weniger komplexe Formel berechnet.

Da in diesen Formeln nicht alle Faktoren des tatsächlichen Energieverbrauches einfließen, können die Ergebnisse nur Näherungswerte darstellen.

Einfache Faustformel

Die einfachste Formel zur Berechnung des Grundumsatzes lautet folgendermaßen:

Frauen: Körpergewicht in kg x 22,5 = Grundumsatz in kcal pro Tag

Männer: Körpergewicht in kg x 25 = Grundumsatz in kcal pro Tag

Noch eine Faustformel

Eine weitere Faustformel berücksichtigt auch nur das Gewicht, bringt aber auch einen Basiswert ins Spiel, sodass sich das Körpergewicht weniger stark auswirkt.

Das Berechnungsergebnis wird dadurch etwas realistischer als bei obiger Faustformel.

Frauen: (Körpergewicht in kg x 7) + 700 = Grundumsatz

Männer: (Körpergewicht in kg x 10) + 900 = Grundumsatz

Bei besonders schweren und besonders leichten Menschen können die Ergebnisse der beiden Faustformel erheblich voneinander abweichen.

Harris-Benedict-Formel

Die Harris-Benedict-Formel berücksichtigt deutlich mehr Faktoren, nämlich außer dem Körpergewicht auch die Größe und das Alter.

Sie ist daher genauer als die einfache Faustformel.

Frauen:
(Gewicht x 9,6) + (Größe x 1,8) + (Alter x 4,7) + 655,1 = Grundumsatz
Männer:
(Gewicht x 13,7) + (Größe x 5) + (Alter x 6,8) + 66,47 = Grundumsatz

Hierbei werden folgende Einheiten eingesetzt:

- Gewicht in kg
- Körpergröße in cm
- Alter in Jahren
- Grundumsatz in Kilokalorien pro Tag

Korrektur bei hohem Fettanteil

Die Berechnungs-Formeln für den Grundumsatz bringen bei übergewichtigen Menschen mit hohem Fettanteil teilweise zu absurd hohen Ergebnissen.

Daher wird von manchen Experten empfohlen, bei einem erhöhten Körperfettanteil anstelle des realen Gewichtes besser das klassische Normalgewicht der Broca-Formel einzusetzen. Dieses Normalgewicht errechnet sich aus der Körpergröße minus 100.

Energieverbrauch durch Nahrungsaufnahme

Sobald man isst, wird nicht nur Energie zugeführt, sondern auch Energie verbraucht.

Die Verdauung braucht Energie, weil sich die Verdauungsorgane bewegen müssen. Außerdem müssen viele Verdauungssäfte produziert werden, was auch Energie verbraucht.

Nach der Nahrungsaufnahme steigt auch die Körpertemperatur etwas an.

Hinzu kommt noch der Energiebedarf für die Zwischenspeicherung der Nährstoffe für die Zeit zwischen den Mahlzeiten.

Im Durchschnitt entspricht der Energiebedarf durch die Nahrungsaufnahme etwa 10% des Grundumsatzes.

Im Detail ist der Energieverbrauch durch die Ernährung sehr unterschiedlich, je nachdem, was man isst.

Man kann beispielsweise den Energieverbrauch bei der Verdauung der verschiedenen Hauptnährstoffe unterscheiden:

- Fett: 2 - 4 %
- Kohlenhydrate: 4 - 7 %
- Proteine: 18 - 25 %

Kalorienbedarf

Der tatsächliche Kalorienbedarf des Menschen ist deutlich höher als der Grundumsatz, denn selbst sitzend auf dem Bürostuhl verbraucht man mehr Kalorien als liegend im Bett.

Zum Grundumsatz wird daher der Energieverbrauch durch die Ernährung und die allgemeine körperliche Aktivität hinzugerechnet.

Der Grundumsatz wird daher je nach Aktivität mit folgenden Werten multipliziert:

1,2	bei sitzender und liegender Lebensweise
1,4	bei vorwiegend sitzender Lebensweise, z.B. Büro
1,6	Lebensweise abwechselnd sitzend und stehend, z.B. Laboranten
1,8	Lebensweise stehend und gehend, z.B. Hausfrauen
2	körperlich anstrengende Berufe, z.B. Bauarbeiter

Die angegeben Werte sind jedoch nur grobe Richtwerte, die bestenfalls einen ungefähren Schätzwert als Ergebnis haben.

Sportliche Aktivitäten werden zu diesem Kalorienbedarf noch hinzugerechnet. Der Kalorienbedarf durch Sport hängt von der jeweiligen Sportart, der Dauer und der Intensität ab (siehe Seite 254).

Fettverbrennung

Häufig hört und liest man von Fettverbrennung und welch große Rolle sie beim Abnehmen spielt.

Dabei werden jedoch häufig zwei verschiedene Arten der Fettverbrennung in einen Topf geworfen, was zu falschen Aussagen führt.

Die eigentliche Fettverbrennung findet im Muskel statt und bezieht sich auf die relativ kleine Menge Fett, die im Muskel als Kurzzeitspeicher vorliegt (siehe Seite 57).

Als Laie denkt man beim Wort Fettverbrennung jedoch an seine Fettpolster und ihren Abbau. Das Schwinden der Fettpolster wird jedoch eher Fettabbau genannt, um diesen Vorgang von der Fettverbrennung im Muskel zu unterscheiden.

Im Folgenden werden die beiden Arten der Fettverbrennung genauer erläutert.

Fettverbrennung zeitgleich zur Kohlenhydratverbrennung

Die zur Zeit wohl anerkannteste Erklärung zu Fettverbrennung und Fettabbau geht von einer gleichzeitigen Verbrennung von Fetten und Kohlenhydraten aus.

Die Kohlenhydratverbrennung liefert schnelle, kraftvolle Energie und die Fettverbrennung eher langsame, ausdauernde Energie.

Dabei schwankt der Anteil von Fett- und Kohlenhydratverbrennung je nach körperlicher Belastung.

Im Ruhezustand ist der Anteil der Fettverbrennung besonders hoch und fast keine Kohlenhydratverbrennung findet statt. Da jedoch der Gesamtenergieverbrauch im Ruhezustand nur gering ist, ist auch die absolut verbrannte Fettmenge gering.

Je stärker die körperliche Belastung ist, desto höher ist der Anteil der Kohlenhydratverbrennung. Da der gesamte Energieverbrauch jedoch erheblich höher ist als in der Ruhe, ist auch der Fettverbrauch höher, obwohl er prozentual zurück gegangen ist (siehe Seite 262).

Die Nährstoffe, die für die Muskelbewegung verwendet werden, sind zunächst die Fette und das Glykogen, die in den Muskeln direkt gelagert werden. So sind die Nährstoffe gleich vor Ort und stehen zur Verfügung.

Die verbrauchten Fett- und Glykogenvorräte in den Muskeln werden bevorzugt aus der Nahrung wieder ergänzt.

Wenn es nicht genug Nahrungs-Nachschub gibt, werden die Fettvorräte unter der Haut und im Bauchraum reduziert.

Abbau der Fettpolster, der sogenannte Fettabbau hat also nicht direkt etwas mit der Fettverbrennung zu tun, sondern vor allem mit einer negativen Energiebilanz. Eine negative Energiebilanz besteht dann, wenn man weniger isst als der Körper verbraucht.

Fettverbrennung nach der Kohlenhydratverbrennung

Von einer anderen Art der Fettverbrennung ist die Rede, wenn behauptet wird, dass die Fettverbrennung erst nach der Kohlenhydratverbrennung stattfindet.

Dies ist tatsächlich dann der Fall, wenn die Glykogen-Vorräte und die Fettvorräte in den Muskeln durch sehr ausgiebiges körperliches Training erschöpft sind.

So etwas passiert jedoch nicht, wenn man eine Stunde lang Sport treibt, sondern eher, wenn man einen ganzen Tag lang läuft, wandert oder Rad fährt. Die gesamten Glykogen-Speicher des Körpers enthalten nur etwa 1.600 kcal Energie. Nach einigen Stunden körperlicher Anstrengung sind diese Vorräte erschöpft. Die Geschwindigkeit hängt von der Intensität der Belastung ab. Bei höchster Intensität dauert es etwa 90 Minuten, bis die Glykogenvorräte verbraucht sind.

Der Körper holt sich die Energie dann aus den Fettdepots im Bauch und unter der Haut.

Man kann die Umschaltung auf diese Art der Fettverbrennung daran merken, dass die sportliche Aktivität plötzlich deutlich schwerer fällt. Meistens muss man schneller atmen und kommt langsamer voran.

Nach einer Weile spielt sich bei vielen Menschen die Bewegung mit dieser Art der Energiegewinnung jedoch ein und es geht einem oft sehr gut dabei. Das nennt man auch "second wind".

Wenn man während oder nach einer solchen Langzeitbelastung auf sehr kalorienreiche Nahrung verzichtet, werden dabei recht effektiv Fettpolster abgebaut.

Allerdings sollte man auch keinesfalls zu wenig essen, denn sonst glaubt der Körper, dass eine Hungerzeit angebrochen ist und stellt seinen Stoffwechsel um.

Nachgeordnete Fettverbrennung als Alleinerklärung

Einige Autoren erklären jedoch jede Art der Fettverbrennung so, dass sie erst nach der Kohlenhydratverbrennung stattfindet.

Dabei soll sich der ganze Vorgang jedoch in einem viel kürzeren Rahmen abspielen, also auch bei einem kürzeren Training.

Die Erklärung lautet dabei ungefähr wie folgt:

Wenn der Blutzucker abfällt und keine frische Nahrung verfügbar ist, dann werden zunächst die Glykogenspeicher in der Leber und den Muskeln verbraucht.

Wenn dann immer noch keine neue Nahrung verfügbar ist, werden die Fettspeicher angezapft. Das soll in etwa eine halbe Stunde nach Trainingsbeginn stattfinden.

Daher sei es wichtig, vor dem Training keine kohlenhydratreiche Nahrung zu sich zu nehmen. Denn sonst würde es noch länger dauern, bis der Körper auf Fettverbrennung umstellt. Auch danach sollte man für eine halbe Stunde auf Kohlenhydrate in der Nahrung verzichten, um den Nachbrenneffekt auszunutzen.

Dieses Erklärungsmodell lässt völlig außer Acht, dass fortwährend Fett verbrannt wird, auch schon im Ruhezustand. Es berücksichtigt außerdem nicht, dass Fett- und Kohlenhydratverbrennung gleichzeitig stattfinden.

Der Ratschlag, vor und direkt nach dem Training keine kohlenhydratreiche Nahrung zu essen, ist für Abnehmwillige bestimmt dennoch sinnvoll, denn wenn man der sportlichen Betätigung zu viel kalorienreiche Nahrung entgegensetzt, funktioniert das Abnehmen nicht.

Fettverbrennung ohne Bewegung

Auch ohne ausgiebige Bewegung kann Fett abgebaut werden.

Dazu muss die Energiezufuhr durch Nahrung geringer sein als der Energieverbrauch, genau wie bei Fettabbau mit Bewegung.

Ohne Bewegung verbraucht man jedoch weniger Energie als mit Bewegung, weshalb auch die Nahrungsmenge geringer sein sollte.

Ohne Bewegung versorgen sich die meisten Körperzellen nahezu ausschließlich durch Fett.

Nur das Gehirn, die roten Blutkörperchen und die Nieren müssen mithilfe von Glukose ernährt werden.

Wenn das Fett nicht durch genug Nahrung vollständig ersetzt werden kann, wird es allmählich weniger.

Muskeln verbrauchen übrigens auch in Ruhe relativ viel Energie. Es lohnt sich also in doppelter Hinsicht, die Muskeln zu stärken. Mit kräftigen Muskeln baut man nämlich auch beim Sofasitzen Fett ab.

Entscheidend ist die Energiebilanz

Ob man abnimmt oder nicht oder sogar zunimmt, entscheidet letztlich die Energiebilanz.

Die Energiebilanz ist die Differenz aus der durch Nahrung aufgenommenen Energie und der verbrauchten Energie.

Wenn die Energieaufnahme durch die Nahrung geringer ist als der Energieverbrauch, spricht man von einer negativen Energiebilanz. Damit man abnehmen kann, muss die Energiebilanz über mehrere Tage oder Wochen hinweg negativ sein.

Allerdings kann man weder die Energieaufnahme noch den Energiebedarf einfach ausrechnen oder in Tabellen ablesen, auch wenn oft der Anschein erweckt wird.

Der individuelle Kaloriengehalt der Nahrung schwankt

Man bräuchte eigentlich eine individuelle Kalorientabelle, denn jeder Mensch verwertet die Nahrungsmittel unterschiedlich.

Manche Menschen schlüsseln beispielsweise Ballaststoffe so auf, dass sie Kalorien haben und wie besonders stark mästende Kohlenhydrate wirken. Der Preis dafür sind Blähungen und Bauchschmerzen, aber fast noch schlimmer ist eigentlich, dass die angeblich kalorienfreien Ballaststoffe zu Dickmachern geworden sind (siehe Seite 30).

Auch andere Nahrungsmittel werden sehr unterschiedlich verwertet. Wenn man ein Nahrungsmittel gewöhnt ist, kann der Körper es meistens besser ausnutzen als ungewohnte Nahrungsmittel.

Die persönlichen Kalorien, die ein Nahrungsmittel hat, können sich also sogar ändern, wenn sich der Stoffwechsel umstellt.

Bei Früchten spielt auch der Reifegrad eine entscheidende Rolle für den Nährstoffgehalt, bei Fleisch der Ernährungszustand des Tieres.

Der individuelle Energieverbrauch schwankt

Der persönliche Energieverbrauch ist fast noch schwieriger zu ermitteln als der individuelle Kaloriengehalt der Nahrung.

In den üblichen Berechnungsformeln ist schon enthalten, dass der Energiebedarf in Abhängigkeit von Gewicht, Alter und Geschlecht steht.

Auch dass vermehrte Muskelmasse mehr Energie verbraucht, ist klar. Doch die Muskelmasse ist nur schwer exakt zu messen.

Ebenso fällt es sehr schwer, die Bewegungsaktivität vollständig zu ermitteln. Selbst Sportgeräte, die die verbrauchten Kalorien anzeigen, arbeiten nur ungefähr. Die Alltagsbewegungen können noch viel schwieriger exakt ermittelt werden. Wenn man trainiert ist, braucht man für die gleiche Bewegungsintensität weniger Energie als Untrainierte.

Als wäre das nicht schon schwierig genug, spielen auch die Hormone eine wichtige Rolle beim Energieverbrauch. Besonders die Schilddrüsen-Hormone, aber auch die Geschlechtshormone und die Stresshormone bestimmen, wie viel Energie ein Mensch verbraucht.

Die Bakterien im Darm sind ein weiterer Faktor, der den Energieverbrauch eines Menschen bestimmt. Die Darmbakterien essen nämlich mit. Ein guter Teil der aufgenommenen Nährstoffmenge werden von den Darmbakterien verbraucht. Die Bakterien sind je nach Sorte jedoch unterschiedlich hungrig, ihr Nährstoffbedarf kann also stark schwanken.

Energiebilanz anhand des Ergebnisses ermitteln

Im Endeffekt kann man die persönliche Energiebilanz also nur dadurch feststellen, ob man abnimmt, zunimmt oder das Gewicht und die Maße hält.

Ernährungsempfehlungen, die den Einen abnehmen lassen, bedeuten für jemand anders möglicherweise sogar eine Gewichtszunahme, selbst wenn sich beide gleich viel bewegen.

Es geht sogar so weit, dass exakt die gleiche Ernährungs- und Lebensweise einen einzelnen Menschen zunächst abnehmen und etwas später zunehmen lassen kann, weil sich der Körper an die Ernährung gewöhnt hat.

Man muss seine Ernährungs- und Bewegungsgewohnheiten und ihr Ergebnis also selbst überprüfen und immer wieder anpassen, wenn der Körper seine Reaktion auf die Lebensweise ändert.

7000 kcal für ein Kilogramm Körperfett

Wie viel Kalorien eingespart werden müssen, um ein Kilogramm Körpergewicht zu verlieren, ist relativ genau bekannt.

Man muss 7000 kcal weniger essen als verbrauchen, um ein Kilogramm Fettgewebe abzunehmen.

Obwohl reines Fett pro Kilogramm 9000 kcal hat, sind es beim Fettgewebe deutlich weniger, weil Fettgewebe außer Fett auch noch andere Substanzen enthält, beispielsweise Wasser.

Besonderheiten der ersten Abnehmwoche

Die erste Abnehmwoche ist oft besonders erfolgreich, vor allem, wenn man sich vorher kaum bewegt und sehr ungesund gegessen hat.

Wenn man beispielsweise salzreiches Fast-Food-Essen durch selbst gekochte Gemüsemahlzeiten ersetzt, dann verliert man automatisch eine Menge Gewebswasser. Das Wasser hat sich zuvor wegen der salzreichen Ernährung im Körper angesammelt.

Außerdem funktioniert die Verdauung im Rahmen einer Ernährungsumstellung oft besser. Dadurch verliert man eine Menge Darminhalt, weil die Nahrung schneller durch den Körper wandert.

Bei Diäten mit wenig Kohlenhydraten (Low carb) werden zudem die Glykogenspeicher geleert. Zusammen mit dem Wasser, das die Glykogenmoleküle umgibt, kann das bis zu drei Kilos Gewichtsverlust bringen.

Insgesamt können so in der ersten Abnehmwoche bis zu fünf Kilo an Gewicht verloren gehen, ohne dass auch nur ein Gramm Fett abgebaut wurde. Wenn außerdem Fett abgebaut wird, dann ist die Gewichtsabnahme möglicherweise noch größer.

Viele Diät-Programme nutzen den scheinbaren Erfolg der ersten Abnehmwoche, um sich als effektive Diät zu profilieren. Kurz-Diäten leben nahezu ausschließlich von diesem Effekt.

Doch schon wenige salzreiche Mahlzeiten können den ganzen vermeintlichen Abnehmerfolg wieder zunichte machen.

Zur Beurteilung der Wirksamkeit einer Diät sollte man also nicht nur den Erfolg der ersten Woche betrachten, sondern ihren Langzeiteffekt.

Der Körper hält an den Fettpolstern fest

Der Körper versucht, die Fettspeicher möglichst lange zu erhalten, weil sie für ihn eine wichtige Reserve für schlechte Zeiten darstellen.

Bevor der Körper bereit ist, sein Fett wieder abzubauen, versucht er zuerst mit allen Tricks des Unterbewusstseins, uns zur Nahrungsaufnahme zu bewegen. Dadurch entsteht nahezu unbezähmbarer Heißhunger. Wenn kein Essen verfügbar ist, setzt man instinktiv fast seine ganze Kraft dafür ein, Essen zu erhalten.

Man kann sich das in etwa so vorstellen, wie sich ein sicherheitsbewusster Mensch lange sträubt, seine Lebensversicherung und andere Altersabsicherungen vorzeitig zu verkaufen. Lieber sucht man sich einen Job oder verzichtet eine Weile auf Luxus, bevor man seine Altersvorsorge anbraucht.

Nur wenn alles andere nicht ausreicht, trennt man sich von seiner Altersvorsorge, beziehungsweise nur dann gibt der Körper seine Fettvorräte auf.

Daher ist Abnehmen oft so schwierig.

Der Körper betrachtet die Fettspeicher als wichtigen Notvorrat und möchte sich nicht so einfach davon trennen.

Dennoch kann es gelingen, die Fettpolster zum Schmelzen zu bringen. Bei manchen Menschen gelingt dies sogar relativ leicht.

Wie leicht das Abnehmen fällt, hängt wohl genauso von der Veranlagung ab, wie das Zunehmen.

Außerdem spielt es eine wichtige Rolle, wie sehr sich der Körper von Hungersnöten bedroht fühlt. Wenn man oft strenge Diäten gemacht hat, dann hält der Körper diese für immer wiederkehrende Hungersnöte. Er versucht daher mit aller Kraft an seinen Fettvorräten festzuhalten.

Schnell abnehmen ist schädlich

Auch wenn die meisten Abnehmwilligen möglichst schnell abnehmen wollen, kann man davon nur abraten.

Schnelles Abnehmen hat eine Menge Nachteile.

Der wichtigste Nachteil des schnellen Abnehmens ist die Schädlichkeit für den Gesamtorganismus. Der Körper wird davon überfordert, sich schnell auf ein neues Körpergewicht einstellen zu müssen. Dadurch kann die Krankheitsanfälligkeit steigen. Die Lebenserwartung kann durch schnelles Abnehmen sogar sinken, obwohl Abnehmen ja so gesund sein soll.

Gicht durch schnelles Abnehmen

Eine typische Folge von schnellen Abnehmerfolgen sind Gichtanfälle.

Viele Körperzellen werden beim Abnehmen abgebaut, was die Harnsäure im Blut erhöht. Dadurch kann man einen schmerzhaften Gichtanfall bekommen.

Gallenbeschwerden durch schnelles Abnehmen

Eine weitere typische Folge von schnellem Abnehmen sind Gallensteine und Gallenkoliken.

Da schnelles Abnehmen meistens mit geringer Nahrungsaufnahme einher geht, wird nicht so viel Gallensaft verbraucht wie sonst.

Der Gallensaft bleibt daher in der Gallenblase und wird eingedickt. Dadurch können Steine entstehen, die ihrerseits schmerzhafte Koliken auslösen können.

Hautfalten durch schnelles Abnehmen

Auch Schönheitsprobleme können durch schnelles Abnehmen entstehen.

Wenn man schnell Körperfett verliert, können die Haut und das Bindegewebe nicht schnell genug mit schrumpfen.

Dadurch bleibt zu viel Haut übrig und diese Haut wirft Falten. Beim Bauch kann sich eine regelrechte Hautschürze bilden, die schlaff herunter hängt.

Dann sieht man zwar in Kleidern schlanker aus als zuvor, doch ohne Kleider fühlt man sich oft weniger attraktiv als zur Zeit des Übergewichtes.

Wenn man sich beim Abnehmen Zeit lässt, kann die Haut sich während des Abnehmens zusammenziehen. Wenn man außerdem regelmäßig Sport treibt, ist man schließlich nicht nur schlanker, sondern auch straff.

Maximal 2 Kilo pro Monat abnehmen

Als Obergrenze für sinnvolles Abnehmen kann man ungefähr zwei Kilo pro Monat rechnen.

Bei relativ schlanken Menschen oder wenn man nur wenig Sport treibt, liegt die sinnvolle Abnehm-Obergrenze jedoch niedriger, etwa bei ein Kilo pro Monat.

Wenn man langsamer abnimmt, dann ist das für den Körper noch schonender und er kann sich noch besser an das neue Gewicht gewöhnen.

Die erste Woche zu Beginn eines Abnehmvorhabens zählt jedoch nicht. In dieser Woche kann das Abnehmen durchaus schneller vonstatten gehen, weil man beispielsweise durch salzärmere Ernährung Gewebswasser verliert oder der Darm sich besser entleert (siehe Seite 70).

Hungerstoffwechsel

Bei völligem Verzicht auf Nahrung, dem Fasten, oder bei einer strengen Diät stellt sich der Körper auf den sogenannten Hungerstoffwechsel um.

Dies ist an sich ein geniales Notprogramm des Körpers, mit dem es dem Menschen gelungen ist, auch in schlechten Zeiten mit vielen Hungersnöten zu überleben.

Doch für den modernen, übergewichtigen Menschen in den Industrieländern ist der Hungerstoffwechsel sehr unpraktisch. Er erschwert nämlich das dauerhafte, gesunde Abnehmen und führt langfristig zu immer stärkerem Übergewicht.

Beim Hungerstoffwechsel wird eher Protein abgebaut statt Fett. Es kommt also zu einem Schrumpfen der Muskeln und nicht ausschließlich zum erwünschten Schrumpfen der Fettpolster.

Auch viele Stoffwechselfunktionen werden abgesenkt, um den Grundumsatz zu verringern.

Nach dem Fasten oder der strengen Diät kommt es dadurch auch zu einem besonders extrem ausgeprägten Jojo-Effekt. Die abgebauten Muskeln verbrauchen weniger Kalorien als vor der Diät und man nimmt besonders schnell wieder zu.

Voraussetzungen für den Hungerstoffwechsel

Der Hungerstoffwechsel beginnt, wenn die negative Energiebilanz mehr als 500 kcal beträgt.

Bei einer bewegungsarmen Lebensweise ist dies bei Frauen bei unter 1.000 kcal der Fall und bei Männern bei unter 1.200 kcal.

Bei einer aktiven Lebensweise und vor allem bei ausgiebiger sportlicher Aktivität kann die Grenze, unter der der Hungerstoffwechsel aktiv wird, jedoch erheblich höher liegen.

Je nach Bewegungsintensität kann die Grenze bei 1.500 kcal oder gar bei 1.900 kcal liegen.

Fast jede Diät, die Nahrungsmengen vorgibt, liegt deutlich unter diesen Grenzen. Crash-Diäten liegen sogar oft unter 1.000 kcal.

Manche sehr kalorienreduzierte Diäten versprechen, durch einen hohen Eiweißanteil und Sport den Muskelabbau und die Stoffwechselreduktion zu verhindern. Doch das funktioniert leider nicht, egal wie nachdrücklich es versprochen wird.

Am stärksten wirkt sich der Hungerstoffwechsel natürlich aus, wenn man gar nichts isst, also beim Fasten oder bei einer Nulldiät.

Der Hungerstoffwechsel setzt ein, sobald man sich mindestens drei Tage lang mit einer negativen Energiebilanz von mindestens 500 kcal ernährt.

Meistens weiß man nicht genau, wie groß die Differenz zwischen Nahrungsaufnahme und Energieverbauch ist.

Die Berechnung des Energiegehalts der Nahrung ist nämlich mühsam und die genaue Berechnung des Energieverbrauches meistens kaum möglich.

Man kann die negative Energiebilanz auch durch das abgenommene Körpergewicht abschätzen.

Um ein Kilogramm Körperfett abzunehmen, muss man 7.000 kcal einsparen. Bei 500 kcal negativer Energiebilanz täglich, nimmt man pro Woche daher 500 Gramm ab. Das berechnet sich wie folgt:

7 Tage x 500 kcal = 3.500 kcal -> 500 Gramm Gewichtsabnahme.

Man sollte also maximal 500 Gramm pro Woche abnehmen. Wenn man mehr abnimmt, dann befindet sich der Körper vermutlich im Hungerstoffwechsel.

Körpervorgänge beim Hungerstoffwechsel

Sobald der Hungerstoffwechsel einsetzt, wird in erster Linie Muskelmasse abgebaut.

Dies ist eine effektive Energiesparmaßnahme, denn die Muskeln verbrauchen auch im Ruhezustand viel Energie. Außerdem sorgt die Verringerung der Muskeln dafür, dass man sich nicht unnötig viel bewegt.

Für Abnehmwillige ist dieser Muskelverlust problematisch, weil Muskeln gut beim Abnehmen helfen. Daher braucht man gerade zum Abnehmen viele und kräftige Muskeln.

Der Muskelschwund ist jedoch nicht die einzige Maßnahme des Körpers, mit der beim Hungerstoffwechsel der Energieverbrauch gesenkt wird.

Alle Organe werden nur mit dem Nötigsten versorgt. Das ist für kurze Zeit kein Problem, aber bei länger andauernder Hungersituation kommt es dadurch zu Gesundheitsschäden.

Beim Hungerstoffwechsel wird auch die Körpertemperatur gesenkt, um Energie einzusparen.

Insgesamt wird beim Hungerstoffwechsel der Grundumsatz immer weiter abgesenkt.

So kommt es, dass der Fettabbau, der nach einer Weile auch geschieht, allmählich immer langsamer vonstatten geht, weil der Körper immer weniger Energie verbraucht.

Gesundheitsschäden durch Hungerstoffwechsel

Außer den ungünstigen Auswirkungen auf das Abnehmen verursacht der Hungerstoffwechsel auch diverse gesundheitliche Probleme.

Das Ausmaß dieser Probleme hängen vom Einzelnen ab und von der Intensität und Dauer des Hungerns.

Folgende Gesundheitsprobleme sind typisch als Folge des Hungerstoffwechsels:

- Müdigkeit
- Schwäche
- Konzentrationsschwierigkeiten
- Gicht
- Gallensteine und Gallenkoliken
- Herzschäden durch Herzmuskelschwund
- Osteoporose
- Trockene Haut
- Stumpfe Haare
- Haarausfall
- Entzündete Schleimhäute
- Menstruationsbeschwerden
- Vitaminmangel-Folgen

Im Extremfall kann man sogar an den Folgen des Hungerstoffwechsels sterben. Das geschieht beispielsweise bei Magersüchtigen oder Hungerstreikenden.

Euphorie durch Hungerstoffwechsel

Eigentlich könnte man meinen, dass eine Situation, die zum Hungerstoffwechsel führt, die Stimmung verdirbt.

Wenn man an Berichte über Hungersnöte in früheren Zeiten denkt, dann trifft das auch durchaus zu. Der erzwungene Hunger scheint eine extrem schreckliche Erfahrung zu sein.

Auch viele Menschen, die strenge Diäten durchführen, leiden sehr unter dem Hunger und fühlen sich sehr unzufrieden.

Bei anderen Menschen bewirkt der Hungerstoffwechsel eine Art Euphorie. Die Euphorie wird durch eine ausgeprägte Ausschüttung von Endorphinen (Glückshormone) hervorgerufen.

Der Hunger wird kaum gespürt, und die Betroffenen fühlen sich leicht und glücklich.

Das ist eine sehr nützliche Funktion des Körpers, denn sie hilft dabei, Notzeiten leichter zu überstehen. In üppigen Zeiten ist die Euphorie beim Hungerstoffwechsel eher gefährlich.

Diese euphorische Erfahrung kann so intensiv sein, dass man diesen Zustand immer wieder erleben will. Das kann zu Magersucht führen oder zu immer wieder neuen Diäten.

Die euphorische Stimmung während einer strengen Diät wird häufig so interpretiert, dass man glaubt, endlich die wahre Ernährungsweise gefunden haben. Sie wird als Beweis gewertet, dass die Diät gut für Körper und Seele ist.

Manche strenge Diäten kalkulieren diese Erfahrung mit ein. Sie setzen darauf, dass sich die Diäthaltenden euphorisch fühlen. Das gilt dann als Beweis für den hohen Wert dieser strengen Diät.

Doch eigentlich ist die Euphorie bei einer Diät ein Phänomen, das Skepsis hervorrufen sollte.

Wenn man sich bei einer Diät euphorisch fühlt und außerdem schnell abnimmt, dann sollte man sich fragen, ob die Diät zu streng ist. Gegebenenfalls sollte man etwas mehr essen, auch wenn die trügerische Euphorie dann nachlässt.

Nach der Hungerzeit

Wenn man nach einer strengen Diät wieder normal isst, bleibt der niedrige Grundumsatz des Hungerstoffwechsels noch für mehrere Monate bestehen. Erst allmählich steigt der Grundumsatz wieder.

Die Muskeln brauchen geraume Zeit, bis sie wieder wachsen. Sie tun das auch nur, wenn man ausreichend Proteine isst und regelmäßigen Sport, am besten Krafttraining betreibt.

Ansonsten bleiben die Muskeln geschrumpft und verbrauchen nur wenig Energie.

Auch die anderen Faktoren des abgesenkten Stoffwechsels verbleiben für längere Zeit auf niedrigem Niveau.

Bei häufigen strengen Diäten erholt sich der Grundumsatz nicht mehr vollständig. So wird er von Diät zu Diät immer geringer, sodass das Abnehmen im Laufe der Jahre immer schwerer fällt.

Für diäterfahrene Menschen ist das eine sehr ungünstige Situation. Das Abnehmen fällt im Laufe der Jahre immer schwerer und sie werden langfristig immer dicker.

In vielen Fällen nimmt man sogar weiter zu, auch wenn man kaum noch etwas isst. Bei manchen geschieht das sogar, obwohl sie sehr viel Sport treiben

Daher ist es sehr wichtig, den Körper nicht in den Hungerstoffwechsel zu bringen.

Nur durch langsames Abnehmen ohne Hungerstoffwechsel kann man dauerhaft schlank werden.

Stoffwechsel reaktivieren

Wenn sich der Körper erst einmal im Hungerstoffwechsel befindet, dann ist es nicht so einfach, den normalen Stoffwechsel wieder zu aktivieren.

Man muss genau wissen, was man tut, sonst setzt sich der Teufelskreis des Hungerstoffwechsels fort oder man nimmt erheblich zu.

Im Prinzip geht es darum, dem Körper klar zu machen, dass keine Hungersnot herrscht und dass er daher den Stoffwechsel reaktivieren darf.

Theoretisch könnte man das erreichen, indem man einfach mehr isst. Doch dann wäre eine deutliche Gewichtszunahme die logische Folge.

Daher braucht man einen Trick.

Man isst ein bis drei Mal pro Woche deutlich mehr als sonst, vor allem mehr Proteine und Kohlenhydrate. Die Fettmenge sollte relativ gering gehalten werden.

Zwischen diesen üppigen Tagen sollten immer wenigstens ein bis zwei Tage mit der üblichen Ernährungsweise liegen.

Die üppigen Tage sorgen dafür, dass der Körper merkt, es herrschte keine Hungersnot mehr.

Durch die Tage dazwischen mit der spärlichen Ernährung verhindert man, dass der Körper zu viel Kalorien bekommt und drastisch zunimmt.

Die reichlichere Ernährung der üppigen Tage nutzt man am besten dazu, um vermehrt Sport zu treiben. Dazu eignen sich sowohl Ausdauersport als auch Kraftsport.

Der Kraftsport ist wichtig, um die Muskeln zum Wachsen zu bringen.

Die gewachsenen Muskeln helfen nämlich dabei, den Grundumsatz zu erhöhen, sodass Abnehmen dann wieder leichter fällt.

Damit die Muskeln gut wachsen können, sollte man ausreichend Proteine zu sich nehmen. Besonders gut wirken sie, wenn man die Proteine nach dem Training isst.

Je mehr Ausdauertraining man betreibt, desto mehr Kohlenhydrate darf man essen. Bei ausgiebigem Ausdauertraining verbraucht man nämlich viele Kohlenhydrate. Doch abends sollte man besser auf reichlich Kohlenhydrate verzichten, weil man sonst abendlichen Heißhunger bekommt und nachts schlechter abnehmen kann.

Durch das Wachstum der Muskeln steigt das Gewicht vermutlich etwas an. Muskeln wiegen nämlich relativ viel. Diese Gewichtszunahme ist jedoch sehr wünschenswert, weil die Muskeln fortan beim Abnehmen helfen.

Auch wenn das Gewicht durch die Muskelzunahme ansteigt, kann man dem Körper ansehen, dass er sich strafft.

Die Umstellung des Stoffwechsels kann Monate dauern, daher braucht man eine Menge Geduld.

Irgendwann beginnt man langsam abzunehmen, vorausgesetzt man treibt genug Sport, isst genug aber nicht zu viel. Man sollte es weder bei den üppigen Tagen mit der Schlemmerei, noch an den spärlichen Tagen mit der Kasteiung übertreiben.

Wenn das Abnehmen beginnt, dann kann man langsam damit beginnen, auch an den spärlichen Tagen mehr zu essen. Doch man sollte die Essmenge an den bisher spärlichen Tagen nur behutsam steigern, denn man will ja nicht wieder zunehmen.

Wie zuvor an den üppigen Tagen sollte man vor allem die Proteinmenge steigern, es sei denn, man ernährt sich schon sehr eiweißreich. Je nach Intensität und Dauer des Ausdauersports kann man auch die Kohlenhydratmenge an den bisher spärlichen Tagen erhöhen.

Wenn man sich bislang sehr fettarm ernährt hat, dann kann man ganz allmählich auch die Fettmenge erhöhen.

Die Nahrungsmenge und die Sportintensität sollte so feinjustiert werden, dass man langsam und allmählich weiter abnimmt. Dazu sind wahrscheinlich immer wieder Anpassungen nötig.

Zwischen 100 und 500 Gramm wöchentliches Abnehmen sind sinnvoll.

Mehr als 500 Gramm pro Woche sollte man nicht abnehmen, denn sonst beginnt wieder der Hungerstoffwechsel.

Als Dauerernährung bleibt es sinnvoll, zwischen üppigen Tagen und spärlichen Tagen abzuwechseln.

Dadurch weiß der Körper, dass keine Hungersnot herrscht und bekommt außerdem nicht zu viel zu essen.

Der Jojo-Effekt

Wenn man sehr schnell abnimmt, dann nimmt man oft besonders schnell wieder zu.

Oft schnellt man nicht nur zu seinem Ausgangsgewicht zurück, sondern wird auch noch dicker als zuvor.

Dieses Phänomen nennt man den Jojo-Effekt. Das Gewicht erinnert an das Kinderspielzeug Jojo, das an einer Schnur im auf und nieder tanzt.

Der starke Zunehm-Effekt nach dem schnellen Abnehmen kommt daher, dass sich der Stoffwechsel beim Abnehmen an die geringe Nahrungsmenge gewöhnt hat.

Außerdem verliert man bei schnellem Abnehmen meistens viel Muskelmasse, weil der Körper auf den Hungerstoffwechsel umgeschaltet hat.

Dadurch kommt der Körper nach dem schnellen Abnehmen mit deutlich weniger Nahrung aus als davor.

Wenn man wieder zu seiner alten Lebensweise zurückkehrt, nimmt man daher sehr schnell wieder zu.

Weil sich der Körper außerdem vor einer erneuten Hungersnot (Diät) schützen will, nimmt er sicherheitshalber noch mehr zu als vor dem Abnehmen.

Um dauerhaft abzunehmen, muss man also langsam abnehmen, auch wenn man gerne ganz schnell schlank wäre.

Realistische Ziele setzen

Damit man bei seinem Abnehmvorhaben Erfolgserlebnisse hat, ist es wichtig, dass man seine Ziele nicht zu hoch steckt.

Zu hoch gesteckte Ziele können meistens nicht erreicht werden und sorgen daher nur für Frust.

Wie in den vorigen Kapiteln erklärt wurde, ist es sogar schädlich, wenn man zu schnell abnimmt.

Aus gesundheitlicher Sicht sind 12 bis 24 Kilo pro Jahr das Maximum, aber auch nur dann, wenn man diese Menge auf zwölf Monate verteilt.

In der Praxis kann es aber für viele Menschen unerreichbar sein, so viel abzunehmen.

Wenn der Stoffwechsel, aus welchem Grund auch immer, das Abnehmen nahezu unmöglich macht, kann schon ein einziges abgenommenes Kilo ein echter Erfolg sein. Sogar das Halten des Gewichtes kann in vielen Fällen als Erfolg betrachtet werden.

Außerdem sollte man berücksichtigen, dass Muskeln schwerer sind als Fett. Daher nimmt man bei sportlicher Aktivität häufig zunächst zu, weil die Muskeln wachsen, obwohl das Fett abgebaut wird. So können mitunter mehrere Kilo Fett abgebaut werden, ohne dass ein Gewichtsverlust auf der Waage zu sehen ist.

Bei einem längeren Abnehmvorhaben ist es auch sinnvoll, die Ziele immer wieder an die Erfahrungen anzupassen. Dabei kann ein sich Abnehmvorhaben durchaus über mehrere Jahre hinziehen, auch wenn es nur um leichtes Übergewicht geht.

Nach einem Jahr weiß man schon ungefähr, wie viel man pro Jahr abnehmen kann. In den Folgejahren geht es jedoch meistens langsamer als im ersten Jahr, es sei denn, man intensiviert sein Sportprogramm oder seine Ernährungsumstellung.

Da die meisten Menschen dazu neigen, sich beim Abnehmen zu hohe Ziele zu setzen, sollte man sich nicht bestrafen, wenn man sein Ziel nicht erreicht. Im Allgemeinen kann man davon ausgehen, dass das Ziel sowieso zu ehrgeizig gesetzt wurde.

Aber wenn man ein Ziel erreicht hat, egal wie niedrig es angesetzt wurde, macht es durchaus Sinn, sich dafür zu belohnen.

Das kann ein neues Kleidungsstück sein, ein Besuch im Thermalbad, eine Massage oder gar ein Kurzurlaub.

Solch eine Belohnung verstärkt die Motivation, in der Folge das erreichte Gewicht zu halten oder das nächste Abnehmziel in Angriff zu nehmen.

Stagnierendes Gewicht

Bei vielen Abnehmwilligen stagniert irgendwann das Gewicht. Auf der Waage tut sich gar nichts mehr oder man nimmt sogar ein wenig zu. Solch eine Situation ist nicht nur frustrierend, sie stellt die Betroffenen auch vor ein Rätsel.

Warum stagniert das Gewicht?

Die Stagnation des Gewichtes kann mehrere Gründe haben. Je nach Ursache muss man unterschiedlich reagieren.

Kurze Abnehmpause

Wenn die Stagnation des Gewichtes nur einen Monat oder kürzer anhält, besteht kein Grund zur Sorge und auch kein Anlass zum Handeln.

Vorübergehende Pausen bei der Gewichtsabnahme sind normal.

Man sollte sie dem Körper auch gönnen, denn so kann er sich vom Abnehmstress erholen. Auch die Haut und das Bindegewebe haben dann Zeit, sich an die neue Situation anzupassen und zu schrumpfen.

Bei einer kurzen Abnehmpause macht man am besten weiter wie bisher mit Ernährungsumstellung und Sport.

Abnehmpause durch Muskelwachstum

Wenn man begonnen hat, viel Sport zu treiben, insbesondere Kraftsport, dann wachsen die Muskeln.

Da Muskeln schwerer sind als Fett, kann man in dieser Phase das Gewicht halten oder gar zunehmen, auch wenn die Fettpolster schwinden.

Am besten wäre es, wenn man diesen Effekt mit einer Körperanalyse-Waage nachvollziehen könnte. Doch leider sind die meisten dieser Geräte sehr unzuverlässig (siehe Seite 139).

In der Praxis reicht es meistens schon zu wissen, dass man vermehrt Sport getrieben hat. Man kann dann von einem Muskelwachstum ausgehen.

In diesem Fall ist die Stagnation des Gewichtes und selbst eine gewisse Zunahme eigentlich ein Grund zum Feiern.

Denn Muskelwachstum ist die beste Investition, wenn man abnehmen will.

Die Muskeln helfen bei jeder Bewegung beim Abnehmen und selbst im Ruhezustand, weil sie auch in der Ruhe relativ viel Energie verbrauchen.

Abnehmpause durch zu wenig Nahrung

Wenn man zu wenig isst, kann sich der Hungerstoffwechsel eingeschlichen haben, ohne dass man es gemerkt hat (siehe ab Seite 73).

Der vorherige Abnehmerfolg hing dann möglicherweise mit dem Verlust an Muskelmasse zusammen und kam weniger durch ein Schwinden der Fettpolster.

Durch den Hungerstoffwechsel und den Muskelverlust ist der Grundumsatz abgesenkt. Daher verbraucht man weniger Energie.

Das Abnehmen fällt also schwerer oder gelingt gar nicht mehr.

Wenn man den Eindruck hat, dass man extrem wenig isst und trotzdem nicht abnimmt, dann liegt das möglicherweise am abgesenkten Stoffwechsel.

Dann hilft nur eine Reaktivierung des Stoffwechsels, die sich über einige Monate hinziehen kann (siehe Seite 77).

Abnehmpause durch Gewöhnung an die Nahrung

Wenn man für das Abnehmvorhaben seine Ernährung stark umgestellt hat, kann der Körper die neue Nahrung zunächst nicht vollständig verwerten.

Die neue Nahrung hat für den Körper also zunächst weniger Kalorien als in Kalorientabellen steht.

Nach einer Weile gewöhnt sich der Körper an die neue Nahrung und verwertet sie effektiver.

Daher kann es passieren, dass man nach einer Weile nicht mehr weiter abnimmt, selbst wenn man sich genau so ernährt wie in Zeiten guter Abnehmerfolge.

In diesem Fall hilft erneute Abwechslung bei der Ernährung oder eine leichte Verringerung der Kalorienzufuhr kombiniert mit etwas mehr Sport.

Abnehmpause durch unauffällige Extras

Die meisten Abnehmpausen entstehen jedoch, weil sich im Laufe der Zeit unauffällige Extras einschleichen.

Der Körper möchte seine Fettpolster nicht gerne abbauen, weil er dadurch seine vermeintlich wertvollen Vorräte verliert.

Daher mobilisiert er das Unterbewusstsein, das fortan mit allen Tricks versucht, uns vom Abnehmen abzuhalten.

Eine sehr erfolgreiche Strategie des Unterbewussten sind die unauffälligen Extras, die der Aufmerksamkeit des Bewusstseins entgehen.

Das mag eine etwas größere Portion Müsli sein, oder die etwas dickere Butter auf dem Frühstücksbrot. Auch ein zusätzliches Stück Obst kommt als Extra in Frage, denn Obst gilt ja als so gesund.

Solche kleinen Extras können sich unbemerkt ansammeln, bis sich eine Menge an zusätzlichen Kalorien ergibt, die das Abnehmen verhindern.

Auch beim Sport können sich kleine Nachlässigkeiten ansammeln.

Selbst wenn man genau so oft wie bisher zum Training geht, kann der Eifer nachlassen, sodass man etwas weniger Kalorien verbraucht. Manchmal häufen sich auch die Termine, an denen man keine Zeit zum Training findet oder sich zu schlapp fühlt.

Der Körper und das Unterbewusste sind sehr erfindungsreich, wenn es darum geht, uns vom Abnehmen abzuhalten.

Daher muss man häufig ganz genau hinschauen, um die aktuellen Tricks zu identifizieren.

Wenn man dann erkannt hat, wo die vermehrten Kalorien oder der verringerte Kalorienverbrauch herkommt, kann man seine Lebensweise entsprechend anpassen.

Das Abnehmen kann dann wieder gelingen.

Der dicke Bauch

Lange Zeit wurde weitgehend ignoriert, wo am Körper das Übergewicht besonders ausgeprägt war. Doch das hat sich in den letzten Jahren geändert.

Inzwischen gilt der Bauch als "Gesundheitskiller Nummer eins".

Weil in einigen Studien ein statistischer Zusammenhang zwischen Bauchumfang und Herz-Kreislauf-Erkrankungen festgestellt wurde, hat man flugs daraus geschlossen, dass der dicke Bauch die Ursache für die Herz-Kreislauf-Probleme sein müsste. Dass der Bauch und die Gesundheitsprobleme möglicherweise aber beide eine Folge einer gemeinsamen Ursache sein könnten, wurde bisher nicht abschließend geklärt.

Auch zwischen Bauchumfang und Diabetes und Insulinresistenz wurde ein Zusammenhang beobachtet, für den der Bauch als Verursacher festgelegt wurde. Ob der Bauch tatsächlich die Ursache für die Stoffwechselprobleme ist oder nur ein begleitendes Symptom, ist auch hier nicht geklärt. Selbst die Argumentation, dass bei Bauchabnahme durch regelmäßigen Sport die Stoffwechselprobleme geringer werden, ist kein Beweis für den Bauch als Gesundheitskiller. Denn die Bewegung allein ist schon als hilfreich gegen Stoffwechselprobleme bekannt. Ob der Bauch dabei dünner wird oder nicht, spielt hierbei gar keine Rolle.

Nichtsdestotrotz gilt Fett auf den Hüften, Beinen und anderen Körperstellen also als eher ungefährlich. Inzwischen weiß man sogar, dass Unterhautfett an diesen Stellen schützend gegen Herz-Kreislauferkrankungen wirkt.

Die große Gesundheitsgefahr soll vom Bauch ausgehen, genauer gesagt vom inneren Bauchfett.

Um die Fettverteilung plastisch zu illustrieren, spricht man von der Apfelform, die das gefährliche Bauchfett symbolisiert und von der eher ungefährlicheren Birnenform.

Den Apfeltyp kennt man gut von Männern mit Bierbauch und der Birnentyp ist bei Frauen mit breiten Hüften sehr häufig. Frauen bekommen jedoch in und nach den Wechseljahren häufig einen dickeren Bauch und nähern sich dem Apfeltyp an.

Mit Bauchfett ist in diesem Zusammenhang immer das innere Bauchfett gemeint.

Es geht also nicht um die Speckrollen, die sich unter der Haut in der Bauchregion breitmachen. Alles Fett, das man im Bauchbereich mit den Händen umfassen kann, ist äußeres Bauchfett und somit laut der neuen Auffassung genauso ungefährlich wie das Hüftfett.

Das innere Bauchfett befindet sich zwischen den Organen im Bauchraum. Es wölbt den Bauch kugelförmig nach außen, ohne dass man es mit den Händen packen kann.

Begründung für die Gefährlichkeit des Bauchfettes

Die Schädlichkeit des inneren Bauchfettes, wird damit begründet, dass es stärker stoffwechselaktiv ist als das Unterhautfettgewebe.

Es produziert unter anderem verschiedene Fette (Lipide), Hormone, und Entzündungsstoffe. Diese Aktivität des inneren Bauchfettes soll für seine gesundheitsschädliche Wirkung verantwortlich sein.

Durch die freigegebenen Fette werden die Blutfettwerte erhöht. Da erhöhte Blutfettwerte als ungesund gelten, wird diese Einschätzung auch auf das innere Bauchfett übertragen. Dabei ist es eigentlich die ureigenste Aufgabe von Körperfett, bei Bedarf Fette ins Blut abzugeben. Bei übergewichtigen Menschen besteht jedoch häufig gar kein Bedarf für vermehrtes Fett im Blut, weil schon genügend davon vorhanden ist.

Bei den produzierten Hormonen handelt es sich hauptsächlich um das Hormon Östrogen. Östrogen ist an sich nichts schlechtes, doch wenn es im Übermaß vorkommt, kann es eine Östrogen-Dominanz mit zahlreichen Gesundheitsbeschwerden bewirken (siehe Seite 118).

Als Entzündungsstoff wird vor allem der Botenstoff Interleukin-6 vom inneren Bauchfett hergestellt. Dieses Interleukin-6 spielt bei Entzündungen und der Immunreaktion eine wichtige Rolle.

Dass zu viel Bauchfett auch zu viel Interleukin-6 bedeutet, hat in der langen Menschheitsgeschichte bislang kaum eine Rolle gespielt. Erst jetzt, wo immer mehr Menschen einen dicken Bauch haben, wird diese Funktion des Bauchfetts zu einem Problem.

Durch zu viel Interleukin-6 werden beispielsweise chronische Entzündungsprozesse gefördert, unter anderem leichte Entzündungen der Gefäßinnenwände, was zu Arteriosklerose führt. Dadurch kann die Gefahr für Herzinfarkt und Schlaganfall ansteigen.

All die produzierten Stoffe des inneren Bauchfettes haben jedoch auch nützliche Eigenschaften (siehe Seite 86).

Manche Forscher vermuten sogar eine schützende Wirkung durch das innere Bauchfett. Die Stoffwechselaktivität des Bauchfetts soll also möglicherweise vor Dauerstress und Stoffwechselproblemen schützen. Diese Forscher werden aber bisher kaum wahrgenommen.

Dass sich wissenschaftliche Erkenntnisse widersprechen, ist gar kein so seltenes Phänomen. Es ist sogar eher der Normalfall und zeigt nur, dass man die Zusammenhänge noch nicht so genau kennt.

Umso fataler ist es, wenn dem dicken Bauch sogar von Regierungsseite der Kampf angesagt wird, als wüsste man ganz genau, was es damit auf sich hat.

Eines ist jedoch heute schon relativ klar: Ein Kugelbauch steht häufig in Verbindung mit einem erhöhten Risiko für Herz-Kreislauf-Erkrankungen und Diabetes. Daher sollte ein dicker Bauch durchaus als Warnzeichen erkannt werden.

Nutzen des inneren Bauchfettes

Eigentlich hat das innere Bauchfett bei überschaubarer Größe einen guten, praktischen Nutzen für den Körper. Dieser Nutzen liegt auch klar auf der Hand und bedarf keiner komplizierten Forschungen, um sich zu beweisen.

Vor allem in seiner Funktion als Kurzzeitspeicher für Nahrungs-Energie kann das innere Bauchfett helfen, lang andauernde Anstrengungen ohne ausreichende Nahrungszufuhr gut zu überstehen.

Das innere Bauchfett gibt ständig Fette ins Blut ab, sodass immer Energie zur Verfügung steht, um die Fettspeicher in den Muskeln zu ergänzen.

Diese nützliche Funktion macht natürlich nur Sinn, wenn man ausgiebige körperliche Leistungen vollbringt und nicht ständig viel zu essen hat.

Der steinzeitliche Jäger und der frühe Ackerbauer konnten sehr vom Kurzzeitspeicher Bauchfett profitieren.

Auch die Hormonproduktion der Östrogene des inneren Bauchfettes ist in geringem Umfang durchaus sinnvoll. Es puffert die Schwankungen der Hormonproduktion in den Eierstöcken etwas ab und mildert dadurch Störungen der Befindlichkeit. Das merkt man vor allem in den Wechseljahren, die bei Frauen mit Bauch oft milder verlaufen als bei sehr schlanken Frauen.

Nicht nur Frauen brauchen Östrogene, sondern auch Männer brauchen eine geringe Menge Östrogene.

Der große Nutzen des inneren Bauchfetts bezieht sich jedoch auf eher kleine Mengen davon. Ein gigantischer Kugelbauch bietet zu viel der guten Dinge und wird daher problematisch.

Der wichtigste der vom inneren Bauchfett produzierten Entzündungsstoffe ist das Interleukin-6. Dieses Interleukin-6 wird für Entzündungsvorgänge und Immunreaktionen benötigt, ist für sich genommen also durchaus nützlich.

Entzündungen sind nämlich eigentlich gesundheitsfördernde Maßnahmen des Körpers, um Krankheitserreger zu bekämpfen oder Verletzungen zu heilen. Nur unbegründete oder überschießende Entzündungen sind gesundheitsschädlich.

Unklar ist jedoch, warum ausgerechnet das innere Bauchfett Interleukin-6 produziert. Vielleicht ist das Bauchfett einfach nur eine Produktionsstätte dieser Substanz.

Teufelskreis dicker Bauch und Insulinresistenz

Inneres Bauchfett und Insulinresistenz stehen in einem engen wechselseitigen Verhältnis zueinander.

Um diese fatale Wechselwirkung verstehen zu können, muss man zunächst grob wissen, welche Wirkungsweise das Hormon Insulin hat und was eine Insulinresistenz ist.

Das Hormon Insulin dient der Verarbeitung von Zucker im Körper, genauer gesagt von Glukose, dem Traubenzucker.

Der Zuckergehalt im Blut, der sogenannte Blutzuckerspiegel, wird durch Insulin gesenkt. Zu diesem Zweck wird das Insulin vor allem nach kohlenhydratreichen Mahlzeiten ausgeschüttet.

Der überschüssige Zucker im Blut wird mithilfe des Insulins unter anderem in den Fettzellen untergebracht, wo er als Speicher dienen soll.

Gleichzeitig wird der Fettabbau der Fettzellen durch das Insulin gebremst, damit sich die Muskeln ihre Energie direkt aus dem Blutzucker holen.

Bei einer Insulinresistenz reagieren die Körperzellen nicht mehr richtig auf das Insulin. Daher muss die Bauchspeicheldrüse immer größere Mengen Insulin herstellen, um die gewünschte Blutzuckersenkung zu erreichen. Aus einer solchen Insulinresistenz kann sich eine Diabetes-Erkrankung entwickeln.

Genauere Informationen über Insulin und Insulinresistenz finden Sie ab Seite 99.

Doch wie hängt die Insulinresistenz nun mit dem inneren Bauchfett zusammen?

Das innere Bauchfett reagiert besonders stark auf das Stresshormon Cortisol. Es besitzt spezielle Andockstellen für Cortisol und kann dieses Hormon daher auch binden.

Cortisol blockiert seinerseits die Wirkung von Insulin, es verursacht also eine Insulinresistenz. Das ist natürlich nicht die einzige Wirkung des Cortisols, aber diejenige, auf die es hier ankommt.

Der erhöhte Insulinspiegel durch die Insulinresistenz fördert die Entstehung von Fettpolstern, vor allem im Bauchraum, weil es für die Speicherung des Blutzuckers als Fett sorgt und den Fettabbau blockiert.

Je mehr das innere Bauchfett wächst, desto mehr Cortisol kann darin gebunden werden und desto ausgeprägter wird die Insulinresistenz.

Die beiden Faktoren inneres Bauchfett und Insulinresistenz verstärken sich also in einem Teufelskreis gegenseitig.

Was ist drin im Bauch?

Für das Urteil über das Bauchfett reicht den meisten offiziellen Stellen und Ärzten ein einziger Messwert: der Taillenumfang.

Mit dem Maßband wird der Taillenumfang etwas oberhalb des Bauchnabels gemessen (siehe Seite 19).

Bei den Ergebnissen wird nur zwischen Männern und Frauen unterschieden. Alle anderen individuellen Unterschiede zwischen verschiedenen Menschen werden vollständig ignoriert.

Selbst der umstrittene BMI ist da noch individueller, weil er zumindest die Körpergröße berücksichtigt.

Wenn man den Taillenumfang misst, dann misst man jedoch mitnichten nur das innere Bauchfett.

Durch den Bauchumfang werden zahlreiche verschiedene Körperteile erfasst, die nichts mit Fett zu tun haben und außerdem zwei verschiedene Arten Fett.

Nachfolgend gehen wir auf die Elemente des Bauches ein, die sich auf den Taillenumfang auswirken.

Unterhautfettgewebe

Das als ungefährlich geltende Unterhautfettgewebe des Bauches befindet sich zwischen Haut und Bauchmuskeln. Es handelt sich um die sogenannten Rettungsringe.

Man kann dieses Fett mit den Händen greifen. Wenn man dabei die Bauchmuskeln anspannt, kann man sehr deutlich fühlen, wie weit dieses äußere Bauchfett nach innen reicht.

Dieses Fettgewebe ist nicht gemeint, wenn vom gefährlichen Bauchfett die Rede ist. Es ist genauso ungefährlich wie Fett auf den Hüften oder an den Beinen.

Allerdings kann dieses äußere Bauchfett erheblich zum Bauchumfang beitragen.

Bauchmuskeln

Die Bauchmuskeln spielen im Bauchraum eine wichtige Rolle, denn sie halten den Bauchinhalt sozusagen zusammen.

Kräftige Bauchmuskeln sind daher wichtig für einen schlanken Bauch.

Sie tragen aber auch ein wenig auf bei der Messung des Bauchumfangs.

Es gibt einerseits die fühlbaren Bauchmuskeln, die man als harte Bereiche fühlt, wenn man sie anspannt. Diese Bauchmuskeln bilden den Waschbrettbauch, wenn man einen schlanken Bauch und gut trainierte Muskeln hat.

Andererseits gibt es auch innere Bauchmuskeln, die man nicht von außen fühlen kann. Sie halten den Bauchraum innerlich zusammen und helfen auch bei den Bewegungen des Rumpfes und der Oberschenkel. Beim sogenannten Core-Training, bei Pilates und bei Hula Hoop werden diese Muskeln besonders gestärkt.

Rückenmuskeln

An die Rückenmuskeln denkt man normalerweise kaum, wenn es um einen dicken Bauch geht. Rückenmuskeln sind eher dafür bekannt, dass sie wichtig sind, um Rückenschmerzen zu verhindern. Starke Rückenmuskeln sind also sehr erwünscht.

Wenn die Rückenmuskeln jedoch so kräftig sind, wie man sie braucht, um die Wirbelsäule zu stärken, stehen sie als dicke Wulste neben der Wirbelsäule.

Bei der Messung des Bauchumfangs können starke Rückenmuskeln also durchaus ein paar Zentimeter bringen.

Wenn man bei gleich bleibendem Bauchfett die Rückenmuskeln stärkt, kann es also passieren, dass der gemessene Taillenumfang anwächst.

So schlägt sich das erwünschte Trainingsergebnis in einem scheinbar schlechteren Messwert nieder.

Das zeigt ganz deutlich, dass die alleinige Messung des Taillenumfangs nur bedingt hilfreich ist.

Wassereinlagerungen

Wie in den Beinen kann sich auch im Bauch Gewebswasser ansammeln. Man spricht in beiden Fällen von Ödemen.

Bei den Füßen merkt man Ödeme ganz deutlich, weil die Zehen und Knöchel sichtbar anschwellen und es zu einem Spannungsgefühl kommt. Ödeme in den Beinen kommen häufig durch ein überfordertes Herz beispielsweise bei Herzschwäche, Hitze oder langem Stehen.

Weil der Bauchraum größer ist, nimmt man Wasseransammlungen dort nicht so deutlich wahr. Der Bauch wird aus ungeklärten Gründen dicker.

Bei Leberschädigungen kommt es oft zu ausgeprägten Wasseransammlungen im Bauchraum (Aszites). In diesem Fall muss unbedingt ein Arzt zu Rate gezogen werden.

Bei Frauen kommt es häufig im Rahmen des Menstruationszyklus zu Wasseransammlungen im Bauch. Besonders typisch sind diese Wasseransammlungen kurz vor der Periodenblutung.

Das zeigt sich dann deutlich daran, dass der Bauchumfang vor der Periode zunimmt und nach der Periode von selbst wieder abnimmt.

In den Wechseljahren kann es sogar zu dauerhaften Wasseransammlungen im Bauch kommen. In diesen beiden Fällen ist das Wasser im Bauch nicht ernsthaft gefährlich. Die zugrunde liegende Hormonsituation Östrogen-Dominanz kann jedoch zahlreiche andere Beschwerden hervorrufen, z.B. Stimmungsschwankungen, Kopfschmerzen, Übergewicht, Gelenkschmerzen und viele mehr.

Außerdem suggeriert der aufgetriebene Bauch vermehrtes inneres Bauchfett und wirkt dadurch belastend auf die Psyche.

Durch Einreibungen mit einer Creme mit natürlichem Progesteron kann man die Östrogen-Dominanz ausgleichen und die Wassereinlagerungen lindern. Auch regelmäßige Bewegung kann die Hormone wieder besser ausbalancieren.

Darm

Der Darm ist das größte Organ, das sich im mittleren Bauchraum befindet. Er ist unterteilt in Dünndarm und Dickdarm. Beide liegen miteinander verknäult in der Bauchhöhle, der Dünndarm in der Mitte und der Dickdarm außen herum.

Das Volumen des Darms ist zwar erheblich, aber es ist im allgemeinen nicht davon abhängig, ob man übergewichtig oder nicht ist. Manche Menschen haben anlagebedingt einen etwas längeren Darm, was den Bauch dicker werden lässt.

Das Innere des Darms kann auch in ausgeprägtem Maße zu einem großen Taillenumfang beitragen.

Darminhalt

Der Darminhalt ist zum einen der verdaute Nahrungsbrei und zum anderen eine große Menge Darmbakterien.

Je nachdem wie schnell die Nahrung durch den Verdauungskanal wandert, kann sich im Darm die Nahrung von einem oder mehreren Tagen befinden.

Bei Menschen, die zu Darmträgheit und Verstopfung neigen, befindet sich meistens deutlich mehr Nahrungsbrei im Darm als bei Menschen mit einer schnellen Verdauung.

Dieser Darminhalt wirkt sich naturgemäß auf den Taillenumfang aus.

Dies ist auch der Grund dafür, warum viele Abnehmwillige Abführmittel verwenden. Diese Maßnahme bringt jedoch keine echten Vorteile, sondern nur vermeintliche Teilerfolge. Außerdem können Abführmittel durch Mineralverlust gesundheitsschädlich sein. Der Missbrauch von Abführmitteln zeigt jedoch deutlich, wie verzweifelt manche Menschen sich danach sehnen, etwas dünner zu sein.

Darmgase

Bei der Verdauung entwickeln sich mehr oder weniger Gase im Darm. Der Darm wird dadurch aufgebläht. Daher nennt man diese Erscheinung auch Blähungen.

Wenn man zu Blähungen neigt, kann der Bauchumfang ganz erheblich zunehmen durch die darin enthaltene Luft. Bei leichten Blähungen spürt man es möglicherweise kaum, hat aber dennoch einen leicht vergrößerten Bauchumfang.

Blähungen entstehen bei Menschen, die dazu neigen, durch unterschiedliche Nahrungsmittel.

Folgende Nahrungsmittel können die Entstehung von Blähungen begünstigen:

- Zwiebeln
- Kohl
- Hülsenfrüchte
- Vollkornprodukte
- Ballaststoffe
- Kohlensäure haltige Getränke
- Zucker

Blähungen sind normalerweise nicht gefährlich. Sie können aber lästig sein und manchmal auch Schmerzen im Bauch verursachen. Wenn sich die Blähungen wieder auflösen, kommt es zu den ungeliebten Winden, auch Flatulenz genannt, die meistens mit unangenehmen Gerüchen verbunden sind.

Außerdem verfälschen Blähungen das Ergebnis der Bauchumfang-Messung.

Verschiedene Bauchorgane

Die anderen Bauchorgane, wie beispielsweise Leber, Magen oder Gebärmutter liegen zwar nicht auf der Höhe der Taille, aber wenn sie vergrößert sind, können sie in Richtung des Darms drücken und ihn heraus wölben. Das führt dann zu einem vergrößerten Bauchumfang.

Generell ist eine Vergrößerung von inneren Organen kein wünschenswerter Zustand, abgesehen von einer Gebärmuttervergrößerung bei einer Schwangerschaft.

Die Bedeutung einer Organvergrößerung hängt jedoch vom jeweiligen Organ ab.

Eine Lebervergrößerung ist relativ häufig und tritt bei Übergewicht und Alkoholmissbrauch auf. Sie kann sich zur Leberzirrhose entwickeln und dann sehr gefährlich werden.

Eine Magenvergrößerung tritt auf, wenn man über einen längeren Zeitraum zu große Mahlzeiten zu sich nimmt. Sie ist nicht gefährlich, kann aber weiteres Übergewicht fördern.

An der Gebärmutter können sich Myome bilden, die teilweise sehr groß werden. Die Myome können zu ausgeprägten Blutungen führen. Am Eierstock können sich Zysten bilden, die in seltenen Fällen bis zu Kindskopf- oder gar fußballgroß werden können.

Ein dicker Bauch hängt zwar eher selten mit solchen Organvergrößerungen zusammen, aber wenn man genau wissen will, warum der eigene Bauch dick ist, sollte man unter anderem per Ultraschall untersuchen lassen, ob die Bauchorgane vergrößert sind.

Inneres Bauchfett

Schließlich bleibt noch das gefürchtete innere Bauchfett, auch Viszeralfett genannt. Es wächst zwischen den Organen.

Bei manchen Menschen bildet sich eine große Menge inneres Bauchfett.

Das innere Bauchfett kann nur sicher mithilfe einer Computertomographie erkannt werden. Da solch eine Untersuchung sehr teuer ist, behilft man sich meistens damit, den Bauchumfang zu messen.

Ursachen für inneres Bauchfett

Warum es zu innerem Bauchfett kommt, ist noch nicht abschließend geklärt. Es gibt jedoch verschiedene Theorien zur Entstehung des inneren Bauchfettes.

Ernährung

Manchmal wird behauptet, dass inneres Bauchfett durch zu reichliches Essen entsteht, genau wie das normale Unterhautfettgewebe. Manche Autoren grenzen die Ernährung zur Förderung des inneren Bauchfetts auf besonders zuckerreiche oder fettreiche Nahrung ein.

Doch diese Vorstellung erklärt mitnichten, warum Überernährung bei manchen Menschen zu innerem Bauchfett und bei anderen zu Unterhautfett führt.

Bewegungsmangel

In neueren Studien wurde festgestellt, dass Bewegungsmangel das innere Bauchfett wachsen lässt.

Schon zwei Wochen ohne regelmäßige Bewegung können das innere Bauchfett deutlich zum Wachsen bringen. Das kann in medizinischen Studien man durch wiederholte Untersuchungen mit einem Computer-Tomographen beobachten.

In anderen Studien wurde festgestellt, dass das innere Bauchfett durch regelmäßige Bewegung relativ schnell geringer wird.

Dass Bewegung gegen inneres Bauchfett hilft, ist auch logisch, denn die ursprüngliche Aufgabe des Bauchfettes ist es schließlich, Energie für ausgiebige Bewegung zur Verfügung zu stellen.

Bewegung, die Freude macht, hilft vermutlich besonders gut gegen das innere Bauchfett, weil sie auch den Stress mindert, der eine weitere Ursache für inneres Bauchfett ist.

Dauerstress

Lang andauernder Stress könnte eine plausible Ursache für inneres Bauchfett sein.

Wenn man dauerhaftem Stress ausgesetzt ist, erhöht sich der Cortisol-Spiegel. Cortisol ist ein Hormon aus der Nebenniere. Es entspricht dem künstlich hergestellten Kortison in der Medizin.

Eine Nebenwirkung von dauerhafter Kortison-Anwendung ist die sogenannte Stammfettsucht. Bei der Stammfettsucht wird der Bauch dick und die Gliedmaßen bleiben schlank.

Bei einer erhöhten Ausschüttung von körpereigenem Cortisol kann es zu einem ähnlichen Phänomen kommen: das innere Bauchfett wächst. Dies geschieht, weil die Zellen des inneren Bauchfettes besonders gut in der Lage sind, das Cortisol zu binden.

Weil der Zusammenhang zwischen dem Stresshormon Cortisol und der Entstehung von Fett im Bauchraum in der Medizin eine bekannte Tatsache ist, spricht einiges dafür, dass Stress eine besonders wichtige Ursache für inneres Bauchfett ist.

Besonders schlimm wirkt sich offenbar Stress aus, gegen den man sich machtlos fühlt. Hat man jedoch Hoffnung, den Stress bewältigen zu können und dass anschließend wieder stressärmere Zeiten folgen, dann hat der Stress weniger schlimme Auswirkungen.

Dabei bleibt jedoch unklar, warum manche Menschen bei Stress nicht dick werden, sondern sogar abnehmen. Das betrifft vor allem Menschen, die sowieso schon schlank sind. Eine mögliche Erklärung dazu wäre, dass bei schlanken Menschen die Cortisol-Produktion relativ schnell nachlässt, wenn sie unter starkem Stress stehen.

Viele Menschen verlieren in Stresssituationen auch den Appetit, sodass gar kein Nahrungsüberschuss vorhanden ist, um Bauchfett zu bilden. Andere Menschen trösten sich bei Stress mit Essen, oft mit besonders fett- und zuckerreichen Nahrungsmitteln. Diese Nahrungsmittel sorgen nämlich besonders stark für die Ausschüttung von tröstenden Endorphinen.

Weitere Informationen über Stress als Dickmacher finden Sie ab Seite 136.

Über Cortisol finden Sie ausführlichere Informationen ab Seite 113.

Ungleichgewicht der Geschlechtshormone

Die Geschlechtshormone wirken sich auch auf das Wachstum des Bauches aus. Diese Zusammenhänge sind bislang jedoch noch nicht umfassend erforscht und bekannt.

Einige Auswirkungen der Geschlechtshormone auf das innere Bauchfett zeichnen sich aber schon klar ab.

Dabei muss man zwischen Männern und Frauen unterscheiden.

Östrogen-Dominanz bei Männern

Wenn Männer zunehmen, dann wächst bei ihnen meistens vor allem der Bauch.

Diese Neigung zum Kugelbauch hängt daher möglicherweise mit dem erhöhten Testosteronspiegel zusammen.

Doch nicht jeder Mann bekommt einen dicken Bauch, es gibt auch sehr schlanke Männer mit einem hohen Testosteronspiegel. Das Testosteron kann also nicht allein verantwortlich für einen dicken Bauch sein.

Der runde Kugelbauch bei Männern wird häufig als Bierbauch bezeichnet. Zu Recht, denn viele Bierbauch-Träger trinken gerne und regelmäßig Bier.

Warum ist es aber ein Bierbauch und nicht etwa ein Weinbauch?

Bier enthält nicht nur, ebenso wie Wein, jede Menge Kalorien, sondern durch den Hopfen enthält Bier auch pflanzliche Östrogene.

Bei Männern wirken sich Östrogene offenbar unter anderem so aus, dass das innere Bauchfett wächst.

Anscheinend müssen zu dem vielen Testosteron des Mannes noch vermehrt Östrogene hinzukommen, um die Entstehung eines dicken Bauches zu fördern.

Testosteron-Dominanz bei Frauen

Doch bei Frauen sollen Östrogene eher das Fett auf den Hüften wachsen lassen. Wie passt das zusammen?

Bei molligen Frauen ist das Fett im Allgemeinen schön gleichmäßig verteilt, sodass es zu der Birnenform kommt.

Aber manche Frauen neigen, wie die Männer, eher zur Apfelform. Die Hüften sind vergleichsweise schmal und die Taille ist auch im schlanken Zustand nicht sehr ausgeprägt. Bei manchen dieser Frauen kann man auch einen leichten Bartwuchs beobachten.

Das deutet darauf hin, dass die betroffenen Frauen einen erhöhten Testosteron-Spiegel aufweisen. Könnte es an der Kombination von Östrogenen und einem erhöhten Testosteronspiegel liegen, dass diese Frauen durch Östrogen-Einfluss verstärkt zur Apfelform und einem dicken Bauch neigen?

Auch die Tatsache, dass der Bauch bei Frauen ab der Lebensmitte häufig besonders zunimmt, spricht für eine Beteiligung des Östrogens und des Testosterons. Denn in den Wechseljahren kommt es, vor allem zu Beginn, zu einem Mangel an Progesteron, noch bevor das Östrogen abnimmt. Das Östrogen ist dann im Verhältnis zum Progesteron dominant, selbst bei leichtem Östrogenmangel. Daher spricht man auch von einer Östrogen-Dominanz. Bei Östrogen-Dominanz kommt es häufig zu einem dicken Bauch, einerseits durch Wassereinlagerungen und andererseits wohl auch durch vermehrtes inneres Bauchfett (siehe Seite 119).

Auch der Testosteronspiegel ist bei Frauen in den Wechseljahren oft mehr oder weniger stark erhöht. Das wirkt sich insbesondere dann besonders stark aus, wenn gleichzeitig der Progesteronspiegel zu niedrig ist. Man kann dann auch von einer Testosteron-Dominanz sprechen.

Weil der dicke Bauch in und nach den Wechseljahren so häufig vorkommt, spricht man auch vom Menopausen-Bauch (siehe Seite 131).

Abhilfe gegen inneres Bauchfett

Weil das innere Bauchfett wahrscheinlich andere Ursachen hat als das normale Unterhautfettgewebe, muss man auch anders dagegen vorgehen.

Dauerstress ist nach aktuellen Erkenntnissen eine besonders wichtige Ursache für das innere Bauchfett.

Daher wird man seinen dicken Bauch am ehesten wieder los, wenn man etwas gegen den Stress unternimmt.

Einerseits gehört dazu die Änderung der Lebenssituation, um aktuell andauernde Stressfaktoren soweit es geht auszuschalten oder zu minimieren.

Andererseits kann man Entspannungstechniken lernen, um mehr Ruhe in sein Leben zu bringen.

Ausgedehnte Wanderung in schöner Natur, Radtouren oder der Besuch eines Thermalbads können Kalorienverbrauch mit Entspannung verbinden.

Mehr Tipps zum Umgang mit Stress finden Sie ab Seite 136.

Im Kampf gegen inneres Bauchfett kann es außerdem nützlich sein, überflüssiges Östrogen in der Nahrung zu meiden. Dazu gehört beispielsweise Bier, aber auch Schlaftee mit Hopfen.

Östrogenhaltige Nahrungsmittel sind beispielsweise Granatapfel, Leinsamen und Sojabohnen.

Obwohl es verboten ist, Nutztiere mit Östrogenen zu mästen, kann es in Einzelfällen durchaus hin und wieder vorkommen, dass Fleisch oder Milchprodukte zu viel Östrogene enthalten.

Gegen die Testosterondominanz bei Frauen in den Wechseljahren kann es helfen, wenn man den Progesteronmangel durch eine Progesteroncreme behandelt. Solch eine Creme kann man sich vom Frauenarzt verschreiben lassen.

Sehr wichtig ist regelmäßige Bewegung, um das innere Bauchfett zu verringern. Einerseits hilft die Bewegung an sich, die inneren Fettpolster abzubauen. Andererseits kann die Bewegung gegen Stress helfen, wenn man eine Sportart findet, die Freude macht.

Ferner ist es sicherlich hilfreich, die Bauchmuskeln zu trainieren, wenn man einen schlankeren Bauch haben will. Dazu eignet sich gezieltes Bauchtraining.

Durchblutungsfördernde Maßnahmen wie Bauch-Weg-Gürtel oder ähnliches, wirken hingegen nicht auf das innere Bauchfett, das im Bauchraum sowieso gut durchblutet ist, sondern auf das Unterhautfettgewebe am Bauch. Da dieses äußere Bauchfett aber meistens zum dicken Bauch beiträgt, kann es für das ästhetische Gesamtergebnis nützlich sein, auch dieses Fett zu reduzieren.

Der Tanz der Hormone

Die Hormone spielen bei der Steuerung der Körperfunktion eine entscheidende Rolle.

Wenn es mit dem Abnehmen überhaupt nicht klappt, dann liegt das nicht selten an einer Störung des Hormonhaushalts. Sogar ständiger Hunger kann mit den Hormonen zusammenhängen.

Natürlich kümmern sich Hormone nicht nur um das Abnehmen und den Appetit, sondern um alle Arten von Vorgängen im Körper. Hier in diesem Buch konzentrieren wir uns jedoch auf die Auswirkungen der Hormone auf das Körpergewicht und die Fettpolster.

Funktionsweise der Hormone

Hormone sind chemische Substanzen, die in unserem Körper gebildet werden. Man nennt sie auch Botenstoffe, weil sie innerhalb des Körpers Botschaften und Befehle transportieren.

Es gibt auch Hormone, die man als Medikament einnehmen kann. Außerdem enthält die Nahrung häufig Hormone oder hormonähnliche Substanzen. Das können Hormone sein, die natürlicherweise in bestimmten Pflanzen enthalten sind oder Hormone, die durch Umweltbelastung in unsere Nahrung gelangen.

Hormone sind entweder Proteinverbindungen oder sie werden aus Fetten hergestellt. Als Ausgangsmaterial der fettartigen Hormone dient meistens das Cholesterin.

Im menschlichen Körper werden Hormone in mehreren Hormondrüsen gebildet.

Die wichtigsten Hormondrüsen des Körpers sind:

- Hypophyse
- Hypothalamus
- Zirbeldrüse
- Schilddrüse
- Thymusdrüse
- Bauchspeicheldrüse
- Nebennieren
- Eierstöcke bei Frauen
- Hoden bei Männern

Außerdem werden Hormone im normalen Gewebe gebildet. Besonders viele Hormone werden im Fettgewebe gebildet, beispielsweise Östrogene.

Die Hormone werden anhand komplexen Steuerungsvorgängen produziert, die häufig aufeinander beruhen und miteinander in Wechselwirkung treten. Deshalb sprechen wir hier auch von einem Tanz der Hormone.

Die Forschung hat noch lange nicht alle Hormone entdeckt und weiß auch noch nicht über alle Funktionen der heute bekannten Hormone Bescheid. Die Hormone sind Gegenstand intensiver Forschung, weil durch Wissen über sie viele Geheimnisse des Körpers gelüftet werden können.

Im Körper wird die Produktion einzelner Hormone durch verschiedene Auslöser angekurbelt. Das können andere Hormone sein oder bestimmte Zustände im Körper, beispielsweise ein erhöhter Blutzuckerspiegel.

Die Hormone selbst liegen meist nur in sehr geringen Mengen vor. Das ist auch völlig ausreichend, weil die Hormone ja nur Botschaften überbringen sollen.

Über das Blut und teilweise auch über die Lymphe werden die Hormone in Windeseile zu den Körperbereichen gebracht, wo sie ihre Botschaft verkünden sollen.

Damit die Körperzellen die Botschaft der Hormone verstehen können, haben sie sogenannte Rezeptoren. Das sind Eiweißkörper, die chemisch genau zu den Hormonen passen.

Die Fettzellen haben beispielsweise Rezeptoren für das Hormon Insulin. Wenn viel Insulin im Blut vorhanden ist, können einzelne Insulin-Moleküle an den Rezeptoren der Fettzellen andocken.

Die Geschlechtshormone finden an vielen Stellen des Körpers Rezeptoren. So gibt es beispielsweise Rezeptoren für Östrogene in der Brust, in den Eierstöcken, in der Gebärmutter, im Fettgewebe und zahlreichen anderen Geweben.

Die Rezeptoren an verschiedenen Stellen ermöglichen es einem einzelnen Hormon verschiedene Körperfunktionen auszulösen.

Resistenzen bei Hormonen

Bei Hormonen gibt es relativ häufig das Phänomen der Resistenz.

Solch eine Resistenz bewirkt, dass das Hormon nicht mehr seine volle Wirkung entfalten kann.

Obwohl das betroffene Hormon in ausreichender Menge vorhanden ist, wirkt es nicht mehr richtig.

Im Körper gibt es daher Symptome, die denen eines Hormonmangels gleichen.

Das betroffene Hormon wird durch die Resistenz oft im Übermaß produziert, weil der Körper merkt, dass die Funktionen, die das Hormon bewirken soll, nicht ausreichen.

So kann es zu einem Überschuss des Hormons im Blut und im Gewebe kommen, bei gleichzeitiger Minderfunktion.

Häufig sind auch nur einige Funktionen des Hormons blockiert, andere funktionieren jedoch problemlos.

So kann es gleichzeitig zu Symptomen kommen, die einem Mangel des Hormons entsprechen und zu Symptomen eines Hormon-Überschusses.

Dadurch sind solche Resistenzen oft sehr verwirrend im Erscheinungsbild.

Häufig werden Hormon-Resistenzen durch andere Hormone ausgelöst.

So kann beispielsweise ein Zuviel des Stresshormons Cortisol eine Insulinresistenz verursachen. Zu viel Östrogene können eine Schilddrüsenhormon-Resistenz bewirken.

Diese Wechselwirkung der Hormone miteinander macht das Hormongeschehen sehr komplex und teilweise verwirrend.

Bei der erwähnten Schilddrüsen-Hormon-Resistenz muss beispielsweise nicht die Schilddrüse behandelt werden, sondern die Östrogen-Dominanz.

Insulin

Das Hormon Insulin wird von speziellen Zellen der Bauchspeicheldrüse hergestellt, den sogenannten Inselzellen.

Dieses Hormon reguliert in erster Linie den Blutzuckerspiegel.

Wegen dieser Aufgabe ist Insulin in den letzten Jahren als Dickmacher-Hormon sehr bekannt geworden. Von vielen Abnehmwilligen wird es aufgrund der schlechten Presse besonders gefürchtet.

Doch in erster Linie ist Insulin ein lebenswichtiges Hormon, das eine wichtige Aufgabe im Stoffwechsel hat.

Wenn man eine Mahlzeit mit vielen Kohlenhydraten gegessen hat, steigt der Zuckerspiegel im Blut deutlich an.

Das Blut kann mit dem vielen Zucker nicht viel anfangen, es wird davon zähflüssig und kann schlechter fließen.

Doch die Zellen des Körpers, allen voran das Gehirn, sind regelrecht gierig auf den Zucker, der im Blut vorhanden ist.

Jetzt ist der Moment für das Insulin gekommen. Sobald der Körper merkt, dass der Blutzuckerspiegel angestiegen ist, wird von der Bauchspeicheldrüse vermehrt Insulin produziert und ans Blut abgegeben.

Das Insulin findet auf seinem Weg durch den Körper passende Rezeptoren an Muskelzellen, Leberzellen und Fettzellen. An diesen Rezeptoren dockt das Insulin an.

Dort verkünden es die Botschaft, dass viel Blutzucker vorhanden ist und dass sich die Zellen daran bedienen sollen, um die überschüssige Energie einzulagern.

Die Leberzellen und Muskelzellen nehmen den Zucker auf und bauen daraus den Kurzzeitspeicher Glykogen (siehe Seite 168).

Wenn noch mehr Zucker im Blut vorhanden ist, verwandeln die Fettzellen den Zucker in Fett und lagern ihn als Vorrat ein.

Außerdem wird die Fettzelle, an deren Rezeptor das Insulin sitzt, für drei bis sechs Stunden blockiert, sodass sie kein Fett ans Blut abgibt. Schließlich macht es keinen Sinn, wenn man zuerst Vorräte einlagert, die man sofort wieder auslagert.

Soweit sind die Wirkungen des Insulins sehr nützlich und haben sich jahrtausendelang bewährt.

Doch in heutigen Zeiten mit Kohlenhydrat-Überfluss und Übergewicht wird das Insulin zum Erfüllungsgehilfen des Fettpolster-Wachstums.

Durch die vorübergehende Blockade des Fettabbaus verhindert zu viel Insulin außerdem das Abnehmen.

Anders als oft behauptet wird, wird der Fettabbau durch das Insulin jedoch nicht komplett blockiert, sondern nur zu etwa einem Drittel.

Außerdem bewirkt das Insulin beim gesunden Menschen, dass er sich satt fühlt, solange der Blutzuckerspiegel und der Insulinspiegel erhöht sind.

Wenn der Blutzuckerspiegel durch die Wirkung des Insulins das Normalniveau erreicht, lässt die Wirkung des Insulins normalerweise nach. Das ist im Allgemeinen etwa drei Stunden nach der Mahlzeit der Fall. Der Blutzuckerspiegel ist dann etwa wieder so hoch wie vor der Mahlzeit.

Insulin wird nicht ausschließlich durch Zucker im Blut ausgeschüttet, sondern auch, wenn man viel Proteine und Fette gegessen hat. Diese Reaktion des Insulins spielt jedoch eher eine untergeordnete Rolle.

Die heutige Überernährung hat zur Folge, dass die Funktionsweise des Insulins und der Bauchspeicheldrüse bei vielen Menschen gestört ist.

Durch diese Krankheiten, die mit dem Insulin zusammenhängen, wird das Insulin bei den Betroffenen zu einem echten Problemfall.

Normale Insulin-Laborwerte

Nachfolgend die normalen Insulin-Blutwerte:

- Vor dem Frühstück 4 - 24 pU/ml
- Nach dem Essen 20 - 300 pU/ml

Reaktive Hypoglykämie

Eine unbekannte Anzahl von Menschen leidet unter einer reaktiven Hypoglykämie. Eine Hypoglykämie ist ein Zustand mit einem erniedrigten Blutzuckerspiegel.

Es kommt zu folgenden Symptomen:

- Heißhunger
- Unruhe
- Zittern
- Frösteln
- Schweißausbrüche
- Blässe
- Müdigkeit
- Kopfschmerzen
- Konzentrationsstörungen

- Sehstörungen
- Eventuell Albernheit

Bei Menschen mit einer reaktiven Hypoglykämie kommt es im Anschluss an kohlenhydratreiche Mahlzeiten nicht zu einem Normalniveau des Blutzuckers, sondern zur Hypoglykämie. Weil der Unterzuckerzustand im Anschluss an eine Mahlzeit auftritt, spricht man auch von einer postprandialen Hypoglykämie.

Durch die Hypoglykämie haben die betroffenen Menschen einige oder alle Beschwerden aus der obigen Liste, wenn sie nicht schnell wieder eine kohlenhydratreiche Mahlzeit essen.

Die Beschwerden sind nicht nur lästig, sondern können auf Dauer auch gesundheitsschädlich sein, weil das Gehirn vorübergehend nicht ausreichend ernährt wird.

Die Folge der Unterzucker-Zustände ist häufig eine Gewichtszunahme, weil die Betroffenen sehr oft essen müssen, um die Beschwerden zu vermeiden.

Häufig steht die reaktive Hypoglykämie im engen Zusammenhang mit einer Insulinresistenz. Das Insulin wirkt an einigen seiner Einsatzorte nicht ausreichend. Deshalb wird vermehrt Insulin ausgeschüttet. Seine Hauptaufgabe, nämlich die Senkung des Blutzuckerspiegels erledigt das Insulin jedoch ausreichend gut. Daher kommt es durch das vermehrte Insulin zu der Hypoglykämie.

Man spricht in diesen Fällen auch von einer überschießenden Insulinreaktion.

Die Theorien der meisten kohlenhydratarmen Diäten erklären die Wirkungsweise der Diät mit dem Geschehen bei einer reaktiven Hypoglykämie.

Obwohl die Hypoglykämie vermutlich wesentlich verbreiteter ist, als bisher bekannt, haben bei weitem nicht alle abnehmwilligen Menschen eine reaktive Hypoglykämie. Daher treffen die Erklärungen zu den kohlenhydratarmen Diäten nicht auf alle Menschen zu, sondern nur auf die Menschen mit der Krankheit reaktive Hypoglykämie.

Aus einer reaktiven Hypoglykämie kann sich im Laufe der Zeit eine Diabetes-Erkrankung entwickeln. Die Hypoglykämie-Zustände verschwinden dann oft, weil der Blutzucker gar nicht mehr erfolgreich gesenkt werden kann.

Wenn man sich wenige Stunden nach kohlenhydratreichen Mahlzeiten häufig sehr schwach und unruhig fühlt und dringend etwas essen muss, wäre es sinnvoll, wenn man deswegen einen Arzt aufsucht. Der Arzt wird vermutlich einen Glukosetoleranztest durchführen, bei dem über mehrere Stunden hinweg die Reaktion des Körpers auf eine Glukoselösung gemessen wird.

Die Behandlung der reaktiven Hypoglykämie ist oft nicht einfach.

Wichtig ist der Verzicht auf kohlenhydratreiche Mahlzeiten. In dieser Situation ist es sinnvoll, den glykämischen Index oder die glykämische Last bei der Ernährung zu berücksichtigen (siehe Seite 176).

Ferner ist regelmäßige Bewegung sinnvoll, um die Insulinresistenz zu verringern.

Unglücklicherweise bekommen Menschen mit reaktiver Hypoglykämie schnell Schwächezustände bei körperlicher Anstrengung. Daher sollte man mit der Bewegung langsam beginnen. Mehrere kleine Sporteinheiten auf niedrigem Anstrengungsniveau, z.B. Spaziergänge, sind besser als eine große Aktion.

Bis sich die Leistungsfähigkeit verbessert hat, muss man etwas Geduld mitbringen. doch letztlich lohnt es sich, weil dadurch langfristig die Beschwerden verschwinden können und eine Diabetes-Erkrankung verhindert werden kann.

Unterzucker-Zustände können nicht nur durch die Krankheit Reaktive Hypoglykämie verursacht werden.

Auch beim gesunden Menschen kann es unter bestimmten Umständen zu einer Hypoglykämie kommen.

Eine Hypoglykämie kann durch folgende Situationen beim Gesunden verursacht werden:

- Alkoholmissbrauch
- Sportliche Überanstrengung
- Fasten
- Starker Stress

Auch Diabetiker können Unterzucker-Zustände bekommen, wenn sie zu viel Insulin oder Diabetesmedikamente erhalten haben.

Bei ihnen kann die Hypoglykämie lebensbedrohliche Ausmaße annehmen und manchmal sogar zum Tod führen.

Falls ein Mensch, der bekanntermaßen an Diabetes leidet, einen Unterzuckerzustand bekommt, sollte man im nach Möglichkeit sofort Traubenzucker, Zucker oder ein stark gesüßtes Getränk geben, solange er noch bei Bewusstsein ist. Außerdem sollte man sofort den Notarzt rufen.

Insulinresistenz

Eine relativ verbreitete Vorstufe der Diabetes-Erkrankung ist eine Insulinresistenz.

Bei einer Insulinresistenz reagieren die Zellen des Körpers nicht mehr stark genug auf das Insulin. Davon sind vor allem die Muskel-, Leber- und Fett-Zellen betroffen.

Weil das Insulin seine Wirkung nicht entfalten kann, wird immer mehr Insulin ausgeschüttet, sodass es zu einem erhöhten Insulinspiegel im Blut kommt.

Der Insulinspiegel ist auch noch vor den Mahlzeiten erhöht. Daran kann man die Insulinresistenz unter anderem erkennen.

Durch den dauerhaft erhöhten Insulinspiegel ist unter anderem dauerhaft der Fettabbau der Fettpolster gehemmt. Dadurch fällt das Abnehmen besonders schwer, wenn man eine Insulinresistenz hat.

Eine weitere Folge der Insulinresistenz kann auch eine reaktive Hypoglykämie sein, die zu verstärktem Heißhunger und Schwächezuständen führt.

Die Neigung zu einer Insulinresistenz ist in vielen Fällen angeboren, wie auch die Neigung zu Diabetes. Zu der Neigung müssen jedoch noch andere Faktoren hinzukommen, damit eine Insulinresistenz oder eine Diabetes-Erkrankung entstehen. Wahrscheinlich kann es auch ohne eine Veranlagung zur Insulinresistenz kommen, wenn die weiteren Faktoren besonders ausgeprägt sind.

Die Insulinresistenz entsteht häufig bei Menschen mit viel innerem Bauchfett. Je dicker der Kugelbauch ist, desto höher ist die Wahrscheinlichkeit, dass auch eine Insulinresistenz besteht.

Bewegungsmangel ist ein weiterer Faktor, der sowohl das Bauchfett wachsen lässt als auch eine Insulinresistenz begünstigt.

Auch dauerhafter Stress kann indirekt eine Insulinresistenz verursachen. Bei Dauerstress wird nämlich vermehrt das Hormon Cortisol ausgeschüttet (siehe Seite 113). Cortisol hemmt unter anderem die Wirksamkeit des Insulins. Dies ist eine typische Wechselwirkung der Hormone, die eine Resistenz zur Folge hat.

Wenn man eine Insulinresistenz hat, ist die beste Behandlungsmethode reichlich Bewegung. Die Bewegung übernimmt nämlich einen Teil der Aufgaben des Insulins, weil sie den Blutzuckerspiegel senkt. Dadurch wird der Zuckerstoffwechsel mitsamt dem Insulin entlastet und kann sich regenerieren. Außerdem lässt Bewegung das Bauchfett schwinden und mindert den Stress, sodass weitere Ursachen für die Insulinresistenz verringert werden.

Außer viel Bewegung ist bei einer Insulinresistenz eine relativ kohlenhydratarme Ernährung mit Berücksichtigung des Glykämischen Index beziehungsweise der Glykämischen Last sinnvoll (siehe Seite 176).

Wenn man Bewegung und Ernährungsumstellung konsequent umsetzt, kann die Insulinresistenz in vielen Fällen ohne weitere Behandlung verschwinden. Außerdem nimmt man bei dieser Vorgehensweise ab.

Diabetes

Diabetes ist die bekannteste Erkrankung im Zusammenhang mit dem Insulin.

Es gibt zwei verschiedene Typen von Diabetes.

Der Diabetes vom Typ I, früher auch juveniler Diabetes genannt, ist relativ selten und tritt meistens schon bei Kindern und Jugendlichen auf. Bei dieser Diabetes-Erkrankung sind die Inselzellen der Bauchspeicheldrüse mehr oder weniger zerstört, sodass nicht mehr genug Insulin produziert werden kann. Menschen, die unter Diabetes I leiden, müssen normalerweise lebenslang Insulin spritzen, damit ihr Zuckerstoffwechsel funktioniert.

Diabetes vom Typ II ist wesentlich häufiger. Weil er früher meistens erst bei älteren Menschen aufgetreten ist, wurde er auch Alter-Diabetes genannt.

Diese Diabetes-Form ist im Prinzip die Weiterentwicklung einer Insulinresistenz.

Durch die mangelnde Wirkung des Insulins muss die Bauchspeicheldrüse immer mehr Insulin produzieren. Dennoch reicht die Wirkung des Insulins nicht aus, um den Blutzucker angemessen zu senken.

Der dauerhaft erhöhte Blutzuckerspiegel ist das Kriterium, das aus einer Insulinresistenz die Diabetes-Erkrankung macht.

Irgendwann ermüden die Inselzellen der Bauchspeicheldrüse und stellen immer weniger Insulin her. Dann ist nicht nur die Wirkung des Insulins unzureichend, sondern das Insulin ist tatsächlich zu wenig geworden.

Bei den meisten Menschen mit Diabetes II reicht die Behandlung mit blutzuckersenkenden Medikamenten. In fortgeschrittenen Fällen muss jedoch Insulin gespritzt werden.

Wie bei der Insulinresistenz fällt dem Körper bei Diabetes das Abnehmen besonders schwer. Dabei wäre langsames Abnehmen bei Diabetes-Patienten besonders wichtig, um die Krankheit zu behandeln.

Auch hier stellt regelmäßige Bewegung einen wichtigen Stützpfeiler der Behandlung dar.

Außer Nahrungsmitteln mit hohem glykämischen Index sollten Diabetiker Nahrungsmittel mit viel Fruchtzucker meiden, denn Fruchtzucker fördert die Diabetes-Erkrankung (siehe Seite 162).

Schlecht behandelt kann Diabetes ernsthafte Folgen haben, die oft verfrüht zum Tod führen. Durch eine schlechte Durchblutung kommt es unter anderem zu absterbenden Füßen, Blindheit oder Nierenschäden.

Daher ist es sehr wichtig, Diabetes sorgfältig zu behandeln.

Glukagon

Das Hormon Glukagon ist der Gegenspieler des Insulins.

Es wird auch von Inselzellen der Bauchspeicheldrüse hergestellt.

Glukagon sorgt in erster Linie dafür, dass der Blutzuckerspiegel ansteigt.

Daher wird es ausgeschüttet, wenn der Blutzuckerspiegel zu niedrig wird. Auch bei proteinreichen Mahlzeiten, bei akutem Stress und körperlicher Anstrengung wird Glukagon ausgeschüttet.

Anstrengung wirkt als Auslöser für die Glukagonausschüttung, weil man durch körperliche Belastung Energie verbraucht und den Blutzucker dadurch senkt. Der Blutzucker muss daher wieder erhöht werden.

Akuter Stress war ursprünglich meistens mit erhöhter körperlicher Leistung verbunden, weil man entweder kämpfen oder schnell flüchten musste. Daher ist es nachvollziehbar, dass auch bei Stress Glukagon ausgeschüttet wird.

Bei erhöhtem Glukagonspiegel werden die Glykogenvorräte in der Leber abgebaut und als Glukose ans Blut abgegeben.

Außerdem werden nach proteinreichen Mahlzeiten mithilfe des Glukagons die im Protein enthaltenen Aminosäuren in Glukose umgewandelt. Bei dieser Umwandlung entsteht Harnstoff, der über die Nieren mithilfe von reichlich Wasser ausgeschieden werden muss. Daher sollte man viel trinken, wenn man viele Proteine zu sich nimmt.

Indirekt werden durch das Glukagon auch die Fettzellen ermuntert, Fett ans Blut abzugeben, mit dem Ziel, es durch Umbau zur Blutzuckersteigerung zu nutzen.

Dies ist wohl der Grund dafür, dass Glukagon manchmal als Schlankmacher-Hormon bezeichnet wird.

Doch das bedeutet nicht, dass es sinnvoll wäre, wenn man vermehrt Glukagon im Blut hätte. Bei zu viel Glukagon wäre ein zu hoher Blutzucker die Folge und das ist äußerst ungesund. Die gesundheitlichen Folgen eines zu hohen Blutzuckerspiegels kann man bei der Diabetes-Erkrankung deutlich sehen.

Wichtig für das Abnehmen ist jedoch, dass es nicht zu wenig Glukagon im Körper gibt.

Ein hoher Insulinspiegel hemmt die Ausschüttung des Glukagons. Das ist eigentlich logisch, denn im Normalfall wäre es unsinnig, wenn das Insulin das Glykogen in der Leber aufbauen lässt und das Glukagon es gleichzeitig abbauen lässt.

Doch für Menschen mit einer Insulinresistenz ist diese Hemmwirkung problematisch, weil sie andauernd einen zu hohen Insulinspiegel haben.

Wenn bei Menschen mit Insulinresistenz der Blutzucker absinkt, wird zu wenig Glukagon ausgeschüttet. Daher wird das Glykogen in der Leber nicht abgebaut und in Glukose verwandelt. Der Blutzuckerspiegel bleibt niedrig und wird möglicherweise immer niedriger. So kann es zur reaktiven Hypoglykämie kommen.

Schilddrüsenhormone

Die Schilddrüse und ihre Hormone haben einen starken Einfluss auf die Aktivität des Stoffwechsels.

Für den Energiestoffwechsel gibt es zwei Schilddrüsenhormone und zwar T3 (Triiodthyronin) und T4 (Thyroxin oder Tetraiodthyronin), die beide relativ ähnlich wirken und daher meistens zusammengefasst als Schilddrüsenhormone bezeichnet werden.

Beide Schilddrüsenhormone enthalten viel Jod und brauchen daher auch Jod zur Produktion. In Gegenden, die fern des Meeres liegen, kann es zu Jodmangel kommen, der die Schilddrüse zum Kropf anwachsen lässt. Zu viel Jod kann die Schilddrüse jedoch durcheinander bringen, sodass bei manchen Menschen eine Überempfindlichkeit gegen Jod entstehen kann. Daher ist die Jodierung von Speisesalz und anderen Grundnahrungsmitteln eine problematische Maßnahme.

Für die Schilddrüsenhormone spielt das Hormon TSH (Thyreoidea-stimulierende Hormon = Schilddrüsen stimulierendes Hormon) eine wesentliche Rolle, denn es fördert die Produktion und Ausschüttung der Schilddrüsenhormone. TSH wird in der Hypophyse im Gehirn gebildet.

Die Schilddrüsenhormone steigern die Aktivität des Stoffwechsels, erhöhen den Blutdruck, die Pulsfrequenz und die Körpertemperatur.

Bei dauerhaft viel Schilddrüsenhormonen im Körper, sind die Menschen meistens sehr aktiv und schlank. Eine Schilddrüsenüberfunktion, bei der zu viel Schilddrüsenhormone produziert werden, ist jedoch eine potentiell bedrohliche Erkrankung, weil der Blutdruck sehr stark ansteigen kann.

Normale Schilddrüsen-Laborwerte

Nachfolgend die normalen Schilddrüsen-Hormon-Blutwerte:

- T3 (Trijodthyronin) 2,0 - 4,4 ng/l
- T4 (Thyroxin) 9,3 - 17 ng/l
- TSH 0,27 - 4,2 mIU/l

Schilddrüsen-Unterfunktion

Eine unbehandelte Unterfunktion der Schilddrüse kann erhebliches Übergewicht bewirken und das Abnehmen fast unmöglich machen.

Schilddrüsen-Unterfunktionen sind dabei keine seltene Erkrankung, sondern kommen bei etwa einem Viertel aller Frauen über 40 vor, wenn auch meist in leichter Form. Jüngere Frauen und Männer haben deutlich seltener Schilddrüsen-Unterfunktionen.

Die klassischen Symptome einer Schilddrüsen-Unterfunktion sind:

- Übergewicht
- Müdigkeit
- Depressionen
- Konzentrationsstörungen
- Niedriger Blutdruck

- Verstopfung
- Ödeme
- Trockene Haut
- Kälteempfindlichkeit
- Zyklusstörungen bei Frauen

Bei einer leichten Unterfunktion der Schilddrüse kommt es manchmal nur zur Gewichtszunahme, die anderen Symptome fehlen ganz oder teilweise. Der niedrige Blutdruck tritt manchmal nicht in Erscheinung, weil er durch den übergewichtsbedingten erhöhten Blutdruck ausgeglichen wird.

Wenn man stark zunimmt, ohne sich die Gewichtszunahme durch Ernährungsgewohnheiten und Bewegungsmangel erklären zu können, und außerdem viel müde und depressiv verstimmt ist, sollte man unbedingt seine Schilddrüsenwerte ärztlich untersuchen lassen.

Eine sorgfältige Behandlung der Schilddrüsenunterfunktion kann nicht nur beim Abnehmen helfen, sondern verhilft auch zu neuer Aktivität und besserer Stimmung.

Wenn vom Arzt eine Schilddrüsenunterfunktion festgestellt wurde, sucht man am besten einen Facharzt für Endokrinologie (Hormonkrankheiten) auf. Die korrekte Einstellung der Schilddrüsen-Hormone ist nämlich Erfahrungssache. Weder zu viel noch zu wenig Schilddrüsenhormone als Medikament bringen die erwünschte Wirkung.

Schilddrüsenhormon-Resistenz

Bei den Schilddrüsen-Hormonen gibt es ein ähnliches Phänomen wie beim Insulin: eine Resistenz.

Bei einer Schilddrüsenhormon-Resistenz funktionieren die Schilddrüsenhormone nicht mehr richtig.

Obwohl der Spiegel der Schilddrüsenhormone normal ist, kommt es zu Beschwerden wie bei einer Schilddrüsenunterfunktion.

Bei einer Blutuntersuchung kann man eine Schilddrüsenhormon-Resistenz daran erkennen, dass das Hormon TSH erhöht ist. Die Hypophyse im Gehirn merkt nämlich, dass die Funktion der Schilddrüsenhormone nicht ausreicht. Daher produziert sie immer mehr TSH, um die Produktion der Schilddrüsenhormone anzukurbeln.

Eine Schilddrüsenhormon-Resistenz kann durch eine Östrogen-Dominanz verursacht werden (siehe Seite 119).

Als Behandlung hilft daher die Gabe von natürlichem Progesteron entweder als Kapsel oder als Creme (siehe Seite 121).

Diese Form der Behandlung scheint auf den ersten Blick seltsam, weil man bei Problemen mit der Schilddrüse eher an eine Behandlung mit Schilddrüsenhormonen denkt. Doch Progesteron wirkt besser, weil es direkt die Ursache der Schilddrüsen-Resistenz behandelt.

Bisher ist das Phänomen der Schilddrüsenhormon-Resistenz nicht allen Ärzten bekannt und auch nicht die Behandlung durch Progesteron.

Hashimoto-Thyreoiditis

Eine Hashimoto-Thyreoiditis ist eine chronische Entzündung der Schilddrüse, die meistens eine Schilddrüsenunterfunktion zur Folge hat. Zuerst kommt es jedoch häufig zu einer Schilddrüsenüberfunktion. Dadurch ergibt sich oft ein verwirrendes Krankheitsbild.

Bei der Hashimoto-Thyreoiditis richtet sich das eigene Immunsystem gegen die Schilddrüse, es handelt sich also um eine Autoimmunkrankheit.

In manchen Fällen wird die Hashimoto-Thyreoiditis durch hohe Gaben von Jod ausgelöst. In der Folge leiden die Betroffenen häufig unter einer Jod-Unverträglichkeit und müssen Jod in der Nahrung meiden. Ob jodierte Nahrung auch als Auslöser einer Hashimoto-Thyreoiditis wirken kann, wird zur Zeit noch diskutiert.

Offenbar wird die Neigung zur Hashimoto-Thyreoiditis vererbt. Sie kommt jedoch nicht bei jedem Menschen zum Ausbruch, der eine Veranlagung zur Hashimoto-Thyreoiditis hat.

Oft bricht die Hashimoto-Thyreoiditis in belastenden Situationen aus. Das können äußerliche Belastungen oder auch hormonelle Umstellungsphasen wie Pubertät, Schwangerschaft oder Wechseljahre sein. Auch manche Erkrankungen können möglicherweise eine Hashimoto-Thyreoiditis auslösen.

Wachstumshormon - Somatotropin - STH

Das Wachstumshormon Somatotropin hat in den letzten Jahren Karriere als Schlankheitshormon gemacht.

Dieser gute Ruf hängt damit zusammen, dass Somatotropin nachts im Schlaf Reparaturarbeiten im Körper vornimmt.

Alte oder kranke Zellen werden durch neue ersetzt, Muskeln werden aufgebaut, die Haut erneuert - kurz: der ganze Körper wird auf Vordermann gebracht.

Als Energiequelle für diese Reparaturarbeiten verwendet das Somatotropin Fett aus den Fettzellen.

Besonders viel Somatotropin wird während des Schlafes ausgeschüttet, daher kann man im Schlaf sehr gut abnehmen. Ausreichend Schlaf ist daher sehr wichtig für einen guten Abnehmerfolg (siehe Seite 133).

Auch Bewegung sorgt für eine reichliche Produktion des Hormons Somatotropin. Das ist nachvollziehbar, denn durch Bewegung gehen häufig Zellen kaputt und außerdem fördert Bewegung den Muskelaufbau. Nach der Bewegungsphase muss das Somatotropin also kräftig im Körper arbeiten.

Außerdem fördert eiweißreiche Nahrung die Bildung von Somatotropin. Das Eiweiß wird bei den Reparaturarbeiten als Baumaterial gebraucht. Daher nutzt der Körper das Vorhandensein von Eiweiß, um mithilfe von Somatotropin die Reparaturarbeiten zu beginnen.

Für erfolgreiches Abnehmen ist es also sinnvoll, wenn man sich tagsüber ausgiebig bewegt. Zum Abendessen sollte man viel Eiweiß essen und nachts ausreichend und gut schlafen.

Adrenalin

Das bekannteste Stresshormon ist Adrenalin.

Es wird blitzschnell ausgeschüttet, wenn eine gefährliche Situation eintritt. Adrenalin wird von den Nebennieren hergestellt.

Mithilfe des Adrenalins und begleitender Funktionen des Sympathikus-Systems (vegetatives Nervensystem) kann der gefährdete Mensch mit voller Kraft kämpfen oder flüchten.

Zu diesem Zweck werden die Herztätigkeit und die Atmung beschleunigt, der Blutdruck steigt und die Verdauungsfunktionen werden gebremst, weil man beim Kämpfen keine Zeit zum Verdauen hat. Auch Schmerzen werden gelindert, weil beim Kämpfen oder Flüchten häufig Schmerzen entstehen.

Damit der Körper die nötige Energie zum Kämpfen hat, wird der Blutzuckerspiegel erhöht. Die Nährstoffe dafür holt sich der Körper aus den Fettzellen. Diese Funktion des Adrenalins ist also ähnlich wie die des Glukagons.

Außerdem wird durch Adrenalin der gesamte Energieumsatz erhöht.

Auf den ersten Blick klingen diese Wirkungen für Abnehmwillige traumhaft, denn sie wollen gerne mit einem erhöhten Energieumsatz viel Fett abbauen.

Doch ein genauerer Blick zeigt, dass man mithilfe von Adrenalin nicht erfolgreich abnehmen kann.

Adrenalin wirkt immer nur sehr kurz. Schon nach ein bis drei Minuten ist die Hälfte des Adrenalins wieder abgebaut. In dieser kurzen Zeit kann man nicht viel abnehmen.

In Anschluss an die Adrenalin-Ausschüttung wird Cortisol ausgeschüttet, das dem Körper dabei helfen soll, mit den Folgen der Stresssituation klar zu kommen. Cortisol fördert jedoch das Übergewicht, vor allem das innere Bauchfett. Seine Wirkung hält sehr viel länger an, als die des Adrenalins (siehe Seite 114).

Außerdem wirken häufige Adrenalin-Reize schädlich auf das Herz-Kreislauf-System und auf die Verdauung. Besonders ausgeprägt ist diese gesundheitsschädigende Wirkung, weil wir heutzutage bei Stresssituationen nicht mehr aktiv kämpfen oder wegrennen müssen. Beim üblichen Stress, beispielsweise bei der Arbeit, muss man heute freundlich und gelassen bleiben. Für Körper und Psyche wäre es günstiger, wenn man nach einer Stresssituation eine Runde um den Block rennen würde.

Noradrenalin

Das Hormon Noradrenalin wirkt ähnlich wie das Adrenalin. Es wird auch in ähnlichen Situationen vom Körper ausgeschüttet.

Seine Wirkung ist jedoch nicht so umfassend, wie die des Adrenalins.

Die Hauptwirkungen des Noradrenalins betreffen die Verengung der Blutgefäße und den daraus folgenden Bluthochdruck.

Cortisol

Cortisol ist das Stresshormon, das nach einer akuten Stresssituation ausgeschüttet wird. Seine Aufgabe besteht darin, die körperlichen Folgen der akuten Stresssituation zu bewältigen.

Wie das Adrenalin wird das Cortisol in den Nebennieren hergestellt. Es wird ausgeschüttet, wenn das Adrenalin seine Aufgabe schon erledigt hat.

Manchmal kann man das vermehrte Cortisol im Blut sogar spüren. Kurz nachdem man eine Stresssituation erlebt hat, beispielsweise ein Telefonat mit einem verärgerten Kunden, fühlt es sich unangenehm im Magen an. Außerdem fällt es schwer, klar zu denken. Man ist wie blockiert. So kann Cortisol auch in Prüfungssituationen zum Blackout führen.

Ohne, dass wir es direkt fühlen können, bewirkt Cortisol aber noch etliche weitere Reaktionen im Körper.

Durch das lebensnotwendige Cortisol werden Entzündungen gebremst und ein überaktives Immunsystem wird beruhigt. Weil diese Funktion so nützlich ist, wird Cortisol in leicht abgewandelter Form auch als Medikament verwendet. Es wird dann Cortison genannt.

Außerdem erhöht das Cortisol den Blutzuckerspiegel. Das findet wohl deshalb statt, damit der Körper nach der Stresssituation genügend Energie für Reparaturarbeiten und die Erholung hat.

Obwohl Cortisol in Bezug auf die Blutzuckererhöhung ähnlich wirkt wie das Glukagon, kann man Cortisol dennoch nicht als Schlankmacher-Hormon bezeichnen.

Ganz im Gegenteil: Cortisol kann dick machen. Es fördert vor allem das gefährliche innere Bauchfett.

Die Zellen des Bauchfetts sind besonders gut in der Lage, Cortisol zu binden, weil sie viele Rezeptoren dafür haben. Daher sammelt sich das Cortisol im Bauchfett und das Bauchfett wächst.

Auch mit einer weiteren Wirkung fördert Cortisol die Entstehung von Übergewicht. Es blockiert die Insulinwirkung. Dadurch kommt es zu einer Insulinresistenz (siehe Seite 106).

Das Cortisol ist jedoch kein böses oder schlechtes Hormon, das man unbedingt vermeiden sollte. In gesunden Mengen ist Cortisol sogar lebensnotwendig.

Wenn jedoch ständig zu viel Cortisol im Blut vorhanden ist, dann wird Cortisol zum Problem.

Dauerstress kann einen ständig zu hohen Cortisol-Spiegel zur Folge haben.

Bei der heutigen Lebensweise kommt es relativ häufig zu Dauerstress, weil viele Menschen von einem Termin zum nächsten jagen und zwischendrin noch jede Menge Emails und Telefonate erledigen müssen. In der wenigen Freizeit droht dann häufig noch der Freizeitstress mit unzufriedenen Partnern und zu hohen Anforderungen an das eigene Freizeiterleben (siehe auch Seite 136).

Auch Depressionen können einen dauerhaft erhöhten Cortisol-Spiegel bewirken.

Wenn der Cortisolspiegel über einen längeren Zeitraum zu hoch war, kann es infolgedessen zu einer Erschöpfung der Nebenniere kommen. Dann wird anschließend zu wenig Cortisol hergestellt.

Wenn man zu wenig Cortisol hat, funktioniert das Immunsystem nicht mehr richtig, man ist schwach, ständig krank und leidet unter einem ganzen Spektrum von Beschwerden. Im Extremfall kann man an Cortisolmangel sogar sterben. Das geschieht jedoch meistens nur bei schweren eigenständigen Erkrankungen.

Bei gesunden Menschen, die gerade keine Stresssituation hinter sich haben, schwankt der Cortisol-Spiegel zwischen morgens und abends. Morgens ist der Cortisol-Spiegel meistens besonders hoch und abends deutlich niedriger.

Normale Cortisol-Laborwerte

Nachfolgend die normalen Cortisol-Blutwerte, die morgens höher sind als abends:

- Morgens (8:00 Uhr) 5 - 25 pg/dl
- Abends (24:00 Uhr) < 5 pg/dl

Leptin

Das Hormon Leptin ist ein Sättigungshormon.

Es wird vor allem von den Fettzellen produziert und soll dem Körper signalisieren, dass genug Vorräte vorhanden sind.

Auch in der Magenschleimhaut, der Hypophyse und dem Hypothalamus im Gehirn und weiteren Geweben werden geringe Mengen dieses Hormons hergestellt.

Durch einen hohen Leptinspiegel wird der Appetit gehemmt und Hungergefühle verringert.

Das würde Leptin eigentlich zu einem optimalen Hilfsmittel zum Abnehmen machen.

Das dachten sich auch Mediziner und versuchten, Leptin als Appetitzügler einzusetzen.

Doch Leptin funktionierte bei den meisten fettleibigen Menschen nicht als Appetitzügler.

Bei Untersuchungen der Betroffenen stellte man fest, dass sie einen hohen Leptinspiegel hatten. Das Leptin wirkte bei ihnen nicht appetitzügelnd.

Es gibt also eine Leptinresistenz, die häufig bei fettleibigen Menschen auftritt.

Man vermutet, dass Stress zu einer Leptinresistenz führen kann. Doch die genauen Hintergründe sind bisher noch nicht bekannt.

Ghrelin

Ghrelin ist das zur Zeit bekannteste Hungerhormon.

Es wird vor allem im oberen Bereich des Magens (Fundus) produziert. In kleineren Mengen jedoch auch in der Bauchspeicheldrüse und als Vorstufe im Hypothalamus und in der Hypophyse im Gehirn.

Durch einen erhöhten Ghrelin-Spiegel im Blut fühlt man sich hungrig. Der Hunger durch Ghrelin kann manchmal so stark sein und über das Unterbewusstsein wirken, sodass man ihm kaum widerstehen kann.

Wenn der Magen leer ist oder der Blutzuckerspiegel absinkt, wird Ghrelin ausgeschüttet.

Aber auch wenn man zu wenig Schlaf bekommt, wird vermehrt Ghrelin ausgeschüttet.

Auf diese Weise kann Schlafmangel zu Übergewicht führen (siehe Seite 133). Daher ist es sehr wichtig, dass man genug schläft, wenn man abnehmen will.

Bei der seltenen angeborenen Krankheit Prader-Willi-Syndrom wird ständig zu viel Ghrelin ausgeschüttet. Die Betroffenen haben daher fortwährend Hunger und sind daher meistens stark übergewichtig. Das ist jedoch nur eine der zahlreichen gesundheitlichen Folgen durch diesen Gendefekt.

Obestatin

Ein weiteres Hormon, das mit der Appetit- und Hungersteuerung zu tun hat, ist das Obestatin. Es wurde erst vor relativ kurzer Zeit entdeckt und zur Zeit ist noch nicht viel über dieses Hormon bekannt.

Das Obestatin wird vor allem im oberen Bereich des Magens produziert.

Es wirkt als Gegenspieler des Ghrelins, es dämpft also den Appetit.

Außerdem verzögert es die Entleerung des Magens und reduziert die Beweglichkeit des Zwölffingerdarms.

Forscher haben herausgefunden, dass Obestatin vom gleichen Gen hergestellt wird wie das Hormon Ghrelin. Beide entstehen aus der gleichen Vorläufersubstanz namens Prepro-Ghrelin. Diese Substanz spaltet sich nach ihrer Herstellung offenbar auf in die Hormone Ghrelin und Obestatin.

Warum das gleiche Gen zwei nahezu gegensätzlich wirksame Hormone produziert, ist bislang unklar.

Möglicherweise wird das Ghrelin durch das Obestatin etwas ausgeglichen, sodass eine Art Puffer entsteht, damit der Hunger nicht zu extrem wird. Das ist aber eine reine Vermutung.

Wegen der appetithemmenden Wirkung des Obestatins erhofft sich die Medizin von ihm eine Wirkung als Medikament gegen Übergewicht.

Doch die Chancen darauf sind gering, denn im Tierversuch konnte man nur eine minimale Wirkung dieses Hormons auf das Gewicht der Tiere feststellen.

Selbst bei günstig verlaufenden Studien wäre die Hoffnung gering, um Obestatin ein Wundermittel gegen Übergewicht zu finden. In der Praxis funktioniert es nämlich meistens nicht, ein einzelnes Hormon zur Lösung eines so komplexen Problems, wie es beim Übergewicht der Fall ist, erfolgreich zu verwenden. Die Nebenwirkungen sind meistens schwerwiegender als die erwünschte Wirkung.

Östrogene

Das bekannteste weibliche Geschlechtshormon ist das Östrogen.

Genauer gesagt handelt es sich um eine ganze Gruppe von Hormonen. Die wichtigsten Hormone dieser Gruppe im menschlichen Körper heißen:

- Östradiol
- Östron
- Östriol

Meistens spricht man vom Östradiol, wenn vom Östrogen die Rede ist.

Als Medikament gibt es noch zahlreiche weitere synthetische Östrogen-Arten, deren Wirkung nicht exakt dem Östradiol entsprechen.

International werden die Östrogene meistens Estrogene genannt, weil die englische Sprache keine Umlaute kennt. Das gleiche gilt für Estradiol und die anderen Sorten.

Das Östradiol wird vor allem im Eierstock hergestellt. In geringen Mengen produzieren auch die Nebennieren und die Fettzellen Östradiol. Vor allem die Zellen des inneren Bauchfettes produzieren Östrogene.

Östrogene sorgen für die Fruchtbarkeit und die weiblichen Formen einer Frau. In der Pubertät lassen die Östrogene die Brüste wachsen und die Hüften breiter werden.

Die Sanduhr-Form der Frauen ist dem Östrogen zu verdanken. Man spricht auch häufig von der Birnenform, im Gegensatz zur Apfelform, die typisch für Männer ist und für Frauen mit dickem Bauch.

Östrogen sorgt im Menstruationszyklus für das Heranreifen des Eis.

Es macht auch eine zarte, weiche Haut, gut durchfeuchtete Schleimhäute und volles Haar.

Normale Östradiol-Laborwerte

Die Blutwerte von Östradiol hängen davon ab, in welcher Zyklus-Phase man sich gerade befindet.

In der zweiten Hälfte der Wechseljahre lässt der Östradiolspiegel naturgemäß nach. Das führt häufig zu zahlreichen Beschwerden.

- Follikelphase (vor dem Eisprung) 12,5 - 166 ng/l
- Ovulationsphase (beim Eisprung) 85,8 - 498 ng/l
- Lutealphase (nach dem Eisprung) 43,8 - 211 ng/l
- Nach den Wechseljahren < 5 - 55 ng/l

Östrogen-Dominanz

Doch Östrogen hat nicht nur positive Eigenschaften.

Wenn zu viel Östrogen vorliegt, kann es zu einer ganzen Palette von Gesundheitsbeschwerden kommen.

Da die Liste der möglichen Beschwerden sehr lang ist, hier nur einige besonders typische:

- Reizbarkeit
- Depressionen
- Kopfschmerzen
- Prämenstruelles Syndrom

- Gewichtszunahme
- Wassereinlagerungen
- Schilddrüsenhormon-Resistenz

Zu diesen Beschwerden kommt es nicht nur, wenn tatsächlich zu viel Östrogen im Körper vorliegt.

Auch wenn das andere weibliche Hormon, das Progesteron, zu wenig vorhanden ist, kann es zu Beschwerden kommen, wie bei zu viel Östrogen.

Bei den Hormonen geht es nämlich oft weniger um die absolute Menge als um das Verhältnis zueinander.

Dies ist insbesondere bei Östrogenen und Progesteron der Fall.

Da es sich in diesem Fall nicht um einen echten Östrogen-Überschuss handelt, nennt man dieses Phänomen "Östrogen-Dominanz".

Zu einer Östrogendominanz kann es aus verschiedenen Gründen kommen.

Manche Frauen neigen veranlagungsbedingt zu einer Östrogendominanz. Bei anderen wird die Östrogendominanz durch die Pille verursacht oder durch Östrogene in der Umwelt und der Nahrung. Auch Stress und Bewegungsmangel können eine Östrogendominanz bewirken.

Zu Beginn der Wechseljahre kommt es bei den meisten Frauen zu einer Östrogendominanz, weil das Hormon Progesteron zuerst weniger wird. Erst nach einigen Jahren lässt auch die Östrogen-Produktion nach.

Als Behandlung einer Östrogendominanz eignet sich sehr gut regelmäßige Bewegung.

Ansonsten hilft es, den Progesteronmangel zu behandeln.

Wer mehr über Östrogen-Dominanz erfahren will, kann sich im Internet unter www.oestrogen-dominanz.de informieren. Zu dieser Webseite gibt es auch ein gedrucktes Buch.

Östrogene bei Männern

Auch Männer haben und brauchen in geringen Mengen Östrogene.

Wenn Männer jedoch zu viel Östrogene im Blut und Gewebe haben, dann kommt es bei ihnen zu ähnlichen Beschwerden wie bei der Östrogen-Dominanz der Frauen.

Manchen Männern wachsen sogar Brüste, wenn sie zu viel Östrogene haben.

Auch das Unterhautfettgewebe und das innere Bauchfett wachsen dann an (siehe Seite 95).

Beim Mann können die Östrogene durch die Nahrung oder durch Umweltbelastungen ansteigen.

Eine beliebte Östrogenquelle für Männer ist das Bier. Es enthält durch den Hopfen reichlich pflanzliche Östrogene. Der Bierbauch hat seinen Namen also nicht ohne Grund erhalten.

Progesteron - Gelbkörperhormon

Das andere wichtige weibliche Hormon ist das Progesteron.

Dieses Hormon wird vom Gelbkörper im Eierstock hergestellt. Daher wird es auch häufig Gelbkörperhormon genannt.

Progesteron ist den Meisten nur am Rande bekannt. Viele Menschen denken, dass es nur bei der Schwangerschaft eine wichtige Rolle spielt und nennen es daher "Schwangerschaftshormon".

Doch das Progesteron hat auch im Alltag sehr wichtige Funktionen. die Wichtigkeit dieses Hormons wird häufig unterschätzt.

Die Funktionen des Progesterons sind nicht nur die Vorbereitung der Gebärmutterschleimhaut für eine Schwangerschaft.

Es hält auch den ganzen Körper lebendig, jung und aktiv.

Im Prinzip ist das Progesteron für die Frau, was das Testosteron für den Mann ist: eine Quelle der Lebendigkeit.

Progesteron verjüngt das Gewebe, unter anderem auch die Knochen, es stärkt die Libido und wirkt zugleich belebend und entspannend. Ferner verhindert Progesteron die Entstehung von Brustkrebs und Gebärmutterschleimhautkrebs.

Zum Abnehmen ist jedoch das Wichtigste, dass Progesteron auch beim Fettabbau hilft.

Zwar ist es auch kein Wundermittel, mit dem man ohne jede Anstrengung schlank werden kann.

Doch wenn das Übergewicht zumindest teilweise durch eine Östrogendominanz bedingt ist, ein sehr häufiges Problem, dann kann Progesteron dabei helfen, die überflüssigen Kilos wieder los zu werden. Mithilfe des

Progesterons funktionieren die klassischen Abnehmmaßnahmen wie Ernährungsumstellung und Bewegung so, wie man es sich von ihnen erhofft.

Außerdem kann mithilfe von Progesteron die Schilddrüsenhormon-Resistenz erfolgreich behandeln, die zusätzlich für Fettpolster sorgt.

Manche Frauen haben schon in jungen Jahren zu wenig Progesteron. Meistens erkennt man das am prämenstruellen Syndrom und manchmal auch an wiederkehrenden Eierstockzysten.

Am Anfang der Wechseljahre haben nahezu alle Frauen zu wenig Progesteron, denn dieses Hormon ist das erste der Geschlechtshormone, die in den Wechseljahren weniger werden.

Einen Progesteronmangel kann man durch folgendes behandeln:

- Regelmäßige Bewegung
- Präparate mit der Heilpflanze Mönchspfeffer
- Progesteron-Kapseln (verschreibungspflichtig)
- Progesteron-Creme (verschreibungspflichtig und als Rezeptur von der Apotheke herzustellen)

Normale Progesteron-Laborwerte

Die Blutwerte von Progesteron hängen davon ab, in welcher Zyklus-Phase man sich gerade befindet.

In den Wechseljahren lässt der Progesteronspiegel naturgemäß nach. Das führt häufig zu zahlreichen Beschwerden.

- Follikelphase (vor dem Eisprung) 0,2 - 1,5 µg/l
- Ovulationsphase (beim Eisprung) 0,8 - 3,0 µg/l
- Lutealphase (nach dem Eisprung) 1,7 - 27,0 µg/l
- Nach den Wechseljahren < 0,8 µg/l

Gestagene

Die Hormongruppe der Gestagene wird häufig mit dem Hormon Progesteron gleichgesetzt.

Doch außer der Eigenschaft, die Gebärmutterschleimhaut aufrecht zu erhalten, haben die synthetischen Gestagene kaum etwas mit dem natürlichen Hormon Progesteron gemeinsam.

Im weiblichen, menschlichen Körper gibt es natürlicherweise nur ein einziges Progesteron, nämlich das zuvor beschriebene Progesteron.

Sämtliche Gestagene, die man in Hormon-Medikamenten bekommt, sind synthetisch hergestellt. Ihre Wirkungen unterscheiden sich meist erheblich von den Wirkungen des natürlichen Progesterons.

Gestagene werden in der Medizin als Verhütungsmittel und als Teil der Hormon-Ersatz-Therapie gegen Wechseljahrsbeschwerden eingesetzt.

Viele Ärzte erwecken bei Ihren Patientinnen den Anschein, dass es sich bei den Gestagenen um das Progesteron handelt. Das ist jedoch nicht der Fall. Viele Gestagene ähneln in ihrer Wirkung eher den Östrogenen als dem Progesteron.

Im Gegensatz zu Progesteron erhöhen viele Gestagene die Gefahr, an Brustkrebs zu erkranken. Sie haben auch viele Nebenwirkungen.

Eine erhebliche Nebenwirkung der Gestagene ist, dass sie Übergewicht fördern.

Wenn man Gestagene als Medikament anwendet, werden außerdem die Progesteron-Rezeptoren besetzt. Dadurch kann das körpereigene Progesteron nicht mehr wirken.

Aus gesundheitlicher Sicht und für das Abnehmen, ist es sinnvoll, auf die Langzeitanwendung von Gestagenen zu verzichten. Stattdessen sollte man besser ein Progesteronpräparat anwenden.

Leider ist es zur Zeit teilweise noch schwierig, seinen Arzt davon zu überzeugen, dass man bei Wechseljahrsbeschwerden lieber Progesteron anstelle von Gestagenen einsetzen will.

Testosteron

Das Testosteron ist das wichtigste Geschlechtshormon der Männer.

Es wird in den Hoden und in geringen Mengen auch in den Nebennieren hergestellt. Die Ausgangssubstanzen für die Testosteronherstellung sind das weibliche Geschlechtshormon Progesteron und das Hormon DHEA.

Testosteron sorgt für die meisten der typisch männlichen körperlichen und psychischen Merkmale.

Zunächst bewirkt Testosteron die Ausbildung der männlichen Geschlechtshormone. Auch der Bart und die Körperbehaarung werden durch das Testosteron verursacht.

Durch Testosteron wachsen die Muskeln schneller und stärker an und auch die Knochen werden dichter und stabiler.

In psychischer Hinsicht fördert Testosteron ein raues, dominantes Auftreten. Die Libido wird durch Testosteron gestärkt und auch der Antrieb und die Aktivität.

Wahrscheinlich spielt das Testosteron auch eine Rolle dabei, ob sich Fett im Bauch oder als Unterhautfettgewebe ansammelt.

Männer haben nämlich meistens vor allem einen dicken Bauch, wenn sie zunehmen. Im Gegensatz dazu haben Frauen das Fett meistens auf den Hüften und an den Beinen, sodass sich eine Birnenform ergibt (siehe auch Seite 84).

Normale Testosteron-Laborwerte

Die normalen Testosteron-Blutwerte von Männern und Frauen unterscheiden sich im Allgemeinen deutlich:

- Männer 3,5 - 8,6 ng/l
- Frauen < 0,86 ng/l

Männliche Wechseljahre - Andropause

Bei vielen Männern sinkt jenseits der vierzig der Testosteronspiegel ab. Das ist bei etwa einem Drittel aller Männer der Fall.

Damit verbunden sind häufig Leistungsschwäche, Schlafstörungen und eine schwache Libido.

Man spricht hier auch von der Midlife crisis, dem Klimakterium virile oder der Andropause.

Wenn man diese Männer jedoch mit Testosteron behandelt, verbessern sich die Beschwerden häufig kaum oder gar nicht.

Daher könnte es auch sein, dass der erniedrigte Testosteronspiegel nicht die Ursache, sondern ein weiteres Symptom einer gemeinsamen Ursache ist.

Wenn die betroffenen Männer anfangen, regelmäßig Sport zu treiben, bessern sich meistens die Beschwerden und auch der Testosteron-Spiegel steigt wieder an.

Bewegungsmangel könnte also die gemeinsame Ursache für die Beschwerden und das Absinken des Testosteronspiegels sein.

Bei manchen Männern spielt auch starker Dauerstress eine wichtige Rolle. Bei ihnen liegt dann eher ein Burn-Out vor als eine reine Andropause.

Testosteron bei Frauen

Auch Frauen haben geringe Mengen Testosteron.

Das Testosteron wird bei ihnen von den Nebennieren und ein wenig auch in den Eierstöcken gebildet.

Die meisten Frauen haben nur sehr wenig Testosteron, doch bei einigen ist es anlagebedingt etwas mehr.

Diese Frauen fallen häufig durch relativ schmale Hüften auf. Sie neigen zu leichtem Bartwuchs und sind oft muskulöser als ihre Geschlechtsgenossinnen. Weil sie zu dominantem Verhalten neigen, findet man testosteronreiche Frauen relativ häufig in Führungspositionen.

Wenn sie zunehmen, entwickeln sie eher einen Bauch mit viel innerem Bauchfett als Frauen mit wenig Testosteron. Doch beim inneren Bauchfett spielen auch Faktoren wie Stress und Bewegungsmangel eine wichtige Rolle, nicht allein der Testosteronspiegel (siehe Seite 84).

Menopausen-Bauch

Frauen in den Wechseljahren haben häufig einen leicht erhöhten Testosteronspiegel. Da außerdem die weiblichen Hormone immer weniger werden, kommt es zu einem relativen Überschuss an Testosteron. Dies Phänomen kann man Testosteron-Dominanz nennen.

Aus diesem Grund neigen Frauen in den Wechseljahren stärker als jüngere Frauen zu einem dicken Bauch mit innerem Bauchfett.

Daher spricht man auch vom Menopausen-Bauch.

Den Menopausenbauch kann man durch Progesteron-Gaben und reichlich Bewegung zum Verschwinden bringen.

DHEA - Dehydroepiandrosteron

Das Hormon DHEA ist eine Vorstufe für mehrere andere Hormone, beispielsweise für Testosteron und Östrogene.

DHEA kommt im Körper meistens reichlich vor und wird vor allem in der Nebenniere hergestellt. Bei Frauen wird DHEA auch im Eierstock gebildet.

Charakteristisch für DHEA ist, dass es bei jungen Menschen in größeren Mengen vorkommt und ab dem 25. Lebensjahr allmählich immer weniger wird.

Daraus wurde geschlossen, dass DHEA wie ein Jungbrunnen wirken könnte, wenn man den DHEA-Spiegel von älteren Menschen wieder auf das Niveau von zwanzigjährigen anheben würde.

So wurde DHEA zum Anti-Aging-Mittel. Vor allem in Ländern, in denen Hormone frei verkäuflich sind, wird DHEA als Nahrungsergänzungsmittel angeboten.

Doch medizinische Studien haben herausgefunden, dass es keine gesundheitliche Verbesserung ergibt, wenn man DHEA einnimmt, um den Hormonspiegel auf ein jugendliches Niveau zu bringen.

Nur wenn ein echter DHEA-Mangel vorliegt, also bei Werten, die zum jeweiligen Alter nicht passen, kann die Einnahme von DHEA-Präparaten sinnvoll sein.

Normale DHEA-Werte

Die DHEA-Werte im Blut werden nach dem 25. Lebensjahr allmählich geringer.

- < 20 Jahre 0,2 - 9 ng/ml
- 20 - 30 Jahre 2,8 - 9 ng/ml
- 30 - 40 Jahre 1,2 - 5,2 ng/ml
- 40 - 50 Jahre 0,9 - 5,3 ng/ml
- 50 - 60 Jahre 0,7 - 3,1 ng/ml
- 60 - 70 Jahre 0,4 - 2,9 ng/ml
- > 70 Jahre 0,3 - 1,7 ng/ml

Endorphine

Endorphine werden auch Glückshormone genannt, weil sie die Stimmung aufhellen.

Diese Hormone werden in bestimmten Situationen vom Hypothalamus und der Hypophyse hergestellt. Aufgrund ihrer chemischen Zusammensetzung und ihrer Wirkung werden sie auch als körpereigene Opiate bezeichnet.

Sie fördern nicht nur die Stimmung, sondern lindern auch Schmerzen und verringern Hungergefühle.

Endorphine werden nicht nur in besonders glücklichen Situationen ausgeschüttet, sondern auch wenn die Not groß ist. Sie dienen dann als eingebaute Schmerzmittel.

Weil auch bei Kohlenhydratverzehr Endorphine ausgeschüttet werden, leuchtet es ein, warum viele Menschen geradezu kohlenhydratsüchtig werden (siehe Seite 179).

Auf der anderen Seite werden aber auch beim Trinken von Wasser Endorphine ausgeschüttet, was dem Abnehmen eher förderlich ist.

Auch bei intensiver sportlicher Betätigung werden Endorphine ausgeschüttet. Daher macht Sport oft glücklich, es kann sogar zu dem bekannten Runners-High kommen, einer Art Rauschzustand bei langen Laufstrecken. Auf diese Weise können Endorphine sehr gut beim Abnehmen helfen.

In folgenden Situationen werden häufig Endorphine ausgeschüttet:

- Unfälle und andere Notsituationen, um Schmerzen zu lindern.
- Hungerzustände, um das Hungergefühl zu lindern.
- Kohlenhydratreiche Mahlzeiten, um die Versorgung des Gehirns mit Glukose zu belohnen.
- Scharf gewürzte Speisen, um die Schmerzen durch die Schärfe zu lindern.
- Trinken von Wasser, um sich für die bessere Durchblutung zu bedanken.
- Ausdauernder, intensiver Sport, um das Durchhalten zu erleichtern.
- Schwangerschaft, damit die werdenden Mütter die Strapazen besser aushalten.
- Glückserlebnisse

Serotonin

Bei Serotonin handelt es sich um ein weiteres Glückshormon.

Serotonin wird als Gewebshormon im zentralen Nervensystem, in der Leber, in der Milz und in der Darmschleimhaut hergestellt.

Außerdem findet man Serotonin in manchen Nahrungsmitteln, beispielsweise in Walnüssen, Schokolade, Kakao, Bananen, Ananas, Kiwis, Pflaumen und Tomaten.

In zahlreichen Nahrungsmitteln findet man auch die Aminosäure Tryptophan, die eine Vorstufe des Serotonins ist. Besonders viel Tryptophan gibt es in Käse, manchen Fleischsorten, Cashew-Nüssen, Haferflocken und den meisten Nahrungsmitteln, in denen auch Serotonin enthalten ist.

Serotonin hat viel umfassendere Aufgaben als ausschließlich das Wohlbefinden.

Es reguliert unter anderem den Blutdruck, fördert Blutgerinnung und Wundheilung, stärkt die Verdauung und fördert den Schlaf.

Außerdem verringert Serotonin den Appetit. Dies ist für das Abnehmen ein besonders wichtiger Aspekt der Serotonin-Wirkung.

Serotoninreiche Nahrungsmittel haben auf das Gehirn leider keine direkte Serotonin-Wirkung, weil sie die Blut-Hirn-Schranke nicht überwinden können. Sonst könnte man einfach serotoninreiche Nahrung essen, um den Appetit besser im Griff zu haben. Durch serotonin- und tryptophanreiche Nahrung bietet man dem Körper jedoch ausreichend Bausteine, sodass sich das Gehirn dann einfacher selbst Serotonin herstellen kann.

Bei Serotoninmangel kann es zu Depressionen kommen. Daher werden bei Depressionen häufig die sogenannten Selektiven-Serotonin-Wiederaufnahmehermmer verordnet, damit der verstärkte Abbau der Serotonine verhindert wird.

Die Serotonin-Mangelsiuation ist also ein Teil der Gründe, warum Depressionen zu Übergewicht führen und beim Abnehmen hinderlich sein können. Weitere Gründe sind, dass bei Depressionen häufig der Antrieb zur Bewegung fehlt, der Versuch die Stimmung durch kohlenhydratreiche Nahrung zu heben und die häufig mit Depressionen verbundene Schilddrüsenunterfunktion (siehe Seite 110).

Abnehmhindernisse

Beim Abnehmen kommt es nicht nur auf die absolute Menge der Nahrung und die sportliche Betätigung an.

Es gibt auch zahlreiche Faktoren, die den Energieverbrauch senken, weil unter anderem der Stoffwechsel verlangsamt wird. Andere Abnehmhindernisse fördern Appetit und Heißhunger.

In den vorangegangenen Kapiteln wurden schon mehrere dieser Abnehmhindernisse bei den jeweils passenden Themen beschrieben:

- Gute Futterverwerter: Seite 29
- Hunger macht dick: Seite 73
- Insulinresistenz: 106
- Schilddrüsenunterfunktion: Seite 109
- Östrogendominanz: Seite 119

In den folgenden Kapiteln werden weitere Abnehmhindernisse beschrieben.

Das hungrige Gehirn

Das Gehirn ist so hungrig, dass es erheblich zum Übergewicht beitragen kann.

Im Schnitt verbraucht das Gehirn 30% der Nahrungsenergie.

Bei körperlich arbeitenden Menschen ist der Anteil natürlich niedriger als bei Schreibtischarbeitern.

Der Energiebedarf des Gehirns kann ausschließlich mit Glukose gedeckt werden, denn andere Substanzen kann das Gehirn nicht nutzen. Das bedeutet jedoch nicht, dass man die Energie in Form von Glukose essen muss, denn der Körper kann normalerweise auch Fette und sogar Proteine in Glukose verwandeln.

Für die ausreichende Ernährung des Gehirns muss der Blutzuckerspiegel mindestens eine normale Höhe haben und außerdem muss die Durchblutung gut sein.

Solange Menschen sich im Verhältnis zum Denken viel bewegen, stellt die Ernährung des Gehirns normalerweise kein Problem dar.

Doch wenn Menschen sich kaum bewegen, aber den ganzen Tag denken, stimmt das Verhältnis des Energiebedarfs nicht mehr mit der möglichen Versorgung überein.

Der Hunger, den das Gehirn an das Bewusstsein meldet, entspricht dem Hunger, den das Gehirn plus ein sich ausgiebig bewegender Körper hätte.

Daher essen bewegungsarme Denker häufig mehr als sie tatsächlich verbrauchen.

Sehr problematisch wird die Situation der bewegungsarmen Denker, wenn sie eine Insulinresistenz haben (siehe Seite 106).

Durch den erhöhten Insulinspiegel werden frisch gegessene Kohlenhydrate zügig als Glykogen oder Fettpolster abgespeichert. Der Blutzuckerspiegel sinkt dadurch wieder.

Der erhöhte Insulinspiegel hemmt außerdem die Ausschüttung des Hormons Glukagon.

Daher können die Glykogenspeicher nicht angezapft und zu Glukose zurück verwandelt werden. Der Blutzuckerspiegel bleibt niedrig.

Dadurch wird das Gehirn nicht ausreichend ernährt und sendet massive Hungersignale aus. Vor allem Heißhunger nach Süßigkeiten tritt auf.

Die Denkarbeit fällt schwer, bis endlich Süßigkeiten oder andere Kohlenhydrate gegessen werden. Auch süße Getränke schaffen Abhilfe. Kurzfristig wird der Hunger des Gehirns gestillt, doch das erhöhte Insulin senkt den Blutzuckerspiegel schnell wieder.

Wenn man außerdem wenig Wasser trinkt, wird die Situation noch verschlimmert, denn die Durchblutung ist dann nicht optimal.

Die Lösung des Problems besteht in vermehrter Bewegung.

Durch die Bewegung wird das Verhältnis zwischen Denkarbeit und körperlicher Anstrengung wieder ausgeglichener.

Außerdem hilft Bewegung gegen Insulinresistenz und fördert die Ausschüttung von Glukagon.

Wenn es trotz vermehrter Bewegung bei konzentrierter Denkarbeit zu Heißhunger kommt, kann es helfen, wenn man Wasser trinkt.

Das Wasser fördert die Durchblutung und daher wird das Gehirn besser ernährt.

Wechseljahre

In den Wechseljahren gibt es mehrere Aspekte, die die Entstehung von Übergewicht fördern und das Abnehmen erschweren können.

Am stärksten wirkt sich das Fehlen der Eisprünge aus. Um ein Ei heranreifen zu lassen, braucht der weibliche Körper etwa 300 kcal pro Tag. Wenn kein Ei heranreift, werden täglich 300 kcal weniger verbraucht. Allein dieser Faktor kann eine enorme Gewichtszunahme bewirken, wenn man seine Ernährungsweise beibehält.

Auch die Östrogen-Dominanz, die zu Beginn der Wechseljahre typisch ist, fördert die Entstehung von Übergewicht (siehe Seite 119).

Durch die Östrogen-Dominanz kommt es auch häufig zu einer Schilddrüsenhormon-Resistenz (siehe Seite 111). Dadurch wird die Stoffwechsel-Aktivität herabgesetzt.

Auch Hormonbehandlungen können das Übergewicht fördern. Vor allem Gestagene verstärken die Neigung zu Übergewicht (siehe Seite 122).

Die Testosteron-Dominanz, die auch in den Wechseljahren häufig vorkommt, kann dazu führen, dass der Bauch dicker wird (siehe Seite 96).

Ferner nimmt die Muskelmasse jenseits der 30 Jahre meistens um ein Prozent pro Jahr ab, wenn man nicht konsequent Krafttraining betreibt. Durch die geringere Muskelmasse wird der Grundumsatz gesenkt, man braucht weniger Nahrung. Dieser Aspekt ist zwar nicht direkt an die Wechseljahre gekoppelt, tritt aber zeitlich etwa gleichzeitig in Erscheinung.

Gegen das hormonelle Ungleichgewicht hilft regelmäßige Bewegung. Jede Bewegung kann helfen, doch spezielle Yoga-Übungen wirken besonders effektiv.

Wenn Bewegung nicht ausreicht, um die Hormone wieder besser auszugleichen, kann man den Progesteronmangel durch pflanzliche Präparate (Mönchspfeffer), Progesteronkapseln oder Progesteroncreme behandeln (siehe Seite 121).

Um die Muskeln wieder zu kräftigen, hilft regelmäßiges Krafttraining.

Mehr Informationen über das Abnehmen in den Wechseljahren erhalten Sie auf unserer Webseite:

www.erfolgreich-abnehmen-in-den-wechseljahren.de .

Zu dieser Webseite gibt es auch ein Buch.

Polyzystisches Ovarialsyndrom

Bei manchen Frauen sind die Eierstöcke voller kleiner Zysten. Man spricht dann vom polyzystischen Ovarial-Syndrom.

Diese Erkrankung geht meistens mit erheblichem Übergewicht einher.

Außerdem kommt es beim polyzystischen Ovarialsyndrom meistens zu einer Erhöhung der Androgen-Hormone, also verschiedener männlicher Hormone. Dadurch sind die betroffenen Frauen meistens unfruchtbar.

Die Ursache des polyzystischen Ovarialsyndroms ist noch nicht vollständig geklärt.

Unklar ist vor allem, ob die zahlreichen Eierstockzysten das Übergewicht verursachen oder ob das Übergewicht die Ursache für die Zysten ist. Möglicherweise handelt es sich auch um einen Teufelskreis, bei dem das eine das andere begünstigt.

Eine Insulinresistenz (siehe Seite 106) scheint jedoch die Entstehung eines polyzystischen Ovarialsyndroms eindeutig zu begünstigen.

Da ein polyzystisches Ovarialsyndrom eine schwere Erkrankung ist, sollte sie unbedingt vom Facharzt behandelt werden. Meistens wird er Medikamente verschreiben, teilweise auch Hormone.

Als Betroffene kann man durch eine Ernährungsumstellung und viel Bewegung einiges dazu beitragen, dass das polyzystische Ovarialsyndrom geheilt wird.

Vergrößerter Magen

Wer jahrelang häufig sehr große Mahlzeiten isst, bekommt dadurch einen vergrößerten Magen.

Der Magen ist ein Muskel wie andere Muskeln auch, das heißt, er wächst, wenn er stark beansprucht wird.

Mit einem vergrößerten Magen kann man größere Mahlzeiten essen, ohne Magendrücken zu bekommen.

Doch man braucht auch größere Mahlzeiten, um richtig satt zu werden.

Diese Tatsache kann zu Übergewicht führen und das Abnehmen verhindern oder zumindest stark erschweren.

Wenn man mit einem vergrößerten Magen immer so viel isst, bis man satt ist, wird man mit hoher Wahrscheinlichkeit weiter zunehmen.

Daher kann man sich als Besitzer eines vergrößerten Magens nicht satt essen, wenn man abnehmen will.

Man könnte sich den Magen zwar mit Salat füllen, aber dann bleibt der Magen groß.

Besser ist es, wenn man den Magen wieder kleiner trainiert.

Dazu bedarf es aber sehr viel Disziplin und man wird sich über einen gewissen Zeitraum hinweg regelmäßig hungrig fühlen.

Damit der Magen wieder kleiner wird, isst man am besten konsequent normal große Portionen. Diese Portionen wird man als Betroffener als sehr klein empfinden.

Nach diesen Mahlzeiten wird man sich voraussichtlich nicht satt fühlen. Bestenfalls fühlt man sich weniger hungrig.

Nach etwa acht Wochen wird sich der Magen verkleinert haben und die normalen Portionen reichen aus, um sich nach der Mahlzeit satt zu fühlen.

Falls das Kleinertrainieren des Magens auf Dauer nicht funktioniert und man unter erheblichem Übergewicht leidet, kann in manchen Fällen eine operative Verkleinerung des Magens in Frage kommen.

Schlafmangel

Zu wenig Schlaf ist in mehrfacher Hinsicht ein Abnehmhindernis.

Einerseits fehlt die Kraft, sodass man den Eindruck hat, sich durch Nahrung stärken zu müssen.

Dieser Effekt wird dadurch verstärkt, dass bei Schlafmangel vermehrt das Hungerhormon Ghrelin ausgeschüttet wird (siehe Seite 117). Dadurch hat man mehr Hunger als wenn man ausgeschlafen ist.

Zudem wird durch Schlafmangel der Sollwert des Blutzuckers hochgesetzt. Das bedeutet, dass der Körper einen höheren Blutzuckerspiegel als sonst als richtig empfindet. Auch dadurch wird der Hunger verstärkt.

Beim Schlafen wird außerdem besonders viel Wachstumshormon ausgeschüttet (siehe Seite 112). Mithilfe des Wachstumshormons werden über Nacht im Körper Reparaturarbeiten durchgeführt, die reichlich Energie verbrauchen. Dafür werden die Fettpolster angezapft.

Ein eiweißreiches Abendessen fördert die Bildung des Wachstumshormons. Viel Kohlenhydrate sollte man abends jedoch besser nicht essen, weil der Fettabbau sonst gebremst wird (siehe Seite 233).

Fehlendes Tageslicht

Zu wenig Tageslicht fördert wahrscheinlich die Entstehung von Übergewicht und erschwert das Abnehmen.

Doch wie kann sich Tageslicht auf das Gewicht auswirken?

Im Gehirn gibt es im Hypothalamus einen Bereich, der die Lichtwahrnehmung der Augen mit der Zirbeldrüse verbindet. Dieser Bereich wird suprachiasmatischer Nucleus genannt.

Die Zirbeldrüse ist der Taktgeber des Körpers, unsere innere Uhr. Durch den äußeren Wechsel von Tag und Nacht wird die innere Uhr mit dem äußeren Tagesrhythmus synchronisiert.

Die korrekte Taktung der inneren Uhr ist notwendig, um den Schlafrhythmus zu steuern. Aber auch der Hunger, der Appetit und der Durst werden von der inneren Uhr gesteuert.

Damit die Abstimmung der inneren Uhr richtig funktioniert, wird relativ viel Tageslicht benötigt. Wenn man zu wenig Tageslicht sieht, gibt es Probleme bei der Rhythmus-Abstimmung. Dann funktioniert auch die Steuerung des Appetits und des Hungers nicht richtig.

So kann es durch zu wenig Tageslicht zu Übergewicht kommen.

Unsere moderne Lebensweise findet jedoch häufig mit sehr wenig Tageslicht statt.

Gleich nach dem Aufwachen geht es auf dem kürzesten Weg ins Büro, wo man den ganzen Tag bei Kunstlicht verbringt. Nach der Arbeit fährt man so schnell wie möglich nach Hause, setzt sich im abgedunkelten Raum vor den Fernseher, bis man schlafen geht. Natürlich lebt nicht jeder genau auf diese Weise, aber die meisten Menschen in den Industrieländern bekommen meistens nur wenig Tageslicht zu sehen.

Vor allem im Winter ist der Mangel an Tageslicht besonders gravierend. Viele Menschen sehen in dieser Zeit gar kein Tageslicht, außer durchs geschlossene Fenster.

An einem Sonnentag herrschen draußen 100.000 Lux, an einem bedeckten Tag immer noch 10.000 Lux. In Innenräumen hat man jedoch meistens nur eine Lichtstärke zwischen 100 und 800 Lux. Das ist viel zu wenig im Vergleich zum Licht an der frischen Luft.

Wenn man abnehmen will, sollte man versuchen, möglichst viel Tageslicht zu sehen. Dazu muss man regelmäßig ins Freie gehen.

Günstig wäre beispielsweise ein kleiner Spaziergang in der Mittagpause. Wenn die Mittagpause nicht ausreicht, um spazieren zu gehen und das Mittagessen einzunehmen, kann es helfen, mehrmals am Tag das Fenster zu öffnen und eine Weile hinaus zu sehen.

Zumindest am Wochenende sollte man sich Zeit für einige Stunden an der frischen Luft nehmen.

Wenn man zu wenig Gelegenheit hat, echtes Tageslicht zu genießen, sollte man seinen Arbeitsplatz möglichst hell beleuchten. Um wach und aktiv zu sein, sollte das Licht möglichst weiß mit einem leichten Blaustich sein, also eher kaltes Licht.

Abends ist es förderlich, wenn man es allmählich dunkler werden lässt. Vor allem sollte man darauf achten, dass das abendliche Licht dann nicht mehr blaustichig ist, sondern eher mit einem leichten Rotstich. Das Licht sollte abends also möglichst warm sein, damit man gut einschlafen kann.

Fernsehen

Durch die dunkle Beleuchtung trägt auch das Fernsehen zur Entstehung von Übergewicht bei.

Wer fernsieht, sitzt meistens in einem mehr oder weniger abgedunkelten Raum. Die Versorgung mit Tageslicht ist also äußerst dürftig.

Viele Menschen sitzen den ganzen Abend über vor dem Fernseher. Dadurch kommt die innere Uhr aus dem Gleichgewicht.

Infolgedessen wird der Appetit gestört, was zu Übergewicht führen kann.

Auch das gesamte Wohlbefinden und die Gesundheit leidet unter der irritierten inneren Uhr. Fernsehen macht also vor allem dick, weil man dabei zu lange im Dunkeln sitzt.

Medikamente

Einige Medikamente fördern als Nebenwirkung das Übergewicht.

Meistens sind nicht alle Anwender dieser Medikamente von einer Gewichtszunahme betroffen.

Durch viel Bewegung und eine relativ kalorienarme Ernährung kann man die Gewichtzunahme meistens verhindern, selbst wenn das Medikament im persönlichen Fall eine gewichtsfördernde Wirkung hat. Doch es kann mitunter schwer fallen, das Gewicht zu halten.

Bei folgenden Medikamenten kommt Übergewicht als Nebenwirkung relativ häufig vor:

- Betablocker (Bluthochdruck)
- Insulin (Diabetes)
- Sulfonylharnstoffe (Diabetes-Medikamente)
- Hormonelle Verhütungsmittel (Pille)
- Gestagene (Hormon-Therapie)
- Östrogene (Hormon-Therapie)
- Antidepressiva (Depressionen)
- Neuroleptika (Psychische Erkrankungen)
- Antiepileptika (Epilepsie)
- Kortikosteroide (Cortison)
- Pizotifen (Migräne-Mittel)

Die meisten dieser Medikamente muss man aus medizinischen Gründen dringend einnehmen, wenn man die entsprechende Krankheit hat.

Doch durch eine bewegte Lebensweise kann häufig die Dosis verringert werden, weil die Erkrankung durch Bewegung gelindert werden kann. Dies trifft beispielsweise auf Bluthochdruck oder Diabetes zu.

Stress

Stress sorgt in mehrfacher Hinsicht für Übergewicht, vor allem wenn man unter Dauerstress leidet.

Ein Grund, warum Stress das Übergewicht fördert, ist das schon beschriebene Hormon Cortisol (siehe Seite 114).

Es wird bei länger bestehendem Stress ausgeschüttet und vermehrt das innere Bauchfett.

Die Stresshormone blockieren zudem die Insulinwirkung und fördern dadurch die Insulinresistenz, was weiteres Übergewicht zur Folge hat.

Viele Menschen finden in stressigen Situationen auch Trost durch Essen.

Besonders Süßigkeiten oder fettes Naschwerk haben eine tröstende Wirkung, weil Endorphine ausgeschüttet werden, wenn man sie isst (siehe Seite 126).

Doch die Trostwirkung ist nur von kurzer Dauer. Schnell kommt die Gier auf neue Trostwirkung.

Spätestens wenn man durch viele Trostnahrung übergewichtig geworden ist, und die Hosen nicht mehr passen, wird der Stress umso größer.

Jedoch nicht alle Menschen trösten sich durch Essen. Manche Menschen verlieren ihren Appetit, wenn sie zu viel Stress haben. Sie essen dann kaum noch und nehmen ab. Dann kann sich auch das Cortisol nicht so auswirken, dass der Bauch anwächst.

Bei manchen Menschen kann sich das Essverhalten bei Stress sogar ändern. In einer Stressphase reagieren sie mit Appetitmangel und in einer anderen Stressphase mit ausgeprägten Essgelüsten.

Wenn man durch Stress übergewichtig geworden ist, hilft vermehrte Entspannung oft besser beim Abnehmen als eine Ernährungsumstellung.

Zum Stressabbau ist es möglicherweise notwendig, die Lebenssituation zu ändern. Hinterfragen Sie Ihre Situation in Beruf und Privatleben und stellen Sie fest, welche Bereiche Sie besonders stressen. Überlegen Sie dann, ob sich diese Bereiche ändern lassen.

Wenn eine Änderung der stressigen Lebensbereiche möglich ist, dann ändern Sie sie.

Falls die Änderung nicht möglich ist, erlernen Sie Techniken, um mit dem Stress besser klar zu kommen.

Geeignete Entspannungstechniken sind beispielsweise Yoga, Autogenes Training, Progressive Muskelrelaxation.

Sehr entspannend können auch Ausflüge sein. Gehen Sie wandern, besuchen Sie ein Thermalbad oder lassen Sie sich eine Massage geben. Bewegung in der Natur wirkt sogar doppelt gegen Stress, denn die Bewegung beruhigt und der Aufenthalt in der Natur wirkt auch entspannend. Nach einer Wanderung oder einer Radtour kann man sich wie ein neuer Mensch fühlen.

Abnehm-Frust

Die Frustrierung durch das Übergewicht und eventuelle erfolglose Abnehmversuche gehören zu den Stressfaktoren, die Übergewicht begünstigen können.

Auch andere Menschen können zum Stress wegen des Übergewichtes beitragen. Viele Übergewichtige werden mehr oder weniger offen gemobbt wegen ihrer Fettpolster. Das beginnt häufig schon im Kindesalter und hört bei der Arbeit noch lange nicht auf.

So kommt es häufig zu einem Teufelskreis aus Stress durch das Übergewicht und Übergewicht durch den Stress.

Als Außenstehender sollte man Übergewichtigen keinen zusätzlichen Stress wegen ihres Körpers machen. Das sollten sich vor allem diejenigen zu Herzen nehmen, denen es um das Wohl bestimmter übergewichtiger Menschen geht, beispielsweise Familienmitglieder.

Wenn man selbst von Übergewicht betroffen ist, hilft es, möglichst entspannt mit der Situation umzugehen. Auch mit Übergewicht ist man ein wertvoller Mensch. Abnehmen dient nicht dazu, ein besserer Mensch zu werden, sondern nur dem ästhetischen Empfinden und eventuell der Gesundheit.

Abnehmziele sollten möglichst gering und mit realistischen Chancen gesetzt werden. So ist die Wahrscheinlichkeit höher, dass man seine Ziele erreicht und zufrieden mit sich ist. Zumal langsames Abnehmen besser für die Gesundheit, den straffen Körper und den dauerhaften Erfolg ist.

Wenn man ein Abnehmziel erreicht hat, kann man sich ja ein neues Ziel setzen, falls das erreichte Gewicht noch nicht seinen Endvorstellungen entspricht.

Waagen

Eigentlich stehen Waagen in dem Ruf, beim Abnehmen zu helfen.

Doch in der Praxis werden sie häufig zum einschüchternden Diktator der Abnehmwilligen.

Jede kleine Änderung wird mit starken Emotionen wahrgenommen. Bei einem Abnehmerfolg hängt der Himmel voller Geigen. Doch wenn ein wenig mehr Gewicht angezeigt wird, kommt es schnell zu ausgeprägtem Abnehmfrust, der dann seinerseits zum Übergewicht beiträgt.

Dabei zeigt die Waage mitnichten nur die Fettpolster an. Das sollte sich inzwischen auch schon herumgesprochen haben, doch das Frust-Gefühl entsteht häufig trotzdem.

Daher hier noch einmal ganz deutlich:

Außer dem Gewicht der Fettpolster zeigt die Waage folgende veränderliche Werte an:

- **Muskelmasse**: Steigt durch Kraftsport deutlich an. Mehr Muskeln sind sehr erfreulich zum Abnehmen (siehe Seite 265).
- **Wasser**: Hängt von der Trinkmenge und dem Salzgehalt des Essens ab. Schon eine salzreiche Mahlzeit kann bis zu zwei Kilo Gewichtsunterschied bringen (siehe Seite 202).
- **Wassereinlagerungen durch Hormonstörungen**: Bei vielen Frauen lagert sich vor der Periodenblutung vorübergehend Wasser im Bauchraum an. Der Gewichtsunterschied kann mehrere Kilogramm betragen.
- **Glykogen-Speicher**: Wenn die Glykogenspeicher, beispielsweise durch einen Ruhetag, aufgeladen werden, kann das einen Gewichtsunterschied von bis zu drei Kilogramm ergeben (siehe Seite 56).

Schwankungen von drei und mehr Kilogramm können also geschehen, ohne dass auch nur ein Gramm Fett hinzugekommen ist oder verloren wurde.

Tägliches wiegen oder wiegen zu unterschiedlichen Tageszeiten ist also relativ sinnlos und kann erheblich stressen. So häufige Wiegeintervalle machen nur Sinn, wenn man erfahren will, wie der Körper auf verschiedene Situationen reagiert. Doch man sollte immer im Hinterkopf behalten, dass Schwankungen häufig ganz andere Gründe haben als Änderungen bei der Fettmasse.

Zur Verlaufskontrolle des Abnehmerfolgs kann man sich einmal in der Woche wiegen. Am besten immer am gleichen Tag, morgens vor dem Frühstück und nach dem ersten Toilettengang. Die Bekleidung sollte in etwa gleich schwer sein.

Vor der Menstruation brauchen Frauen über eine Gewichtzunahme nicht erschrecken, denn die ist normal.

Auch andere Schwankungen können auftreten, wie oben beschrieben, selbst wenn man sich nur einmal in der Woche wiegt.

Wer einen dicken Bauch hat, kann zusätzlich zum Wiegen auch den Taillenumfang messen. Der Taillenumfang wird bei leichter Ausatmung etwa zwei Finger breit über dem Bauchnabel gemessen (siehe Seite 19).

Körperfettwaage - Körperanalysewaage

Weil die reine Gewichtsmessung so vielen Schwankungen unterworfen ist, die nichts mit dem Fett zu tun haben, wurden Körperfettwaagen erfunden.

Es gibt kleine Körperfettwaagen, die man in die Hand nimmt, und die nicht das Körpergewicht ermitteln.

Außerdem gibt es erweiterte Personenwaagen, die zusätzlich zum Gewicht den Körperfettanteil messen. Körperanalysewaagen messen außerdem den Muskelanteil, den Wasseranteil und diverse andere Werte. Auf diese Waagen muss man sich barfuß stellen, damit die Körperfett-Messung funktioniert.

Das Prinzip dieser Waagen ist die Bioelektrische Impedanzanalyse (BIA), zumindest bei Qualitätsgeräten. Bei dieser Technik wird ein schwacher Wechselstrom durch den Körper geschickt. Je nachdem wie hoch der Widerstand und die Phasenverschiebung sind, ist die Zusammensetzung der Körpersubstanzen unterschiedlich.

Der Fettgehalt des Körpers wird mithilfe von komplexen Formeln ermittelt, die auch Gewicht, Größe, Alter und Geschlecht berücksichtigen.

So weiß man immer, ob man tatsächlich Fett verliert oder womöglich Muskelmasse.

Klingt fast zu schön, um wahr zu sein. Ist auch leider nur zum kleinen Teil wahr.

Die Mess- und Berechnungsmethode BIA ist prinzipiell störanfällig. Bei den meisten Geräten haben die Ergebnisse mit der Realität nichts gemeinsam. Man könnte den Fettgehalt genau so gut raten oder einfach anhand der Gewichts- und Größen-Angaben per Faustformel berechnen. Genau das geschieht auch bei vielen billigen Körperanalysewaagen. Anhand des BMIs und einigen Zusatzangaben wird der Körperfettanteil geschätzt. Ein deutlicher Hinweis darauf, dass eine Körperanalysewaage den Körperfettanteil anhand des BMIs berechnet, sind zwei Fußplatten, auf die man sich stellen muss, anstelle von vier Platten.

Nur hochwertige Körperfettwaagen oder Körperanalysewaagen bringen einigermaßen sinnvolle Ergebnisse. Auch bei diesen Geräten leiden die Messergebnisse unter den prinzipiellen Schwächen der Technik. Man kann die Werte jedoch nutzen, um den Abnehmverlauf zu verfolgen.

Brauchbare Körperanalysewaagen werden vor allem im Profi-Bereich angeboten. Solche Geräte kosten meist deutlich über tausend Euro und sind in Arztpraxen oder Fitnessstudios zu finden.

Hersteller, die gute Profi-Körperanalysewaagen produzieren, bieten häufig auch gute Privatgeräte an. Diese guten Körperanalysewaagen kosten weniger als die Profigeräte, sind aber immer noch vergleichsweise teuer.

Die meisten Billig-Körperanalysewaagen bringen so unzuverlässige Werte, dass sie nur zur Verwirrung beitragen und nichts nützen.

Auch bei guten Körperanalysewaagen muss man einige Regeln beachten, um sinnvolle Ergebnisse zu erhalten.

Man sollte sich immer zur gleichen Tageszeit wiegen, am besten morgens vor dem Duschen und dem Frühstück.

Feuchte Haut verfälscht nämlich die Ergebnisse. Daher bekommt man auch bei verschwitzter Haut falsche Ergebnisse. Auch wenn man Flüssigkeit getrunken hat, wird ein anderer Körperfettanteil angegeben als ohne zu trinken.

Manche Experten empfehlen auch die Wiegung vor dem Abendessen, weil dann der Flüssigkeitshaushalt besonders ausgeglichen sein soll.

Das Messprinzip der meisten Körperanalyse-Waagen berücksichtigt vorwiegend die untere Körperhälfte. Da man barfuß auf vier Elektroden steht, fließt der Strom durch die Beine und den Unterleib. Der Oberkörper und die Arme werden kaum vom Strom durchflossen und werden daher nicht in die Berechnung mit einbezogen. Vom Fettgehalt des Unterkörpers wird durch Angaben wie Geschlecht, Größe und Alter auf die Verhältnisse im Oberkörper geschlossen. Die Messergebnisse kann man daher bestenfalls als Hochrechnung bezeichnen.

Menschen mit einer untypischen Fett-Verteilung bei Unter- und Oberkörper erhalten durch die Hochrechnungsmethode zwangsläufig falsche Ergebnisse.

Manche Körperanalysewaagen haben nicht nur Elektroden für die Füße, sondern zusätzliche Elektroden für die Hände. Dadurch wird sowohl der Unterkörper als auch der Oberkörper vom Strom durchflossen. Die Messergebnisse werden dadurch erheblich verbessert.

Fettmessung per Calipometrie

Eine klassische Alternativen zur Körperfettmessung ist die Calipometrie, bei der ein Fachmann mithilfe einer Messzange an verschiedenen Körperstellen die Dicke der Fettpolster misst. Obwohl diese Methode sehr archaisch anmutet, gilt sie als deutlich zuverlässiger als die meisten Körperanalysewaagen, zumindest wenn sie fachmännisch durchgeführt wird.

Angst

Ängste sind eine häufige Ursache für Übergewicht.

Wenn man durch Angst dick geworden ist, nützt kalorienarme Ernährung meistens nicht aus, um abnehmen zu können. Häufig ist eine dauerhafte Ernährungsumstellung aufgrund der Ängste auch gar nicht durchführbar.

Das Stresshormon Cortisol ist nur einer der Faktoren, die bei Angst zu Übergewicht führen. Viele weitere Faktoren sind noch nicht ausreichend erforscht, aber die Praxis zeigt, dass sie wirksam sind.

Verschiedene Arten von Angst können zu Übergewicht führen. Die dickmachenden Ängste können individuell so unterschiedlich sein, dass die nachfolgende Liste nur als Beispiel möglicher Ängste dienen kann:

- Angst vor Hunger
- Angst vor Verlust
- Angst vor Armut
- Angst vor Bedeutungslosigkeit
- Angst vor Ablehnung
- Angst vor der eigenen Attraktivität
- Angst vor der eigenen Unattraktivität
- Angst vor Misserfolg
- Angst vor Missbrauch
- Angst vor Überforderung
- Angst durch erhöhte Sensibilität

Je nachdem, welche Art von Angst im persönlichen Fall zum Übergewicht beigetragen hat, ist es einfach oder schwierig, das Problem zu lösen.

Bei manchen Ängsten kann es schon ausreichen, dass man sich das Problem bewusst macht und gründlich durchdenkt.

Bei anderen Ängsten braucht man möglicherweise professionelle Hilfe, um sie zu bewältigen.

Nachfolgend werden einige typische Beispiele für übergewichtsfördernde Ängste genauer betrachtet.

Angst vor der eigenen Attraktivität

Ein Beispiel für eine Angst, die man selbst in den Griff bekommen kann, könnte die Angst vor der eigenen Attraktivität sein.

Normalerweise rechnet man nicht damit, dass man vor Attraktivität möglicherweise Angst haben könnte. Doch bei vielen Menschen ist genau das der Fall. Sie haben Angst, dass sie aufgrund ihrer neu gewonnenen Attraktivität vielleicht umworben werden und fürchten sich davor, mit derartigen Avancen umzugehen. Eventuell haben sie Angst, aufgrund ihrer Attraktivität aufzufallen oder sie haben Angst, dass sie vielleicht untreu werden würden, wenn sie attraktiver wären.

Wenn man feststellt, dass man vor dem Ziel des Abnehmens, vermehrter Attraktivität, eigentlich Angst hat, dann kann man sich dieser Angst stellen. Beim Nachdenken können einem Lösungswege einfallen, wie man damit umgehen kann, wenn man vermehrt umworben wird. Sobald man zu dem Schluss gelangt, dass man trotz ungewohnter Situationen gerne attraktiver werden will, steht diese Angst dem Abnehmerfolg nicht mehr im Wege.

Angst vor Hunger

Die Angst vor Hunger ist eine geradezu klassische Angst, die zu Übergewicht führen kann.

Weil Angst vor Hunger seit Millionen von Jahren ein wesentlicher Teil des Menschen ist, ist diese Angst sehr tief im Unterbewusstsein verwurzelt.

Daher kann die Angst vor Hunger auch in uns wirken, wenn sie uns gar nicht bewusst ist.

Viele Menschen, die jetzt im mittleren Alter sind, und selbst nie Hunger erlebt haben, sind mit ständigen Erzählungen von den Hungerjahren nach dem Krieg aufgewachsen. Viele mussten sich auch von klein auf immer wieder anhören, wie sehr doch die Kinder in Afrika hungern, und dass der Teller deshalb brav aufgegessen werden muss.

Bei diesen Menschen kann das zu einer unterbewussten Angst vor Hunger geführt haben, die im Laufe des Lebens zu Übergewicht führt.

Wenn die Angst vor Hunger nicht sehr tief sitzt, kann es ausreichen, dass man sich wiederholt klar macht, dass es in Industrieländern zur Zeit keine Gefahr einer Hungersnot gibt. Daher werden auch keine übergroßen Fettspeicher im Körper benötigt.

Bei Menschen, die schon am eigenen Leib eine Hungersnot erlebt haben, mag es nicht ausreichen, sich die zur Zeit reichlich verfügbare Nahrung bewusst zu machen. Diese Menschen brauchen möglicherweise professionelle Unterstützung durch einen Psychologen, um ihr Hungertrauma zu überwinden.

Außerdem gibt es auch in den Industrieländern zahlreiche Menschen, deren Geld spätestens am Monatsende so knapp ist, dass sie berechtigte Angst vor Hunger haben. Die besonderen Probleme dieser Menschen werden im Kapitel über Armut behandelt (siehe Seite 145).

Ängste durch Missbrauch

Wer in der Kindheit oder Jugend missbraucht wurde, trägt meistens ein schweres Trauma davon.

Die Sehnsucht nach Schutz vor weiterem Missbrauch ist oft lebenslang sehr groß, selbst wenn die objektive Missbrauchsgefahr längs vergangen ist.

Eine unbewusste Schutzmaßnahme gegen Missbrauch ist massives Übergewicht. Das Übergewicht soll wie eine Art Schutzmantel der Unattraktivität dienen.

Diese Schutzmaßnahme ist den meisten der Betroffenen nicht bewusst, aber das macht sie umso effektiver, denn das Unterbewusste ist sehr fähig darin, das Körpergewicht zu steuern.

Falls man den Verdacht hat, das eigene Übergewicht könnte auf Missbrauchserfahrungen zurückgehen, sollte man sich am besten professionelle Hilfe zur Bewältigung des Traumas holen. Die Ängste, die durch Missbrauch entstanden sind, gehen meistens zu tief, um sie alleine zu bewältigen.

Angst durch erhöhte Sensibilität

Bei manchen Menschen führt erhöhte Sensibilität zu einem vermehrten Schutzbedürfnis.

Wer sehr sensibel ist, fühlt sich vom Trubel in unseren Städten oder bei Veranstaltungen oft regelrecht angegriffen. Die vielen Menschen, die Lautstärke, die Hektik und die intensive Stimmung führen bei ihnen zu einer unangenehmen Reizüberflutung.

Bei manchen sensiblen Menschen bewirkt die Reizüberflutung Migräneattacken, Magenschmerzen oder Panikattacken.

Dicke Fettpolster stellen eine Art Schutzwall dar, der sensiblen Menschen die nötige Dickfelligkeit verleihen kann, um im Alltag zu bestehen. Der Schutz durch Fettpolster funktioniert zwar nicht bei allen Menschen, aber viele der sensiblen Menschen profitieren von der Schutzwirkung des Fettes. Das wird zwar nicht immer bewusst wahrgenommen, aber das Unterbewusste weiß davon und kümmert sich um wachsende Fettpolster.

Wer sich durch Fettpolster schützt, hat oft unbewusst Angst vor dem Abnehmen und daher auch keine dauerhaften Abnehmerfolge.

Bei dem Versuch mithilfe von Diäten abzunehmen, wird die Sensibilität durch die Kombination aus Hunger und weniger Fett oft so stark erhöht, dass die Diät meistens schnell wieder abgebrochen wird.

Doch es gibt eine gute Nachricht für Menschen, die Schutz brauchen, um mit ihrer Sensibilität klar zu kommen:

Muskeln schützen noch besser vor unerwünschter Sensibilität als Fettpolster.

Man kann also durch regelmäßiges Krafttraining systematisch die Muskeln stärken und aufbauen (siehe Seite 269).

Die Muskeln schützen nicht nur vor erhöhter Sensibilität, sondern verbrauchen auch reichlich Kalorien, sodass das Abnehmen leichter fällt.

Wer sich wegen seiner Sensibilität oder wegen seines Übergewichtes nicht zum Krafttraining in ein Fitnessstudio traut, kann auch zu Hause Kraftübungen machen (siehe Seite 283). Im Übrigen ist die Sorge unbegründet, sich wegen des Übergewichtes nicht in Fitnessstudios zu trauen. Heutzutage sind in den meisten Fitnessstudios viele übergewichtige Menschen, die dort ihre Fitness und ihr Abnehmvorhaben verwirklichen. Es kann durchaus motivieren, zu sehen, dass man mit seinen Problemen nicht alleine ist.

Armut

In den Industrieländern sind vor allem arme Menschen häufig übergewichtig.

Zunächst klingt das paradox, weil man glauben könnte, wer arm ist, hat weniger Geld für das Essen und müsste daher eigentlich dünn sein. In Entwicklungsländern ist das auch meistens der Fall.

Doch hierzulande geht Armut meistens nicht so weit, dass das verfügbare Geld nicht für ausreichend Kalorien reicht, außer am Monatsende.

Teure Schlanknahrung

Für leckeres, exotisches Obst oder ausgefallene Gemüsesorten ist das Geld bei hiesigen Armen aber meistens zu knapp.

Auch der gern empfohlene Fisch als Abnehmnahrung ist für arme Menschen häufig unerschwinglich.

Wenn man sich ein typisches Diät-Kochbuch anschaut, werden meistens Nahrungsmittel verwendet, deren Preis arme Menschen bei weitem überfordert.

Wer es jedoch geschickt anstellt, kann sich für wenig Geld schlank machende Nahrung besorgen, die zudem lecker schmeckt, wenn sie wohlschmeckend zubereitet wird.

Obst und Gemüse kauft man am besten passend zur Saison.

Im Herbst gibt es beispielsweise jede Menge Äpfel, weil die Äpfel gerade reif sind. Im großen Beutel sind Äpfel dann oft spottbillig. Wer jedoch auch im Frühjahr oder im Frühsommer Äpfel essen will, muss bei schlechterer Qualität tief in die Tasche greifen. Im Sommer gibt es eher billige Wassermelonen und im Winter preiswerte Zitrusfrüchte.

Wenn man Glück hat, gibt es auch zwischendurch Sonderangebote mit exotischen Früchten wie Ananas oder Mangos.

Bei Gemüse sieht es ähnlich aus. Im Winterhalbjahr gibt es preiswert Kohl und Lauch, im Sommer eher Zucchinis, Tomaten und Salat. Karotten und Zwiebeln sind fast immer preiswert.

Am besten prägt man sich die üblichen Preise ein und geht mit offenen Augen durch den Supermarkt. Gerade im Bereich von Obst und Gemüse schwanken die Preise oft enorm. Wenn beispielsweise zu viel Gurken im Lager sind, werden sie billigst verscherbelt, oft bei guter Qualität.

Auch bei Fisch und Fleisch hilft es, die Augen offen zu halten. Bei Sonderangeboten kann man oft erstaunlich preiswert einkaufen.

Die Jagd nach preiswertem Obst, Gemüse, Fisch und Fleisch ist natürlich aufwendiger, als wenn man genug Geld hat, das zu kaufen, was man gerade will. Aber der Aufwand lohnt sich, denn dadurch kann man auch mit wenig Geld Nahrung kaufen, die das Abnehmen erleichtert.

Einfacher wäre es, dauerbillige, kalorienreiche Nahrung zu kaufen. Nudeln und Reis der Supermarkt-Hausmarken sind billig, ebenso Margarine, fette Wurst, Marmelade und Schokoaufstrich. Auch eine einfache Fertigpizza ist ein relativ billiges Vergnügen.

Daher ist es für arme Menschen verführerisch, sich einfach an die Dauerbilligwaren zu halten, die außerdem zuverlässig sättigen. Die meisten dieser Nahrungsmittel haben auch eine gewisse Trostwirkung, was armen Menschen im Allgemeinen auch sehr gelegen kommt.

Kochen lernen

Viele Nahrungsmittel, die das Abnehmen unterstützen, haben den Nachteil, dass man sie kochen muss.

Für eine leckere Gemüsemahlzeit oder ein schmackhaft gebratenes Stück Fisch braucht man gewisse Kochfähigkeiten.

Doch unglücklicherweise können viele arme Menschen nur sehr rudimentär kochen.

Dadurch werden die Möglichkeiten, aus frischen Nahrungsmitteln leckere Mahlzeiten zuzubereiten, erheblich eingeschränkt.

Als Alternative bleibt die Fertigpizza, die fettreiche Fertigmahlzeit in der Pfanne oder die Brotmahlzeit mit fettem Aufschnitt.

Für Menschen, die wenig Geld haben, übergewichtig sind und kaum kochen können, wäre es also sehr hilfreich, kochen zu lernen.

In manchen Städten gibt es kostenlose Kochkurse für arme Menschen, weil das Problem der mangelnden Kochfähigkeit inzwischen erkannt wurde.

Wenn man erst einmal kochen kann, kann man auch aus einfachen, billigen Zutaten leckere Schlankmahlzeiten kochen.

Hungersnot am Monatsende

In vielen armen Haushalten ist der Monat immer länger als das Geld.

Oft wird das verfügbare Geld schon ab der Mitte des Monats knapp und gegen Ende reicht es kaum noch für die nötigsten Nahrungsmittel.

Viele Mütter geben das letzte Essen dann ihren Kindern, damit diese nicht hungern müssen. Sie selbst legen einige Hungertage ein und denken sich dabei manchmal sogar, dass es ihnen beim Abnehmen helfen könne, zu hungern.

Doch das Gegenteil ist der Fall. Durch den Nahrungsverzicht wird der Stoffwechsel herunter gefahren, die Muskeln werden abgebaut und ein enormer Heißhunger sammelt sich an.

Sobald es am Monatsanfang wieder Geld gibt, wird ordentlich eingekauft und der Verzicht der letzten Tage wird durch üppige kalorienreiche Nahrung ausgeglichen.

Der Körper lernt von Monat zu Monat besser, mit den Hungerphasen umzugehen und legt sicherheitshalber immer größere Fettpolster an. So kann im Laufe einiger Jahre ein beachtliches Übergewicht zusammenkommen.

Gegen die Hungersnot am Monatsende hilft nur, sich das Geld sorgfältig einzuteilen.

Das Geld, das für das Essen vorgesehen ist, sollte man am Monatsanfang in viereinhalb Wochen einteilen. Jede Woche gibt man dann nur so viel aus, wie für die Woche vorgesehen ist.

Auf teure Spontankäufe beim Essen muss man dann auch am Monatsanfang verzichten. Stattdessen hilft es, geplant einzukaufen und Sonderangebote im Rahmen der finanziellen Möglichkeiten zu nutzen.

Der Lohn der geplanten, disziplinierten Einkäufe ist genug Geld am Monatsende, um sich weiterhin satt essen zu können.

Kein Geld für Sport

Viele arme Menschen sind der Überzeugung, dass sie zu arm für Sport sind.

Ein Fitnessstudio können sie sich nicht leisten und auch teure Laufschuhe können sie nicht bezahlen.

Doch man kann auch mit sehr wenig Geld genug Sport treiben, um schlank zu werden.

Anfangs zieht man sich einfach feste Alltagsschuhe an und geht los. Wenn man am Gehen Freude hat oder joggen will, kann man sich preiswerte Laufschuhe anschaffen, die in der Laufsaison immer wieder angeboten werden. Man braucht keine exquisiten Markenprodukte, wenn man sie sich nicht leisten kann.

Ein billiges, gebrauchtes Fahrrad ist nicht nur ein wunderbares Trainingsgerät, sondern auch ein nützliches Transportmittel. Ein Schloss sollte man sich jedoch unbedingt noch gönnen, denn sonst hat man nur kurze Freude am Fahrrad.

Auch auf teuren Eintritt ins Schwimmbad kann man in den meisten Gegenden verzichten. Mit dem Fahrrad kann man vielerorts zu einem Baggersee radeln und kostenlos schwimmen. Badeanzüge gibt es oft schon für fünf Euros zu kaufen. Bei vielen Schwimmbädern gibt es auch recht preiswerte Saisonkarten, für die man jedoch am Anfang des Sommers einmal etwa tiefer in die Tasche greifen muss.

Beim Bayrischen Fernsehen gibt es täglich am Morgen zwei Sportsendungen zum Mitmachen. Jeden Tag sind zwei unterschiedliche Sportarten dran, beispielsweise Pilates, Aerobic, Bauch-Beine-Po, Training für Ältere, Rückengymnastik und dergleichen. Für jeden ist also das eine oder andere dabei.

Fürs Mitmachen braucht man knapp vier Quadratmeter freie Fläche und manchmal eine Matte.

Durch diese Sportprogramme kann man auch bei schlechtem Wetter oder im Winter regelmäßig trainieren.

Wer die technische Ausrüstung dafür hat, kann sich die Sendungen aufnehmen und dann auch nachmittags oder abends sehen und mitturnen.

Wenn man mit dem Sport erst mal auf den Geschmack gekommen ist, wird man immer mehr Möglichkeiten entdecken, wie man ohne große Kosten viel Sport treiben kann.

Der Sport hilft nicht nur gegen das Übergewicht, sondern verbessert auch die Gesundheit und das seelische Wohlbefinden. Dadurch kann es indirekt auch dazu beitragen, dass sich die Armutssituation bessert.

Existenzängste

Die Existenzängste, die mit Armut meistens verbunden sind, tragen erheblich zu der Entstehung des Übergewichtes bei.

Wenn man zu wenig Geld hat, stapeln sich meistens die unbezahlten Rechnungen, sodass man sich kaum noch traut, den Briefkasten zu leeren. Man weiß nicht, wie man die Stromrechnung bezahlen soll und woher das Geld für den Schulausflug der Kinder kommen soll. Die Waschmaschine ist kaputt und die beste Hose des Sohnes zerrissen. Dies sind nur einige Beispiele, die typisch für das Leben in einer armen Familie sind.

Solche Sorgen sind Stress pur. Der Cortisolspiegel hat kaum Gelegenheit, sich wieder zu beruhigen, denn die Sorgen nagen mitunter Tag und Nacht an den Betroffenen.

Übergewicht ist eine häufige Folge dieser Sorgen, weil das Cortisol die Einlagerung von Fett fördert, vor allem im Bauchraum (siehe Seite 114).

Für dickmachende Existenzängste braucht man übrigens noch gar nicht tatsächlich arm zu sein. Die Angst vor Jobverlust und künftiger Armut reicht völlig, um viele Menschen dick und krank zu machen.

Manche Menschen magern bei Sorgen jedoch auch ab. Das ist individuell sehr unterschiedlich.

Berechtigte Existenzängste kann man leider nicht mit einem einfachen Trick in Luft auflösen.

Doch es hilft enorm, wenn man beginnt, sein Leben aktiv in die Hand zu nehmen.

Auch wenn es sehr schwer fällt, hilft es, den Briefkasten zu leeren, die Rechnungen und Mahnungen zu lesen und die offenen Beträge zu notieren. Aus allen offenen Posten macht man dann eine Aufstellung, sodass man sieht, woran man ist. Allein diese Maßnahme kann schon befreiend wirken, auch wenn der Weg dorthin schmerzhaft ist.

Anschließend sollte man auf die Gläubiger aktiv zugehen und ihnen die eigene Situation darlegen. Das ist alle mal besser als die offenen Forderungen zu ignorieren. Oft bekommt man Lösungswege angeboten, die zum Abbau der offenen Rechnungen führen. Im Zweifelsfall hilft eine Privatinsolvenz.

Für Sonderkosten der Kinder, wie Landschulheimaufenthalte, gibt es mancherorts Unterstützung von karitativen Institutionen. Für den Einkauf dringend benötigter Gegenstände oder Kleidung gibt es in vielen Städten Sozialkaufhäuser.

Um das alles zu schaffen, muss man sich aufraffen und die Lähmung durch die Existenzängste überwinden.

Die Folge davon ist nicht nur die Lösung der konkreten Probleme, sondern auch ein verbessertes Selbstwertgefühl und verringerte Existenzängste.

Das bessere Gefühl zu sich selbst hilft dann auch dabei, erfolgreich abzunehmen.

Leben in Extremen

Viele übergewichtige Menschen neigen zu einem Leben in Extremen.

Das ist häufig eine Sache des Naturells und sitzt daher tief im Wesen der Menschen.

Die Neigung zu Extremen hat eine Menge Vorteile, denn sie ermöglicht auch extreme Leistungen. Unter der Helden und Entdeckern der Weltgeschichte finden sich vor allem Menschen mit einer Neigung zu Extremen.

Doch das Leben in Extremen hat auch erhebliche Nachteile.

Wer von diesen Menschen gerne trinkt, trinkt häufig extrem viel und kann so süchtig werden.

Wer gerne Schokolade isst, macht auch vor der dritten Tafel nicht halt und wer gerne Cola trinkt, tut dies gerne literweise.

Durch das extreme Ausleben der Essgelüste kann es leicht zu Übergewicht kommen.

Die Reaktion auf die Fettpolster ist dann häufig eine extreme Diät mit strengster Kasteiung. Denn man will extrem schnell wieder schlank werden.

Crash-Diäten beziehen ihren Erfolg aus der Vorliebe für Extreme.

Wenn extrem-liebende Übergewichtige beginnen, Sport zu treiben, dann schinden sie sich häufig gleich so intensiv, dass sie am nächsten Tag kaum noch kriechen können. Die Freude am Sport bleibt dabei schnell auf der Strecke.

Dabei ist es die Mäßigung, die beim Abnehmen hilft.

Eine langsame Ernährungsumstellung zielt auf Mäßigung beim Essen. Man sollte nicht zu viel essen und auch nicht zu wenig. Von süßen Speisen, sollte man nur geringe Mengen essen, sich also mäßigen.

Auch Sport sollte maßvoll getrieben werden, sodass der Körper keine Probleme damit hat und man auch am nächsten Tag, in der nächsten Woche und im nächsten Monat wieder aktiv ist.

Für Menschen mit einer Neigung zu Extremen scheint die Mäßigung oft furchtbar langweilig und öde. Lebenslang maßvoll essen scheint vielen von ihnen viel schlimmer, als einige Monate fast gar nichts zu essen.

Doch das Pendeln zwischen den Extremen sorgt für immer mehr Übergewicht.

Der einzige Weg aus dem Dilemma ist tatsächlich die Mäßigung.

Doch für Menschen mit einem extremen Wesen ist Mäßigung wesensfremd und nur schwierig zu erlernen. Wenn sie verstehen, wie wichtig Mäßigung ist, denken sie häufig: "Ab heute lebe ich extrem gemäßigt." Doch Mäßigung kann man nicht extrem leben.

Extrem-liebende Menschen können die Mäßigung nur schrittweise nach und nach lernen. Dieser Lernprozess kann sich über Jahre hinziehen.

Wenn man etwas zu viel tut, beispielsweise Süßigkeiten essen, heißt das Zauberwort der Mäßigung "reduzieren" und nicht "auf immer und ewig verbieten". Wenn man etwas zu wenig tut, beispielsweise Sport treiben, heißen die Zauberworte "langsam steigern" und nicht "auf Teufel komm raus".

Lassen Sie sich Zeit dabei, die Mäßigung zu lernen, wenn Sie zu einem Leben in Extremen neigen.

Dann werden Sie feststellen, dass Mäßigung keineswegs langweilig und öde ist, sondern eine erfreuliche Stabilität ins Leben bringt.

Der innere Schweinehund

Häufig wird dem inneren Schweinehund die volle Schuld dafür gegeben, wenn es mit dem Abnehmen nicht klappt. Der innere Schweinehund verführt uns zu Süßigkeiten und er hält uns vom regelmäßigen Training ab.

Zumindest stellen wir uns die Aktivität des inneren Schweinehundes so vor und haben dadurch gleich einen Verantwortlichen zur Hand, wenn wir unsere Vorsätze nicht einhalten können.

Doch wie kommt es zu diesem unseligen Gesellen, der uns das Leben so schwer macht?

Der innere Schweinehund bekam seinen Namen beim Militär. Wenn die Soldaten nicht willens waren, nachts im Regen mit schwerem Gepäck auf dem matschigen Boden zu robben, oder wenn sie sich nicht an der Front erschießen lassen wollten, dann war es ihr innerer Schweinehund, der da rebellierte. Dieser innere Schweinehund sollte tunlichst überwunden werden.

Aber ist es nicht eigentlich sehr vernünftig, wenn man sich weigert im Matsch zu robben oder sich gar in Todesgefahr zu begeben?

Eigentlich ist der innere Schweinehund der beste Freund der gefährdeten Soldaten, denn er versucht, sie zu retten.

Ebenso ist auch unser innerer Schweinehund eigentlich ein guter Freund, der uns vor Gefahr bewahren will.

Ansichten aus der Steinzeit

Unglücklicherweise hat der innere Schweinehund aber noch nicht mitbekommen, dass es heutzutage in unseren Ländern reichlich zu essen gibt und dass die Gefahr eher von zu viel als von zu wenig Essen ausgeht. Regelmäßige Diäten verstärken den Eindruck des inneren Schweinehundes, dass Nahrung knapp ist und er uns daher vor dem Verhungern retten muss.

Auch beim Sport verfolgt der innere Schweinehund Ideale aus der Steinzeit. Damals war es sinnvoll, sich genügend auszuruhen, um Kraft für den nächsten Jagdausflug zu sammeln. Doch heute findet die Jagd im Supermarkt statt und ist körperlich kaum noch anstrengend. Mangelnde Bewegung ist viel eher eine Gefahr als zu viel Bewegung.

Neues Wissen für innere Schweinehunde

Damit der innere Schweinehund von seinen veralteten Ansichten Abstand nimmt, müssen wir ihn über die aktuelle Situation aufklären.

Dazu kann man durchaus mal mit ihm reden, vielleicht auch öfter.

Doch weil der innere Schweinehund ein Teil unseres Unterbewussten ist, hilft praktisches Vorleben besser als kluge Worte.

Daher sollte man regelmäßig genug essen, um satt zu werden, vor allem zum Frühstück. Nach einer Weile versteht der innere Schweinehund, dass keine Hungersnot herrscht oder droht. Und wenn man sich beim Sattessen nicht überisst, kann man in der Zwischenzeit vielleicht sogar etwas abnehmen.

Wenn der Schweinehund erst einmal verstanden hat, dass er uns nicht vor einer Hungersnot retten muss, hört er auf, uns ständig zum Schokoladeessen oder zum Vertilgen großer Schweinebraten zu drängen.

Der Rat eines guten Freundes

In vielen Situationen hat der innere Schweinehund auch Recht mit seinen Bedenken. Hören Sie dann auf ihn, wie auf den Rat eines guten Freundes.

Was hat der innere Schweinehund zu sagen, wenn er Sie beispielsweise vom Joggen im Regen abhalten will?

Will er Sie vielleicht vor einer Erkältung bewahren? Oder sind Sie vielleicht schon zu erschöpft oder schmerzt Ihr Knie?

Fragen Sie sich, ob die Bedenken des inneren Schweinehundes berechtigt sind. Wenn die Bedenken berechtigt sind, hören Sie darauf.

Vielleicht fallen Ihnen sinnvolle Alternativen ein, beispielsweise die Anschaffung eines Heimtrainers, um auch bei Regenwetter Sport treiben zu können.

Verhandeln Sie mit Ihrem inneren Schweinehund, ob er mit der Alternativlösung einverstanden ist.

Der Schweinehund hilft mit

Wenn der innere Schweinehund sich ernst genommen fühlt, und mit neuen Alternativen einverstanden ist, dann stört er nicht mehr bei Vorhaben.

Ganz im Gegenteil, er hilft sogar mit und stärkt die Motivation mit der Kraft des Unterbewussten.

Das Unterbewusste ist viel stärker als das Bewusstsein, daher kann man seine Vorhaben mit seiner Hilfe mit sehr viel Kraft durchführen als ohne Unterbewusstsein.

Für Vorhaben jeder Art ist es eine enorme Hilfe, wenn man sein Unterbewusstsein überzeugen kann mitzuhelfen. Dann geht alles viel leichter.

Ernährung und Abnehmen

Die Auswirkung der Ernährung auf Gesundheit und Körpergewicht wird heutzutage eher übertrieben. Es ist nämlich nicht nur die Ernährung, die uns Menschen dick oder schlank sein lässt.

Dennoch kann man der Ernährung eine wesentliche Rolle nicht absprechen, wenn es um das Abnehmen geht.

Ständig werden neue Erkenntnisse über Ernährung gewonnen. Die neuen Erkenntnisse widersprechen alten Erkenntnissen oft ganz erheblich.

Der Expertenstreit kann sich manchmal über Jahrzehnte hinziehen. Erschwerend kommt hinzu, dass offizielle Stellen mit ihren Empfehlungen oft viele Jahre hinter neuen Erkenntnissen hinterher hinken.

Die zahlreichen Mythen über vermeintlich gesunde Ernährung machen die Situation noch unübersichtlicher. Leider halten sich Ernährungsmythen meistens besonders gut, beispielsweise der Mythos über das angeblich schädliche Cholesterin in Eiern.

Ernährung ist für viele Menschen auch stark mit Moral verbunden. Nicht umsonst spricht man von "Sünden", wenn man von Süßigkeiten oder fettreicher Nahrung spricht.

So liegt es nahe, dass sich manche Ernährungsvorschriften eher am Konzept der Bestrafung durch mehr oder weniger unsinnigen Verzicht orientieren als an Regeln, die tatsächlich förderlich für Gesundheit und Fettabbau sind.

In unserer heutigen Zeit muss die Lehre über die "richtige" Ernährung oft die Rolle der vernachlässigten Religion übernehmen.

Daher ist es schwierig, sachlich korrekte Informationen über Ernährung und Nahrungsmittel zu finden. Viele Ernährungslehren basieren auf ethischen Konzepten, Moral und pseudoreligiösen Vorstellungen.

Das wird aber häufig nicht deutlich gekennzeichnet, sondern vermeintliche Gesundheitsaspekte werden vorgeschoben. Vor allem strenge und exotisch anmutende Ernährungskonzepte sind hiervon betroffen.

Daher ist es wichtig, dass man Ernährungslehren kritisch hinterfragt und seinen gesunden Menschenverstand zu Rate zieht.

Aktuell gültige Faustregel

Beim aktuellen Stand der Erkenntnisse über Ernährung kann man eigentlich nur eine grobe Faustregel als Empfehlung äußern:

Essen Sie mäßig viel, und zwar möglichst frische Nahrung mit viel Gemüse, Obst und Proteinen.

Wie bei allen Faustregeln gilt auch hier, dass sie nicht für jeden Menschen sinnvoll sind.

Wenn jemand beispielsweise eine Fructoseintoleranz hat, kann er nicht viel Obst essen. Daher gehört Obst für den Betroffenen nicht zu den empfehlenswerten Nahrungsmitteln.

Ein anderes Beispiel dafür, dass die Faustregel nicht passt, wäre ein Profi-Radrennfahrer, der sehr viel essen muss und anteilig viele Kohlenhydrate braucht.

Für die meisten gesunden Menschen, die sich leicht bis mittelviel bewegen, passt die Faustregel aber ziemlich gut.

Kalorien

Mit Kalorien, genauer gesagt Kilokalorien, wird der Energiegehalt der Nahrung angegeben.

Das Wort "calor" bedeutet "Wärme". So ist auch die Kalorie eigentlich eine Wärmeeinheit.

Eine Kalorie wird benötigt, um ein Gramm Wasser um ein Grad zu erhitzen. Tausend dieser Kalorien ergibt eine Kilokalorie (kcal).

Auch im Körper erzeugt die Nahrungs-Kalorie Wärme, aber auch Bewegung. Daher schien die Angabe der Nahrungsenergie in Kalorien lange Zeit sinnvoll.

Joule = 4,2 Kalorien

Doch schon seit Jahrzehnten wird versucht, die Kalorien-Angabe durch Joule zu ersetzen.

Joule ist eine allgemeine Maßeinheit für Wärme und Energie. Sie lässt sich relativ einfach in andere physikalische Maßeinheiten umrechnen, weshalb sie bei Wissenschaftlern sehr beliebt ist.

Die Bevölkerung weigert sich jedoch schon jahrzehntelang, die Maßeinheit Joule für ihre Nahrung zu akzeptieren.

Schon in den Jahren 1978 bis 1981 war die Joule die offizielle Maßeinheit für Nahrungsenergie und die Kalorie war mehr oder weniger verboten. Doch da sich kaum jemand daran gehalten hat, wurde die Kalorie wieder erlaubt.

Joule und Kalorien werden jetzt prinzipiell gemeinsam angegeben.

Kalorienangabe unabhängig von der Nahrungsmittelart

Die Angabe der Kalorien eines Nahrungsmittels unterscheidet nicht zwischen unterschiedlichen Nährstoffen.

Ob die Kalorien von Kohlenhydraten, Fett oder Proteinen stammen, ist bei dieser Angabe egal.

Wenn man sich für die Energiebilanz einer Ernährungsweise interessiert, spielt die Kalorienmenge, bzw. die Joule-Menge, eine wichtige Rolle.

Die Grundnährstoffe enthalten unterschiedlich viel Energie je Gramm.

Nährstoff je 1 Gramm	Kilo-Kalorien	Kilo-Joule
Kohlenhydrate	4,1	17,2
Proteine / Eiweiß	4,1	17,2
Fette	9,3	39
Alkohol	7	29,4

Kalorienangaben sind ungenau

In Kalorientabellen sieht es immer so aus, als hätten Nahrungsmittel einen eindeutigen Kalorienwert je 100 Gramm.

Doch bei den meisten Nahrungsmitteln ist dieser Kalorienwert nicht so eindeutig wie angegeben.

Beispielsweise schwankt der Kaloriengehalt bei Obst mit dem Reifegrad. Je reifer ein Apfel, desto süßer ist er und desto mehr Kalorien hat er. Das Gleiche gilt für nahezu alle Obstarten.

Bei Gemüse und Getreide kann der Kaloriengehalt durch die Anbaumethode, die Bodenqualität und den Wassergehalt schwanken.

Auch Fleisch und Fisch kann je nach Aufwuchsbedingungen sehr unterschiedlich viele Kalorien haben.

Hinzu kommt, dass verschiedene Menschen die Nahrungsmittel unterschiedlich gut verwerten können.

Manche Menschen wandeln Ballaststoffe in Zucker um, sodass diese plötzlich Kalorien beinhalten. Auch andere Nahrungsmittel werden unterschiedlich gut verwertet.

Wenn man sich an ein Nahrungsmittel gewöhnt hat, kann man es meistens effektiver verwerten, als wenn es neu ist für den Körper.

Der individuelle Kaloriengehalt einer Nahrung kann sich also im Laufe der Zeit verändern.

Kohlenhydrate

Kohlenhydrate sind die modernen Bösewichte der Ernährung.

Bis vor wenigen Jahren galten Kohlenhydrate noch als gesunde Basis der Ernährung, die beim Schlankwerden hilft. Diese Einschätzung hat sich inzwischen aus der Sicht vieler Fachleute und vermeintlicher Experten deutlich gewandelt.

Wie es mit neuen Erkenntnissen häufig geschieht, wurde ihre Bedeutung auch bei den Kohlenhydraten nicht mit Augenmaß bewertet, sondern die Kohlenhydrate mutierten schlagartig vom Freund zum bösen Feind.

Vermutlich wird die Wahrheit über die Kohlenhydrate irgendwo in der Mitte liegen, wie sie auch beim Fett in der Mitte liegt, das vorher jahrzehntelang als schlimmster Bösewicht der Ernährung herhalten musste.

Um die Kohlenhydrate und ihre Wirkung auf uns Menschen besser einschätzen zu können, wollen wir sie auf den folgenden Seiten besser kennen lernen.

Die Geschichte der Kohlenhydrate

In der Steinzeit waren Kohlenhydrate ein eher seltener Bestandteil der Nahrung.

Man fand sie im Obst und in Wurzelgemüse. Wenn man viel Glück hatte, ergatterte man hin und wieder etwas Honig, der die Krone der damaligen Kohlenhydratversorgung darstellte.

Hin und wieder sammelte man auch die Samen von Gräsern. Da es jedoch nicht einfach war, diese Samen verträglich zuzubereiten, wurde dieses frühe Getreide eher selten gegessen.

Stattdessen gab es einen relativ hohen Anteil an Fleischmahlzeiten, mit den bei der Jagd erbeuteten Tieren.

Erst als die Menschen vor etwa über 10.000 Jahren den Ackerbau erfanden, standen mehr Kohlenhydrate zur Verfügung.

Diesen vermehrten Kohlenhydraten ist es zu verdanken, dass sich die Menschen so stark vermehren konnten. Durch Getreideanbau kann man pro Fläche nämlich sehr viel mehr Menschen satt machen als durch Jagen und Sammeln.

In der westlichen Welt wurde in den folgenden Jahrtausenden Brot zum Hauptnahrungsmittel und in Asien ernährten sich die Menschen vorwiegend von Reis.

Bis vor wenigen Jahrzehnten war Nahrung insgesamt jedoch meistens ein knappes Gut, zumindest für einen großen Teil der Bevölkerung. Üppigere Zeiten wechselten sich mit Hungersnöten ab, die die Menschheit regelmäßig heimsuchten. So gab es auch in all den Jahrtausenden trotz Ackerbau meistens nur ein begrenzten Kohlenhydrate-Angebot.

Selbst heute noch muss ein Großteil der Menschheit mit wenig Nahrung und entsprechend auch wenig Kohlenhydraten auskommen.

Nur in den Industrieländern und zunehmend auch den sogenannten Schwellenländern gibt es eine überbordende Nahrungsfülle.

Kohlenhydrate gibt es nicht mehr nur in ihren traditionellen Formen, sondern als weißes, feines Auszugsmehl, als reiner Zucker, als Zuckersirup in süßen Limonaden und fast in allen industriell gefertigten Nahrungsmitteln.

Durch die Jahrtausende des Mangels hat der Mensch jedoch gelernt, dass er sich möglichst viel der kostbaren Kohlenhydrate einverleiben muss, so lange sie verfügbar sind, denn erfahrungsgemäß kommt die nächste Hungersnot bestimmt bald. Dieser Drang nach viel Nahrung, insbesondere nach viel Kohlenhydraten, reicht bei vielen Menschen tief ins Unterbewusste. Darum können sie den Verlockungen der Kohlenhydrate kaum widerstehen. Zu viele Kohlenhydrate machen auf Dauer jedoch dick und infolgedessen manchmal auch krank.

So ist aus einem Segen für die Menschheit ein potentielles Problem geworden.

Um Kohlenhydrate besser zu verstehen, werden zunächst die wichtigsten Kohlenhydrat-Arten beschrieben und anschließend einige Besonderheiten ihrer Wirkung auf den Körper.

Glukose - Traubenzucker

Der Name Glukose ist die wissenschaftliche Bezeichnung für Traubenzucker.

Noch vor wenigen Jahrzehnten galt Traubenzucker als gesunde Stärkung für Sportler und Kinder, weil er so schnell Energie gibt. Heute ist die gleiche Substanz unter der Bezeichnung Glukose sehr gefürchtet, weil sie so schnell Energie gibt.

Der Unterschied liegt aber nicht im Namen, sondern in der Betrachtungsweise.

Glukose ist ein sogenannter Einfachzucker (Monosaccharid). Das bedeutet, dass das Glukose-Molekül aus einem einzigen Ring aus Kohlenstoff, Wasserstoff und Sauerstoff besteht.

Aus mehreren Einfachzuckern sind Zweifachzucker (z.B. Haushaltszucker) oder Mehrfachzucker (z.B. Stärke, Glykogen) zusammengesetzt.

Glukose ist zwar nicht der einzige Einfachzucker in unserer Nahrung, aber sie spielt eine ganz besondere Rolle im Körper.

Das Gehirn kann sich ausschließlich durch Glukose ernähren. Glukose ist nämlich der einzige Nährstoff, der aus dem Blut in das Gehirn gelangen kann. Man nennt den Übergang vom Blut ins Gehirn auch Blut-Hirn-Schranke.

Weil es so wichtig ist, dass das Gehirn immer gut ernährt wird, hat sich im Körper ein spezieller Mechanismus entwickelt, der dafür sorgt, dass immer ausreichend Glukose im Blut vorhanden ist.

Es geht hierbei um den sogenannten Blutzucker. Die Höhe des Blutzuckers wird durch die Hormone Insulin und Glukagon geregelt. Beide Hormone werden von speziellen Zellen der Bauchspeicheldrüse hergestellt. Wenn die Insulinproduktion oder die Reaktion des Körpers auf das Insulin gestört ist, nennt man diese Krankheit Diabetes. Mehr Information über die Hormone Insulin und Glukagon finden Sie ab Seite 99.

Damit die Glukose durch den Darm schnell ins Blut aufgenommen werden kann, gibt es spezielle Eiweißkörper, die die Glukose quasi huckepack nehmen und zügig durch die Darmwand schleusen. Noch schneller geht es, wenn die Glukose schon von der Mundschleimhaut aufgenommen und ins Blut abgegeben wird.

Außer dem Gehirn ernähren sich auch die roten Blutkörperchen und Teile der Niere ausschließlich von Glukose.

Damit das Gehirn, die Blutkörperchen und die Niere satt werden, muss man aber keineswegs reine Glukose zu sich nehmen.

Der Körper kann normalen Zucker und Stärke sehr einfach in Glukose verwandeln. Mit etwas mehr Aufwand kann er auch andere Einfachzucker, Fette und sogar Proteine in Glukose verwandeln.

Der Vorteil beim Essen von reiner Glukose ist jedoch, dass sie sehr schnell ins Blut gelangt, weil sie nicht erst zerlegt werden muss. Die Glukose ist dann zügig im Blut verfügbar und kann beispielsweise das Gehirn nähren.

Dies ist ein echter Vorteil, wenn ein insulinpflichtiger Diabetiker unter einem Unterzucker-Zustand leidet. Auch wenn ein Sportler sich sehr verausgabt hat, kann er mit reiner Glukose schnell über frische Energie verfügen.

Im Alltag ist aber gerade die schnelle Verfügbarkeit der Glukose ein massives Problem.

Wenn der Blutzuckerspiegel nämlich nicht niedrig ist, sondern ganz normal, dann hat man durch eine glukosereiche Mahlzeit auf einmal zu viel Zucker im Blut.

Der gesunde Körper kann dieses Zuviel an Glukose im Blut zwar herunter regeln, denn dafür gibt es ja das Insulin.

Zunächst werden durch die Insulin-Wirkung die Glykogen-Speicher in Leber und Muskeln aufgefüllt. Wenn diese Speicher jedoch voll sind, wird die weitere Glukose als Langzeitspeicher in den Fettpolstern abgespeichert.

Anders als in letzter Zeit oft behauptet wird, wird nicht sofort alle überschüssige Glukose direkt in Körperfett verwandelt. Nur wenn man erheblich mehr Kohlenhydrate, als benötigt, zu sich nimmt, beginnt die Umwandlung zu Körperfett. Die Verwandlung von Glukose in Fett (Triglyceride) ist chemisch gesehen nämlich gar nicht so einfach und kostet etwa 25% der Energie, die in der Glukose verfügbar ist.

Dennoch essen viele Menschen so viele Kohlenhydrate und damit indirekt auch Glukose, dass eine Menge Körperfett entsteht.

Das Essen oder Trinken von zu viel Glukose ist auch auf Dauer schädlich für den Körper, weil die Blutzucker-Regulierung dadurch immer wieder überfordert wird.

Glukose ist einerseits im Haushaltszucker enthalten, aber auch im Honig und in den meisten Früchten.

Heutzutage findet man Glukose auch als Glukose-Sirup in den meisten Erfrischungsgetränken und in vielen Nahrungsmitteln, wo man sie gar nicht erwartet, beispielsweise in Tomatensoßen.

Fructose - Fruchtzucker

Fruchtzucker ist, wie der Name schon sagt, in vielen Früchten enthalten, oft zusätzlich zu Glukose.

Weil die Assoziation mit Früchten heutzutage sehr gesund klingt, gilt Fruchtzucker häufig als gesunde Alternative zur Glukose.

Außerdem wird Fruchtzucker oft in Diabetiker-Nahrung als Zuckerersatz verwendet, weil für die Verwertung des Fruchtzuckers kein Insulin benötigt wird.

Bei genauerer Betrachtung ist Fructose (Fruchtzucker) jedoch noch erheblich schädlicher als die in Verruf geratene Glukose. Das kann man jedoch nur nachvollziehen, wenn man die Wirkungsweise der Fructose im Körper versteht.

Fructose war als Obstzucker früher ein eher seltenes Vergnügen. Außerdem kann die Fructose nicht als Gehirn-Nahrung verwendet werden. Daher hat der Körper keine speziellen Verfahren entwickelt, um mit der Fructose umzugehen.

Fructose wird im Darm also nicht mit besonderer Unterstützung durch die Darmwand geschleust, sondern diffundiert hindurch. Das bedeutet, dass sie nur durch ein Konzentrationsgefälle durch die Wand wandern kann. Im Darm ist viel Fructose und außerhalb des Darms wenig. Diesen Unterschied versucht die Diffusion auszugleichen, in dem sie Fructose durch die Darmwand wandern lässt. Wenn die Konzentration ausgeglichen ist, bleibt ein wenig Fructose im Darm zurück.

Dieser Fructose-Rest kann im Darm zu Blähungen führen. Der Bauch schwillt an, eventuell schmerzt er und Winde gehen ab. Manchmal kommt es auch zu Durchfall.

Einmal im Blut angekommen, wird Fructose auch anders behandelt als Glukose.

Studien haben gezeigt, dass Fructose offenbar bevorzugt zu Körperfett umgewandelt wird. Auch die Blutfettwerte steigen an.

Außerdem hat man in Studien herausgefunden, dass Fructose die Entstehung von Diabetes fördern kann. Das ist besonders fatal, weil Diabetiker-Nahrung oft viel Fructose enthält.

So lange Fructose fast nur im Obst enthalten war, stellten die beschriebenen Eigenschaften von Fructose kein großes Problem dar.

Doch Fructose hat in den letzten Jahrzehnten eine gefährliche Karriere gemacht.

Mais ist in den USA eine besonders häufige Feldfrucht. Da die USA nicht genug normalen Zucker für ihren hohen Bedarf herstellen, erzeugen sie aus Mais einen Fructose-Sirup, der als Süßungsmittel für alle Arten von industriell gefertigter Nahrung dient.

Die meisten Erfrischungsgetränke (Softdrinks, Limonaden) enthalten Fructose-Sirup und auch die meisten Fertig-Nahrungsmittel und viele Süßigkeiten. Wie üblich, ist auch diese Mode über den großen Teich zu uns geschwappt, sodass es auch in Europa immer mehr Nahrungs-Angebote mit Fructose-Sirup gibt.

Aus einem relativ seltenen Nährstoff ist ein Nährstoff geworden, der in großer Menge auf den Körper einstürmt.

Mit dieser angewachsenen Fructose-Menge hat der Körper oft Probleme umzugehen. Er bekommt, wie schon erwähnt, Blähungen, Übergewicht und neigt zu Diabetes.

Oft wird die Fructose in Nahrungsmitteln immer noch als etwas besonders Gesundes auf der Verpackung beworben. Das Wissen um die Tücken der Fructose ist nämlich noch nicht sehr weit verbreitet.

In natürlichen Nahrungsmitteln wie Obst oder Honig ist Fructose für die meisten Menschen nach wie vor gut verträglich und auch gesund. Als künstlicher Bestandteil in Industrie-Nahrung kann sie jedoch schnell schädlich werden.

Fruchtzucker-Unverträglichkeit - Fructose-Intoleranz

Der Körper mancher Menschen wurde durch die Fructose-Fülle so stark überfordert, dass sich eine Fructose-Unverträglichkeit entwickelt hat.

Diese Menschen können Fructose nicht ausreichend vom Darm ins Blut übernehmen. Die Fructose verbleibt also im Darm.

Die Folge der Fructose im Darm sind Blähungen, Bauchschmerzen und Durchfall. Diese treten nicht nur dann auf, wenn die Betroffenen sehr viel Fructose zu sich genommen haben, sondern schon bei relativ kleinen Mengen.

Wenn trotzdem weiter Fructose gegessen wird, verändert sich die Darmflora und es kann zusätzlich zu Reizmagen oder Reizdarm kommen. In manchen Fällen kommt es auch zu Depressionen, Rheuma, ADHS, Schwindel, Müdigkeit und anderen Beschwerden.

In Deutschland sind zwischen 30% und 40% der Bevölkerung von einer solchen Fruchtzucker-Unverträglichkeit betroffen. Die Probleme sind bei ihnen jedoch unterschiedlich stark ausgeprägt. Die meisten Betroffenen vertragen geringe Mengen Fructose.

Ein noch erheblich schwerwiegenderes Problem ist die angeborene (hereditäre) Fructose-Intoleranz.

Bei dieser Erkrankung kann die Fructose im Körper nicht richtig abgebaut werden. Sie sammelt sich also in den Körperzellen an und nicht im Darm wie bei der normalen Unverträglichkeit.

Durch die erhöhte Fructose-Konzentration in den Zellen wird der Glukose-Stoffwechsel gestört. Dadurch kommt es zu einem Unterzucker (Hypoglykämie).

Die Betroffenen dieser Erkrankung müssen sich sehr streng fructose-arm ernähren.

Galaktose - Schleimzucker

Die Galaktose ist vorwiegend als Bestandteil des Milchzuckers bekannt.

Ihr deutscher Name Schleimzucker wird kaum benutzt. Dieser Name weist jedoch darauf hin, dass die Galaktose in einigen Schleimhäuten vorkommt.

Die Galaktose muss erst chemisch umgebaut werden, um im Körper als Energiespender zu wirken.

In der Ernährung kommt Galaktose vor allem in der Milch und in Milchprodukten vor.

Saccharose - Haushaltszucker

Der weiße Haushaltszucker ist schon seit langem der schlimme Teufel der Ernährungssünden, zumindest aus der Sicht der meisten Gesundköstler.

Einige von ihnen behaupten sogar, dass alles Übel dieser Welt durch weißen Zucker ausgelöst würde.

So übertrieben und fanatisch diese Meinung anmuten mag, so muss man doch eingestehen, dass die Zucker-Gegner nicht ganz unrecht haben. In ihrer extremen Ansicht zu dem Thema haben sie aber auch nicht vollständig Recht. Wie so oft liegt die Wahrheit in der Mitte.

Doch zunächst stellt sich die Frage: Was ist überhaupt Haushaltszucker und wie wirkt er auf den Körper?

Der Haushaltszucker ist ein sogenannter Zweifachzucker (Disaccharid). Er besteht aus einem Teil Glukose und einem Teil Fructose, die chemisch miteinander verbunden sind.

Im Verdauungsprozess wird der Zucker in Glukose und Fructose aufgespalten. Erst dann steht seine Energie dem Körper zur Verfügung.

In der Natur ist Saccharose in Pflanzen eingebettet, beispielsweise in Zuckerrüben und Zuckerrohr, die zur Produktion des Haushaltszuckers dienen.

In seiner reinen, weißen, körnigen Form kommt er in der Natur natürlich nicht vor.

Immer wenn ein Nährstoff aus seinem natürlichen Kontext entfernt und als raffinierte Substanz angeboten wird, besteht eine potentielle Gefahr für die Gesundheit. Das Drumherum in den Pflanzen hilft nämlich im Allgemeinen bei der Verwertung der Nährstoffe. Das bedeutet, dass der Zucker mitsamt Zuckerrübe oder Zuckerrohr besser vom menschlichen Körper verkraftet wird als der reine Zucker.

In kleinen Mengen stellt der Genuss von Zucker kein Problem dar.

Doch der Körper ist ganz versessen auf diese süße Substanz, ist sie doch die reinste Kraftnahrung für das Gehirn. Wie getrieben essen daher viele Menschen erheblich mehr Zucker als sie brauchen und als ihnen gut tut.

Dadurch kann eine Art Sucht nach Kohlenhydraten entstehen. Je mehr zuckerhaltige Nahrung man isst, desto mehr Heißhunger bekommt man auf noch mehr Zucker. Das führt bei den meisten Menschen früher oder später zu Übergewicht.

Zahlreiche Experten sind der Ansicht, dass durch viel Zucker vor allem das ungesunde innere Bauchfett wächst.

Der viele Zucker soll jedoch nicht direkt zu Diabetes führen, obwohl der Name Zuckerkrankheit das nahelegen würde. Das wurde durch verschiedene medizinische Studien herausgefunden. Isolierter Fruchtzucker ist offenbar für die Entstehung von Diabetes schlimmer. Aber das innere Bauchfett, das möglicherweise durch hohen Zuckerkonsum entsteht, fördert eine Insulinresistenz und somit auch die Entstehung von Diabetes.

Lactose - Milchzucker

Die Lactose, auch Laktose genannt, ist in Milch und Milchprodukten enthalten. Daher heißt sie auf deutsch Milchzucker.

Sie setzt sich aus Galaktose und Glukose zusammen. Geschmacklich ist Laktose deutlich weniger süß als Haushaltszucker. Seine Konsistenz ist etwas sandig, weshalb er auch manchmal Sandzucker genannt wird.

Von den meisten Menschen wird Laktose gut vertragen. Sie hat relativ geringe Auswirkungen auf den Blutzuckerspiegel und den Insulinspiegel.

Außerdem fördert die Lactose die Verdauung auf sanfte Weise. Daher wird reiner Milchzucker auch gerne als Verdauungshilfe eingesetzt.

In Fertignahrungsmitteln wird Lactose gerne eingearbeitet, weil dadurch ein cremiger Geschmack entsteht.

In vielen Milchprodukten hingegen ist keine Lactose enthalten, weil sie mit der Molke entfernt wurde. Das betrifft beispielsweise viele Käsesorten. In Jogurt und Quark ist jedoch Lactose enthalten.

Lactose-Intoleranz

Manche Menschen bekommen Verdauungsbeschwerden, wenn sie Lactose zu sich nehmen.

Bei diesem Problem spricht man von Lactose-Intoleranz.

Die Laktose-Intoleranz entsteht, wenn den Betroffenen das Enzym Laktase fehlt. Die Laktase ist nötig, um die Lactose in ihre Bestandteile aufzuspalten und als Nährstoffe aufzuschlüsseln.

Ursprünglich waren nur Säuglinge in der Lage, Laktase zu bilden, denn sie brauchen Muttermilch zum Überleben.

Doch in Kulturen, in denen sich Milchviehhaltung entwickelte, waren nach und nach auch immer mehr Erwachsene in der Lage Laktase zu bilden. Diese Menschen hatten in schlechten Zeiten nämlich einen Evolutionsvorteil gegenüber Menschen, die keine Laktase jenseits des Säuglingsalters bilden konnten. Daher haben sie sich in Gegenden mit Milchviehhaltung durchgesetzt.

In Mitteleuropa sind etwa 10% der Bevölkerung von einer Lactose-Intoleranz betroffen.

In anderen Gegenden der Welt haben fast alle Menschen eine Lactose-Intoleranz. Das sind Gegenden, in denen der Genuss von Milch und Milchprodukten für Erwachsene traditionell nicht üblich ist, beispielsweise Ostasien.

Ernährungslehren, die aus diesen Weltgegenden inspiriert wurden, beinhalten häufig gar keine Milchprodukte. Der Milch werden von diesen Ernährungslehren oft sehr schädliche Wirkungen auf die Gesundheit zugeschrieben. Das ist jedoch eher eine Frage der Tradition als der tatsächlichen gesundheitlichen Wirkung.

Milchprodukte, die Lactose enthalten, sind schädlich für Menschen mit einer Lactose-Intoleranz und für Menschen mit der seltenen Allergie gegen Milcheiweiß. Für andere Menschen haben Milchprodukte und die darin enthaltene Lactose bei normalen Verzehrmengen keine gesundheitsschädliche Wirkung.

Menschen mit Lactose-Intoleranz bekommen vor allem Verdauungsstörungen, wenn sie Lactose zu sich nehmen. Das äußert sich beispielsweise als Blähungen und Durchfall. In schwereren Fällen können auch Kopfschmerzen, Müdigkeit und neurologische Störungen hinzukommen.

Inzwischen gibt es im Handel relativ viele Angebote mit lactosefreier Milch und andere laktosefreie Milchprodukte. Dadurch können Menschen mit Laktose-Intoleranz trotzdem in den Genuss von Milchprodukten kommen.

Stärke

Stärke ist der Zusammenschluss aus zahlreichen Glukose-Molekülen. Weil es so viele Moleküle sind, wird die Stärke auch als Polysaccharid (= viele Zucker) bezeichnet.

Man findet die Stärke vor allem in pflanzlichen Sattmachern wie Getreide oder Kartoffeln. Die Pflanzen speichern mithilfe der Stärke Energie.

Seit der Agrar-Revolution vor gut zehntausend Jahren ist die regelmäßige Verfügbarkeit der Stärke der Hauptgrund für das rasante Bevölkerungswachstum.

Damals wurde Getreide zur zentralen Sättigungsnahrung. Für die meisten Völker der Welt stellen Getreideprodukte die wichtigsten Grundnahrungsmittel dar, beispielsweise in Form von Brot, Reis, Nudeln, Frühstücksflocken.

Die Stärke schmeckt zunächst nicht süß, obwohl sie sich aus vielen Zuckermolekülen zusammensetzt. Diese Zuckermoleküle sind als Stärke so eng miteinander verbunden, dass ihr süßer Geschmack nicht durchdringt.

Doch schon beim gründlichen Kauen werden stärkehaltige Nahrungsmittel immer süßer. Das liegt daran, dass bereits im Speichel ein Verdauungsenzym enthalten ist, das Stärke aufspaltet, bis der süße Malzzucker entsteht. Die weitere Aufspaltung findet im Darm statt.

Sobald die Stärke in die einzelnen Glukose-Moleküle aufgespalten ist, wirkt sie auf den Körper als hätte man Traubenzucker gegessen. Durch die Aufspaltungsarbeit wird die Wirkung nur unwesentlich verzögert.

Außer in Getreide, wo die Stärke einen sehr hohen Anteil hat, findet man Stärke auch in zahlreichen Gemüsesorten, wenn auch in geringeren und sehr unterschiedlichen Anteilen.

In Fertiggerichten ist auch oft Stärke enthalten, einerseits weil sie ein sättigender Energieträger ist und andererseits, weil sie Flüssigkeiten sämig macht und andickt. Die Konsistenz eines Puddings basiert beispielsweise auf der andickenden Wirkung der Stärke.

Glykogen

Glykogen ist das Gegenstück zur Stärke im Tierreich und bei den Menschen.

Mithilfe von Glykogen kann der Körper Kohlenhydrate für eine Weile zwischenspeichern, bis er sie als Energiespender braucht.

Glykogen wird sowohl in der Leber als auch in den Muskeln gespeichert.

Beim Fleisch als Nahrungsmittel findet man Glykogen jedoch fast ausschließlich in der Leber. Muskelfleisch enthält normalerweise keine Kohlenhydrate.

Meistens wird Glykogen nicht als Teil der Nahrung betrachtet, sondern in Hinblick auf seine Aufgabe im menschlichen Körper.

Die Glykogenspeicher beim Menschen sind im Durchschnitt etwa 450 Gramm schwer, wenn sie voll aufgeladen sind, mit dem umgebenden Wasser sogar zwei bis drei Kilogramm. Sie enthalten dann ungefähr 1.600 kcal.

Wenn man sich bewegt, werden die Glykogenspeicher in den Muskeln verbraucht. Die Glykogenspeicher in der Leber sorgen dafür, dass der Blutzuckerspiegel nicht zu stark absinkt. Außerdem stellen sie die Energie für die Körpertemperatur zur Verfügung.

Nach kohlenhydratreichen Mahlzeiten werden die Glykogenspeicher wieder aufgefüllt.

Manch schnelle Gewichtsschwankung beruht darauf, dass sich die Glykogenspeicher leeren oder wieder aufgeladen werden. Die Fettpolster sind davon dann noch gar nicht betroffen.

Mit leeren Glykogenspeichern fühlt man sich meistens relativ schwach und ist nicht sehr leistungsfähig. Es kann jedoch eine gewisse angenehme Leichtigkeit entstehen, die diesen Zustand wünschenswert scheinen lässt.

Mehr Informationen über Glykogen finden Sie ab Seite 56.

Kohlenhydratreiche Nahrungsmittel

Zahlreiche Nahrungsmittel mit einem hohen Kohlenhydrat-Anteil spielen beim Thema Abnehmen eine wichtige Rolle.

Einige davon gehören zu den Vertretern der bösen, verbotenen Nahrungsmittel, wie beispielsweise Süßigkeiten. Andere gehören zu den guten, erlaubten Nahrungsmittel, wie Vollkornprodukte und Gemüse.

Aber ist die gängige Einschätzung der kohlenhydratreichen Nahrungsmittel immer korrekt und vollständig?

Süßigkeiten

Süßigkeiten stehen zweifellos zu Recht auf der Liste der bösen Kohlenhydrate.

Mit ihrem hohen Zuckergehalt haben sie nicht nur viele Kalorien, sie verführen auch ganz extrem.

Unser Unterbewusstsein ist nämlich darauf geeicht, möglichst viel schnell verwertbare Kohlenhydrate zu essen, immer wenn sie verfügbar sind.

Das war in der Steinzeit und in schlechten Zeiten bis ins letzte Jahrhundert hinein eine sehr sinnvolle Handlungsweise des Unterbewusstseins.

Doch inzwischen lachen uns Süßigkeiten in jedem Supermarktregal an, sie sind sogar für Kinder erschwinglich.

Weil der Verzehr von Süßigkeiten im Gehirn eine Ausschüttung der Glückshormone Endorphine bewirkt, werden viele Menschen süchtig nach Süßigkeiten, oft schon im frühen Kindesalter.

Menschen, die kein starkes Verlangen nach Süßigkeiten haben, können sich glücklich schätzen, dass dieser Kelch an ihnen vorüber geht, es ist aber nicht ihr Verdienst und keine besondere Leistung.

Für Menschen mit einer Neigung zur Süßigkeitensucht ist es hingegen eine Leistung, wenn sie es schaffen, auf Süßigkeiten zu verzichten oder mit ihnen Maß zu halten.

Wenn man akut nach Süßigkeiten süchtig ist, wird es meistens nötig sein, einen regelrechten Entzug durchzuführen. Das bedeutet, dass man für einige Monate gar keine Süßigkeiten essen darf. Damit der Verzicht nicht so extrem schwer fällt, kann man mithilfe von Obst den Süßhunger etwas befriedigen. Doch auch mit Obst sollte man in der Entzugsphase zurückhaltend sein.

Nach etwa zwei Monaten Süßigkeitenentzug kann man versuchen, ob man es schafft, hin und wieder eine geringe Menge Süßigkeiten zu essen.

Dazu eignen sich beispielsweise ein kleines Eis oder ein Riegel Schokolade.

Falls man danach von großer Gier überfallen wird und die ganze Tafel Schokolade oder noch mehr essen will, dann muss man wohl noch längere Zeit ganz auf Süßigkeiten verzichten. Hin und wieder kann man erneut probieren, ob man in der Lage ist, maßvoll Süßigkeiten zu essen. Oder man bleibt dauerhaft frei von Süßigkeiten, was für die schlanke Linie bestimmt besonders günstig wäre.

Honig

Oft wird Honig als gesunde Alternative zum Zucker angepriesen.

Was die Gesundheit angeht, ist das sicherlich richtig, denn Honig enthält viele Vitamine, Mineralien, natürliche Antibiotika und Enzyme.

Doch für das Abnehmen unterscheidet sich Honig nur unwesentlich von Zucker. Honig hat auch sehr viele Kalorien und die enthaltenen Kohlenhydrate gelangen sehr schnell ins Blut, wo sie den Blutzucker ansteigen lassen.

In geringen Mengen kann man auch beim Abnehmen Honig essen, aber es ist wichtig, dass die Mengen gering bleiben.

Weißmehlprodukte

Produkte aus Weißmehl gehören zu den verpönten kohlenhydratreichen Nahrungsmitteln.

Sie werden oft als leere Kohlenhydrate bezeichnet, weil ihnen die Vitamine und Mineralien aus dem vollen Korn fehlen.

Für das Abnehmen werden Weißmehlprodukte abgelehnt, weil ihre Kohlenhydrate für einen schnellen Anstieg des Blutzuckers sorgen und daher das Übergewicht fördern.

Weißmehlprodukte werden zudem so schnell verdaut, dass sie nicht sehr nachhaltig sättigen.

Dieser Nachteil ist jedoch auch ein Vorteil, denn Weißmehlprodukte sind leicht verdaulich und können auch von Menschen mit einem empfindlichen Verdauungssystem gegessen werden.

Bei Weißmehlprodukten kommt es also darauf an, ob man einen empfindlichen Magen hat oder nicht.

Auf jeden Fall sollte man sich bei Weißmehlprodukten mäßigen, wenn man abnehmen will. Geringe Mengen davon sind in Ordnung, größere Mengen verhindern jedoch den Abnehmerfolg.

Vollkornprodukte

Produkte aus Vollkorn gehören zu den Lieblingen der meisten heutigen Ernährungsexperten.

Die darin enthaltenen Kohlenhydrate werden nur langsam ans Blut abgegeben, weil Vollkornprodukte schwerer verdaulich sind. Daher machen sie auch länger satt.

Vollkornprodukte enthalten die Vitamine, Mineralien, Ballaststoffe und sekundären Pflanzenwirkstoffe des vollen Korns.

In Bezug auf die Vitamine und Mineralstoffe ist das auch unbestritten gut, doch die sekundären Pflanzenwirkstoffe in den Randschichten des vollen Korns sind teilweise gesundheitsschädlich.

Die gesundheitsschädlichen Substanzen im Vollkorn gehören teilweise zur Gruppe der Lektine. Die Vollkorn-Lektine sind giftige Proteine, die das Korn vor Fraßfeinden schützen sollen. Zu diesen Fraßfeinden gehört auch der Mensch, weil wir Getreide essen.

Die Vollkorn-Lektine können Darmentzündungen, Diabetes oder Rheuma verursachen.

Ein anderer Abwehrstoff im Vollkorn heißt Gliadin, Er kann bei manchen Menschen Neurodermitis, Diabetes, Rheuma, Zöliakie, Demenz oder Epilepsie verursachen.

Diese beiden Substanzen sind nur ein Teil der giftigen Abwehrstoffe im Vollkorn. Es gibt noch weitere Giftstoffe im Vollkorn, die auch noch nicht alle erforscht sind.

Getreide wurde für die Menschen erst genießbar, als sie lernten, es so zu verarbeiten, dass die Giftstoffe unschädlich gemacht werden.

Das Backen mit Sauerteig ist beispielsweise eine dieser Methoden, um Roggen-Giftstoffe zu entschärfen.

Das feine Mahlen und Aussieben der Randschicht ist eine weitere traditionelle Methode, um sich vor den Giftstoffen im Vollkorn zu schützen.

Doch Gesundköstler haben die Vitamine im vollen Korn entdeckt und die Abwehrstoffe dabei übersehen.

Voller Begeisterung wird Vollkorn uneingeschränkt empfohlen, teilweise sogar roh in geschroteter Form als Frischkornbrei.

Auch wenn zahlreiche Menschen, die viele Vollkornprodukte essen, häufig unter Verdauungsbeschwerden, wie Blähungen, Bauchkrämpfen und Durchfall leiden, wird das meistens nicht auf den Vollkornverzehr zurückgeführt. Die Folge sind oft lange Ärztetourneen ohne Ergebnis und weiterhin häufiger Verzehr von Vollkornprodukten.

In schweren Fällen kann es auch zu schlimmen Erkrankungen wie Rheuma, Neurodermitis, Diabetes oder neurologischen Störungen kommen.

Wenn die Betroffenen die Vollkornprodukte weglassen, hören die Beschwerden oft schnell auf. Manchmal bleiben jedoch auch Dauerschäden zurück. Die meisten der Betroffenen bleiben für längere Zeit empfindlich auf Vollkornprodukte.

Ob man zur Vollkorn-Unverträglichkeit neigt oder nicht, ist teilweise angeboren. Oft wird die Unverträglichkeit aber auch durch exzessiven

Vollkorngenuss ausgelöst, beispielsweise durch regelmäßigen Frischkornbrei-Genuss.

Manche der Betroffenen können nach einer Weile der Vollkorn-Pause wieder geringe Mengen Vollkornprodukte essen, andere bekommen schon bei kleinen Mengen wieder Probleme.

Wenn man zu den Menschen gehört, die keine Vollkornprodukte vertragen, ist es mitunter schwer, den Empfehlungen von Ernährungsexperten Folge zu leisten.

Fast zu jeder vermeintlich gesunden Ernährung gehören Vollkornprodukte und Weißmehlprodukte sind verboten.

Menschen mit Vollkornunverträglichkeit müssen hier selbstbewusst sein und sich keine Vollkornprodukte aufzwingen lassen, die sie nicht vertragen.

Kartoffeln

Kartoffeln werden von Abnehmexperten sehr unterschiedlich bewertet.

Für Manche sind sie verbotene Dickmacher und für Andere gesunde Sattmacher, die beim Abnehmen helfen.

Beide Sichtweisen haben eine gewisse Berechtigung.

Wenn man eine extrem kohlenhydrat- und kalorienarme Ernährung propagiert, dann passen Kartoffeln nicht ins Konzept. Mit etwa 70 kcal pro 100 Gramm haben Kartoffeln durchaus nennenswert viele Kalorien. Diese Kalorien stammen zum größten Teil aus Kohlenhydraten, weshalb Kartoffeln vor allem in kohlenhydratarmen Diäten verpönt sind.

Doch Kartoffeln machen ausgesprochen satt im Verhältnis zu ihrem Kaloriengehalt.

Wenn man möglichst kalorienarm richtig satt werden will, dann ist die Kartoffel eine sehr gute Wahl. Das trifft natürlich nur auf einfach in Wasser gekochte Kartoffeln zu. Frittierte Kartoffeln, Bratkartoffeln oder Kartoffeln mit fetter Sauce haben einen hohen Kaloriengehalt. Sie sind zum Abnehmen daher nicht gut geeignet.

Ein günstiger Aspekt der Kartoffel ist auch, dass sie sehr hochwertiges Eiweiß beinhaltet (siehe Seite 195).

Zusammen mit einem fettarmen Kräuterquark können Pellkartoffeln eine wunderbare Schlankmahlzeit sein, die nachhaltig sättigt und zufrieden macht.

Obst

Unter heutigen Ernährungsexperten gehört Obst zu den gesunden Schlankmachern.

Obst ist auch Teil der Kampagne "5 am Tag", die empfiehlt, täglich fünf Portionen Obst und Gemüse zu essen.

In vielerlei Hinsicht ist Obst tatsächlich sehr gesund und kann beim Abnehmen helfen. Obst enthält nämlich viele Vitamine, Mineralien und sekundäre Pflanzenwirkstoffe.

Durch den süßen Geschmack kann Obst auch über den Verzicht von Süßigkeiten hinweg trösten.

Doch hier liegt auch schon eines der potentiellen Probleme bei Obst. Mit 40 bis 60 kcal pro 100 Gramm hat Obst nämlich relativ viele Kalorien.

Bei geringen bis mittleren Obstmengen spielt das keine Rolle, denn einige Kalorien braucht man ja und beim Obst sind die Kalorien zudem sehr gesund verpackt.

Doch sollte man Obst nicht in ungehemmt großen Mengen essen, nur weil es so gesund ist. In großen Mengen genossen, kann Obst nämlich dick machen.

Menschen mit einer Fruchtzucker-Unverträglichkeit haben häufig Probleme bei der Verdauung von Obst. Es kann zu Durchfällen, Blähungen und Bauchkrämpfen kommen.

Diese Probleme müssen nicht bei jeder Obstsorte auftreten und auch nicht zwangsläufig schon bei kleinen Mengen.

Wenn man unter einer Fruchtzucker-Unverträglichkeit leidet, lohnt es sich also durchaus, mit verschiedenen Obstsorten und geringen Mengen zu experimentieren.

Eine uneingeschränkte Empfehlung für reichlichen Obstgenuss gilt für die Betroffenen jedoch nicht. Unter Fruchtzucker-Unverträglichkeit leiden immerhin etwa 30% der Bevölkerung in Mitteleuropa.

Trockenfrüchte

Getrocknete Früchte werden häufig als Alternative zu Süßigkeiten empfohlen.

In Hinblick auf gesunde Inhaltstoffe ist das bestimmt richtig, weil Trockenfrüchte viele der Substanzen aus dem frischen Obst beinhalten.

Doch Trockenfrüchte haben einen hohen Kalorien- und Kohlenhydratgehalt, fast vergleichbar mit Honig oder Zucker.

Im Übermaß genossen, machen Trockenfrüchte dick und verhindern das Abnehmen.

Kleine Mengen stellen jedoch kein Problem dar.

Ein weiteres Problem bei Trockenfrüchten ist, dass sie wegen ihrer klebrig-zähen Konsistenz häufig auf den Zähnen kleben bleiben. Dadurch können sie eine schädlichere Wirkung auf die Zähne ausüben als manche Süßigkeiten.

Gemüse

Gemüse gehört wie das Obst zu den Nahrungsmitteln, von denen man laut Kampagne "5 am Tag" essen sollte.

Gegenüber dem Obst hat Gemüse einige Vorteile für das Abnehmen, denn die meisten Sorten enthalten wenig Kalorien.

Vom Gemüse kann man also ohne Sorgen soviel essen, bis der Magen voll ist.

Im Allgemeinen enthält Gemüse viele Vitamine, Mineralien und gesunde sekundäre Pflanzenwirkstoffe.

Verschiedene Gemüsearten sind jedoch unterschiedlich gut verträglich von Mensch zu Mensch.

Manche Menschen bekommen leicht Blähungen von einigen Gemüse-Arten (siehe Seite 92).

Die Empfindlichkeit gegenüber blähenden Gemüsesorten kann von Mensch zu Mensch sehr verschieden sein. Manch einer verträgt zwar Hülsenfrüchte, aber bekommt bei allen Kohlsorten starke Blähungen und umgekehrt. Zwiebeln können dabei helfen, dass die Blähungen von anderen Gemüsearten abgehen und nicht als Luft im Bauch für Schmerzen sorgen.

Mit Fenchel, Liebstöckel und Kümmel kann man die Neigung zu Blähungen minimieren. Deshalb wird Kohl auch traditionell mit Kümmel zubereitet.

Trotz der Blähungsproblematik sollten Gemüse und Salat die Basis der Abnehm-Ernährung darstellen. Sie haben ein besonders günstiges Verhältnis von Volumen, Sättigungswirkung und Kalorien.

Glykämischer Index

Der glykämische Index ist die Basis zahlreicher moderner Diäten.

Kohlenhydrathaltige Nahrungsmittel werden durch den glykämischen Index in gute und schlechte Kohlenhydrate. Durch Verzehr von schlechten Kohlenhydraten mit hohem glykämischen Index soll man dick werden.

Seinen Ursprung hat der glykämische Index in der Diabetes-Forschung.

Er besagt, wie stark der Blutzucker nach dem Verzehr von bestimmten Nahrungsmitteln ansteigt.

Der Basiswert des glykämischen Index für Glukose (Traubenzucker) liegt bei 100. Nahrungsmittel, die einen glykämischen Index von über 50 haben, werden von den meisten entsprechenden Diäten als ungünstig betrachtet. Nur Nahrungsmittel mit einem glykämischen Index von unter 50 gelten als gesund.

Das Abnehmkonzept mit glykämischem Index basiert auf der Idee, dass ein starker Blutzuckeranstieg nicht nur einfach die Ausschüttung von Insulin bewirkt, sondern dass diese Insulinausschüttung zu stark ist. Das viele Insulin bewirkt eine zu starke Senkung des Blutzuckerspiegels, sodass es schnell zu einem Unterzucker-Zustand (Hypoglykämie) kommt. Durch den Unterzucker wird Heißhunger auf weitere Kohlenhydrate verursacht.

Unterzucker nur bei reaktiver Hypoglykämie

Diese körperliche Reaktion findet bei gesunden Menschen jedoch nicht so statt. Bei einem gesunden Menschen sinkt der Blutzuckerspiegel nach einer kohlenhydratreichen Mahlzeit nach etwa drei Stunden wieder auf Normalniveau. Zu einem Unterzucker-Zustand kommt es nicht. Nur reichlicher Alkohol-Konsum, extreme Ausdauerleistungen oder langes Fasten bewirken bei gesunden Menschen einen Unterzucker.

Anders sieht es aus, wenn man unter der Krankheit reaktive Hypoglykämie leidet (siehe Seite 103). Diese Krankheit ist dadurch gekennzeichnet, dass der Blutzuckerspiegel nach kohlenhydratreichen Mahlzeiten unter das Normalniveau absinkt. Es geschieht also genau das, was von Anhängern der Diäten nach dem glykämischen Index als Normalfall beschrieben wird.

Die reaktive Hypoglykämie tritt häufig gemeinsam mit einer Insulinresistenz auf und kann eine Vorstufe zu einer Diabetes-Erkrankung sein. Viele der Betroffenen sind übergewichtig.

Für diese Menschen ist es also durchaus sinnvoll, auf stark kohlenhydrathaltige Mahlzeiten zu verzichten, damit sie einen Unterzucker-Zustand vermeiden.

Für gesunde Menschen, die es auch unter Übergewichtigen in großer Zahl gibt, trifft die physiologische Erklärung des glykämischen Index nicht zu.

Die Berücksichtigung des glykämischen Index als Maß aller Dinge hat außerdem weitere Schwachstellen.

Kohlenhydratmenge in Nahrungsmitteln wird ignoriert

Beim glykämischen Index wird nämlich nicht gemessen, wie sich eine bestimmte Menge eines Nahrungsmittels auf den Blutzuckerspiegel auswirkt, sondern wie sich eine bestimmte Menge der Kohlenhydrate in diesem Nahrungsmittel auswirkt.

Das hat zur Folge, dass der glykämische Index vernachlässigt, wie viele Kohlenhydrate ein Nahrungsmittel hat.

Von einem zu messenden Nahrungsmittel wird so viel gegessen, bis 100 Gramm darin enthaltene Kohlenhydrate zusammenkommen. Das können sehr unterschiedliche Mengen sein.

Ein besonders krasses Beispiel hierfür ist die Karotte.

Um bei Karotten auf 100 Gramm Kohlenhydrate zu kommen, muss man etwa 2.200 Gramm Karotten essen.

Bei Weißbrot reichen 208 Gramm und bei Traubenzucker 100 Gramm, um auf 100 Gramm Kohlenhydrate zu kommen.

Bei der Messung des glykämischen Index werden also 2.200 Gramm Karotten mit 208 Gramm Weißbrot verglichen.

So kommt es, dass beide Nahrungsmittel auf den gleichen glykämischen Index von etwa 70 kommen.

Wenn man sich vergegenwärtigt, dass man etwa zehn Mal so viele Karotten essen muss, um den gleichen Effekt auf den Blutzuckerspiegel zu haben wie bei Weißbrot, dann scheint der Wert des glykämischen Index nur bedingt nützlich zu sein.

Fruchtzucker wird ignoriert

Weil sich Fruchtzucker nicht auf den Blutzuckerspiegel auswirkt, spielt der Fruchtzuckergehalt eines Nahrungsmittels beim glykämischen Index keine Rolle.

Man hat jedoch inzwischen herausgefunden, dass Fruchtzucker noch stärker zu Übergewicht und Diabetes führt als Traubenzucker (siehe Seite 162).

Nahrungsmittel mit viel Fruchtzucker erhalten jedoch einen niedrigen glykämischen Index und gelten somit als gesund. Der glykämische Index von reinem Fruchtzucker liegt bei 32, also voll im empfohlenen Bereich.

Wer sich daran orientiert, kann allein aufgrund von zu reichlichem Fruchtzucker-Konsum dicker werden als ohne jede Diät.

Fett wird ignoriert

Beim glykämischen Index wird per Definition die Auswirkung von Fett auf den menschlichen Körper ignoriert.

Da Fett keinen Anstieg des Blutzuckerspiegels bewirkt, haben Nahrungsmittel mit viel Fett aber ohne Kohlenhydrate einen glykämischen Index von 0. Das wirkt dann so, als wären diese Nahrungsmittel sehr gesund.

Wenn man sich jedoch unter Berücksichtigung des glykämischen Index sehr kohlenhydratarm ernährt und stattdessen reichlich Fett zu sich nimmt, dann wird das Abnehmen kaum funktionieren.

Sinnvoller wäre eine ausgeglichene Reduktion, sowohl von Kohlenhydraten, als auch von Fett.

Messwerte ändern sich

Beim glykämischen Index gibt es keine zuverlässigen Werte.

Je nachdem, wer ein Nahrungsmittel isst, wann er es isst und in welcher Kombination es verspeist wird, ändert sich der glykämische Index teilweise ganz erheblich.

Zusammen mit Fett oder Essig wird der glykämische Index beispielsweise gesenkt.

In der Praxis bedeuten reichlich Kohlenhydrate zusammen mit Fett jedoch eine noch stärkere Gewichtszunahme, als würde man auf das Fett an dieser Stelle verzichten.

Nutzen des glykämischen Index

Trotz aller Schwachstellen wirkt sich eine Ernährung nach dem glykämischen Index jedoch bei relativ vielen Menschen günstig auf ihr Gewicht aus.

Einerseits ist der glykämische Index bei Menschen mit reaktiver Hypoglykämie durchaus eine wichtige Information. Viele Menschen leiden unter reaktiver Hypoglykämie, ohne es zu wissen.

Außerdem werden durch den glykämischen Index viele Nahrungsmittel vermieden, die als Süßigkeiten sehr zum Übergewicht beitragen.

Wenn man im Rahmen einer Diät nach dem glykämischen Index auf Zucker, Softdrinks, süße Gebäckstücke und dergleichen verzichtet, dann hilft das meistens sehr gut beim Abnehmen.

Glykämische Last

Die glykämische Last basiert auf dem glykämischen Index, berücksichtigt aber die Kohlenhydratmenge, die in einem Nahrungsmittel enthalten ist.

Insofern kann man die glykämische Last als Weiterentwicklung des glykämischen Index betrachten.

Bei der glykämischen Last kommt es nicht zu dem unstimmigen Phänomen, wie es am Beispiel der Karotte beschrieben wurde.

Die Karotte hat daher bei der glykämischen Last auch einen sehr günstigen Wert, anders als das Weißbrot, von dem eher abgeraten wird.

Trotz dieses Vorteils hat die Ernährung nach der glykämischen Last die anderen Nachteile des glykämischen Index.

Der Fruchtzucker und Fette werden nicht berücksichtigt. Die Werte schwanken relativ stark.

Vor allem gilt auch bei der glykämischen Last, dass das physiologische Erklärungsmodell auf gesunde Menschen nicht zutrifft, sondern nur auf Menschen mit reaktiver Hypoglykämie.

Eine Ernährung nach der glykämischen Last kann jedoch durchaus zum Abnehmen beitragen, weil man besonders starke Dickmacher einschränkt.

Kohlenhydrate-Sucht

Die Kohlenhydrate haben die fatale Eigenschaft, dass sie manche Menschen süchtig machen.

Die suchtfördernden Fähigkeiten der Kohlenhydrate hängen wohl damit zusammen, dass das Gehirn zur Ernährung auf das Kohlenhydrat Glukose angewiesen ist (siehe ab Seite 129).

Um das Gehirn so gut wie möglich mit Nahrung zu versorgen, haben sich im Körper schon seit der Steinzeit Mechanismen entwickelt, die den Menschen dazu bringen, möglichst viele Kohlenhydrate zu essen.

Im Gehirn werden beispielsweise Endorphine freigesetzt, wenn man Kohlenhydrate, insbesondere Zucker isst. Endorphine sind Glückshormone, die zufrieden machen und Schmerzen stillen (siehe Seite 126).

Bei Menschen in früheren Zeiten war diese Funktionsweise sehr sinnvoll, denn außer mit dem angenehm süßen Geschmack wurden die Menschen mit Glücksgefühlen belohnt, wenn sie Obst oder Honig gefunden haben.

Doch heutzutage findet man endlos viele Kohlenhydrate in jedem Supermarkt, am Kiosk um die Ecke, in jedem Eiscafé und jeder Bäckerei. Man kann sich kaum retten, vor lauter Kohlenhydraten.

Die Gier und die Lust auf Kohlenhydrate sind jedoch geblieben.

Bei dem Überangebot an Kohlenhydraten kommt es daher bei vielen Menschen zu einer ständigen Gier nach Kohlenhydraten. Betroffen sind davon vor allem Menschen, die eine gewissen Neigung zu Suchtverhalten haben.

Die Betroffenen essen regelmäßig mehr Kohlenhydrate als ihnen gut tut und können oft gar nicht damit aufhören. Je mehr Kohlenhydrate sie essen, desto stärker wird das Verlangen danach.

Bei Vielen äußert sich das Problem als Süßigkeitensucht. Andere essen unvernünftig große Mengen Sättigungsbeilagen wie Reis, Brot oder Kartoffeln.

Die häufigste Folge einer Kohlenhydratesucht ist Übergewicht und infolgedessen auch relativ häufig eine Insulinresistenz und Diabetes.

Dass man unter Kohlenhydrat-Sucht leidet, kann man daran erkennen, dass es einem sehr schwer fällt, auf noch mehr Kohlenhydrate zu verzichten, selbst wenn man schon satt ist. Wenn man täglich jede Menge Süßigkeiten isst, ohne die Finger davon lassen zu können, ist es sehr wahrscheinlich, dass man eine Kohlenhydrate-Sucht hat.

Um von dieser Sucht wieder los zu kommen, wäre es hilfreich, sich eine Weile, mindestens acht Wochen, sehr kohlenhydratarm zu ernähren.

Für manche der Betroffenen ist dies die Methode der Wahl, um frei von Kohlenhydrat-Sucht zu werden.

Für andere der Betroffenen ist ein solch strenger Verzicht zu hart, sie werden extrem missmutig und erleben möglicherweise Unterzucker-Zustände, weil ihr Körper verlernt hat, das Körperfett bei Bedarf in Glukose zu verwandeln.

Alternativ zu einer extrem kohlenhydratarmen Ernährung kann man sich auch für einige Wochen nach dem glykämischen Index oder der glykämischen Last ernähren.

Für viele Menschen mit Süßigkeiten-Sucht kann es reichen, auf Süßigkeiten zu verzichten. Allerdings sollte man dann nicht ersatzweise auf Trockenfrüchte oder dergleichen umsteigen. Wenn man mindestens zwei Monate durchgehalten hat, kann man versuchen, ob man hin und wieder Süßigkeiten essen kann, ohne gleich wieder enorme Mengen davon zu essen.

Eine relativ leicht durchzuhaltende Methode, sich von der Kohlenhydrat-Sucht zu befreien, ist es, nur abends auf Kohlenhydrate zu verzichten. Das hilft vor allem gegen abendlichen Heißhunger. Wenn sich der Heißhunger dennoch meldet, kann man reichlich Wasser trinken. Das kann gegen den Heißhunger helfen.

Morgens darf man hingegen nach Herzenslust Kohlenhydrate essen. Das hebt die Stimmung und gibt dem Gehirn zu Beginn des Tages reichlich Nahrung.

Ob man mittags Kohlenhydrate isst oder nicht, hängt von der Schwere der Sucht ab. In schweren Fällen verzichtet man am besten auch mittags auf Kohlenhydrate oder isst zumindest nur wenig davon.

Durch Wechsel zwischen Kohlenhydraten in der ersten Hälfte des Tages und Mahlzeiten ohne Kohlenhydrate in der zweiten Hälfte, fällt der Verzicht leichter. Da die kritische Zeit für viele Kohlenhydratsüchtigen abends ist, reicht der abendliche Verzicht bei ihnen aus.

Außerdem kann man über Nacht besser abnehmen, wenn man zum Abendessen auf Kohlenhydrate verzichtet hat. Wenn durch die Kohlenhydrate vermehrt Insulin ausgeschüttet wird, wird nämlich der Fettabbau gebremst. Dieses Phänomen tritt nicht auf, wenn abends die Kohlenhydrate ausfallen.

Kohlenhydratarme Ernährung - Low carb

Im Rahmen der Kohlenhydrat-Verteufelung ist die kohlenhydratarme Ernährung sehr populär geworden.

Vor allem in den Vereinigten Staaten wurde die Mode, alle Nahrungsmittel nur noch als fettarme Varianten anzubieten, innerhalb weniger Jahre in den omnipräsenten Low Carb Trend verwandelt. "Low carb" heißt soviel wie "niedrige Kohlenhydrate" und bezeichnet eine kohlenhydratarme Ernährung. Hierbei wird meist nicht zwischen verschiedenen Kohlenhydraten unterschieden.

So wie es früher überall fettarme Butter gab, gibt es jetzt an jeder Ecke kohlenhydratarmes Brot und Corn Flakes.

Der low carb Trend ist längs über den großen Teich zu uns geschwappt und findet sich bei den meisten aktuellen Mode-Diäten wieder. Viele dieser Diäten wandeln die einfache Reduktion der Kohlenhydrate ab in Diäten nach dem glykämischen Index oder der glykämischen Last.

Viele der kohlenhydratarmen Diäten empfehlen jedoch einfach eine erhebliche Reduktion der Kohlenhydrate, manche sogar einen völligen Verzicht, was in der Praxis kaum möglich ist.

Häufig wird jedoch differenziert, zwischen den schnell verwertbaren Kohlenhydraten wie Zucker oder in Weißmehlprodukten und komplexeren Kohlenhydraten wie in Gemüse oder Vollkornprodukten.

Wie stark die Kohlenhydrate reduziert werden, ist von Diät zu Diät etwas unterschiedlich. Typisch ist beispielsweise eine Ernährung mit maximal 100 Gramm Kohlenhydraten am Tag. Das ist eine eher gemäßigte Variante.

Bei der typischen Ernährung vieler Menschen in den Industrieländern ist es durchaus sinnvoll, die Menge der Kohlenhydrate deutlich zu verringern. Viele Menschen, vor allem Übergewichtige, essen nämlich zu viele Kohlenhydrate.

Doch sollte man bei dieser an sich sinnvollen Reduktion der Kohlenhydrate nicht gleich das Kind mit dem Bade ausschütten.

Zu wenig Kohlenhydrate haben nämlich entweder eine Steigerung der Fettmenge zur Folge, oder man isst so wenig, dass der Hungerstoffwechsel beginnt (siehe Seite 73). Beides trägt nicht zum gesunden Abnehmen bei.

Nur zur Entwöhnung bei Kohlenhydrate-Sucht kann eine vorübergehende erhebliche Reduktion der Kohlenhydrate sinnvoll sein.

Vorteile einer kohlenhydratarmen Ernährung

Eine Ernährung mit wenig Kohlenhydraten hat einige Vorteile für Menschen, die abnehmen wollen.

Weil sich die Glykogenspeicher in den ersten Tagen weitgehend entleeren, hat man anfangs oft einen schnellen Abnehmerfolg von zwei bis drei Kilogramm in wenigen Tagen (siehe Seite 56). Dieser anfängliche Erfolg motiviert enorm. Doch sollte man bedenken, dass damit noch kein Gramm Fett abgenommen wurde, sondern nur die Glykogenspeicher geleert wurden, die sich auch genau so schnell wieder füllen können.

Etliche Menschen, die sich kohlenhydratarm ernähren, bekommen mit dieser Ernährungsweise ihren Heißhunger in den Griff. Das hilft ihnen dann, sich gesundheitsbewusster zu ernähren. Auch die Kohlenhydrate-Sucht kann durch eine kohlenhydratarme Ernährung besiegt werden. Doch dieser Vorteil funktioniert nicht bei allen Menschen.

Nachteile einer kohlenhydratarmen Ernährung

Die Ernährung mit wenig Kohlenhydraten kann auch erhebliche Nachteile haben. Daher muss man zwischen den Vor- und Nachteilen abwägen.

Diese Nachteile betreffen nicht die Reduktion der Kohlenhydrate auf ein vernünftiges Maß, wenn man zuvor zu viel Kohlenhydrate gegessen hat. Sie treten nur auf, wenn man die Kohlenhydrate stark reduziert.

Viele Menschen bekommen sehr schlechte Laune, wenn sie die Kohlenhydrate zu stark einschränken.

Oft wird auch der Heißhunger vergrößert anstatt nachzulassen.

Häufig werden die fehlenden Kohlenhydrate durch Fett ersetzt, was eine Gewichtsabnahme meistens verhindert.

Fazit

Eine moderate Reduktion der Kohlenhydrate ist durchaus sinnvoll, wenn man abnehmen will. Die meisten Menschen mit Gewichtsproblemen essen nämlich zu viele Kohlenhydrate.

Am besten verzichtet man abends auf Kohlenhydrate, weil man dann am späten Abend auf dem Sofa und in der Nacht im Bett optimal abnehmen kann. Außerdem kann man so den abendlichen Heißhunger vermeiden.

Auf Süßigkeiten, süße Limonaden und dergleichen sollte man weitgehend verzichten, um das Abnehmen zum Erfolg zu machen. Hin und wieder sind jedoch auch Süßigkeiten erlaubt, um die Motivation zu verbessern. Dies ist vor allem bei langwierigen Abnehmvorhaben sinnvoll.

Eine streng kohlenhydratarme Ernährung hat etliche Nachteile, weshalb sie eher nicht zu empfehlen ist. Nur kurzfristig zur Entwöhnung bei Kohlenhydrate-Sucht macht eine sehr kohlenhydratarme Ernährung Sinn.

Fette - Lipide

Bevor die Kohlenhydrate die Hautbösewichte beim Übergewicht wurden, hatten die Fette diese Rolle inne.

Der Gedanke liegt nahe, denn aus Fett wird Fett, zumindest lautet so die einfache Vorstellung. Um aus Nahrungsfett die Fettpolster unter der Haut zu machen, muss man das Fett nicht chemisch umwandeln, man kann es einfach speichern.

Außerdem enthält Fett mit 9,3 Kilokalorien pro Gramm mehr als doppelt so viel wie Kohlenhydrate und Proteine.

Deswegen galt Fett jahrzehntelang als die Hauptursache für Übergewicht.

Sowohl in den USA als auch in Europa wurde von Experten und sogar von Politikern der Fettverzicht gepredigt. Die Menschen gehorchten, aßen nachweislich weniger Fett und wurden immer dicker.

Das lag wohl zum großen Teil daran, dass die gleichen Menschen, die weniger Fett aßen, stattdessen mehr Kohlenhydrate aßen, um satt zu werden.

Seit einigen Jahren häufen sich die Stimmen und Forschungsergebnisse, dass nicht allein das Fett verantwortlich für das Übergewicht sein könnte. Anstatt des Fettes sollen jetzt die Kohlenhydrate die Wurzel allen Übels sein.

In den USA füllen jetzt Low Carb Nahrungsmittel die Regale der Supermärkte, wo es vorher lauter Low Fat Produkte gab.

In Deutschland sind es vor allem Bücher über verschiedene Arten von kohlenhydratarmen Diäten, die den Markt überschwemmen anstelle von fettarmen Diäten. Hier und da findet man auch schon kohlenhydratarme Produkte in den Läden.

Aber noch ist Deutschland gespalten, was die Beurteilung von Fett und Kohlenhydraten als Verursacher des Übergewichtes angeht.

Offizielle Stellen, wie die Deutsche Gesellschaft für Ernährung (DGE) propagieren nach wie vor eine fettarme Ernährung. Kohlenhydrate werden immer noch als Schlankmacher angepriesen, zumindest Vollkornprodukte und andere Sättigungsbeilagen.

Das führt dazu, dass man als Übergewichtiger in Deutschland von jeder Seite andere vermeintliche Wahrheiten aufgetischt bekommt. Die eine Seite sagt: "iss weniger Fett" und die andere Seite: "iss weniger Kohlenhydrate".

Dabei ist es eigentlich sehr einfach. Sowohl zu viel Fett als auch zu viel Kohlenhydrate machen dick. Bei den meisten Übergewichtigen ist es eine Kombination aus beiden Nährstoffen, die die Fettpolster hat wachsen lassen.

Also hilft es auch am besten, wenn man Fett und Kohlenhydrate reduziert, um abzunehmen. Beide Nährstoffe sollten nicht extrem reduziert werden, sondern mit Augenmaß.

Doch um die Wirkung des Fettes auf den Körper und auf die Entstehung von Übergewicht besser verstehen zu können, hilft es, sie kennen zu lernen.

Fett ist nämlich nicht gleich Fett und was noch vor einigen Jahren als absolute Wahrheit über Fette galt, ist inzwischen überholt.

Aufgaben der Fette

Fette sind nicht nur Energiespender, sondern auch lebenswichtiges Baumaterial für den Körper.

Die Zellmembranen werden aus Fetten aufgebaut und auch die Nervenzellen im Gehirn.

Außerdem können manche Vitamine nur zusammen mit Fett vom Körper aufgenommen werden, beispielsweise die Vitamine A, D, E und K.

Eine gewisse Menge Fett wird auch als Baufett benötigt, um die inneren Organe an Ort und Stelle zu halten und abzupolstern.

Wegen dieser wichtigen Funktionen ist es notwendig, regelmäßig eine gewisse Menge Fett zu essen. Ganz oder weitgehend auf Fett zu verzichten, wäre sehr gesundheitsschädlich.

Das ist natürlich kein Freifahrtschein für hemmungslosen Fettverzehr. Am besten isst man Fett in Maßen.

Man braucht täglich zwischen 30 und 60 Gramm Fette. Mehr Fett geht über den nötigen Bedarf hinaus und kann zur Entstehung von Übergewicht beitragen.

Fett als eigenständiger Geschmack

Australische Forscher haben kürzlich entdeckt, dass Fett wahrscheinlich ein eigenständiger Geschmack ist, so wie süß, salzig, sauer, bitter und umami.

Damit wird Fett zum sechsten Geschmackssinn.

Bei ihrer Studie haben die Forscher außerdem herausgefunden, dass Menschen den Fett-Geschmack unterschiedlich stark schmecken können.

Diejenigen, die nur einen schwach ausgeprägten Fett-Geschmackssinn haben, neigen dazu, vermehrt Fett zu essen, um dennoch in den Genuss des Fettgeschmacks zu kommen.

Sie sind daher häufiger übergewichtig als Menschen mit einem stark ausgeprägten Fett-Geschmackssinn.

Triglyceride - Neutralfette

Fette können sehr unterschiedlich sein, die meisten setzen sich jedoch aus den gleichen Grundbausteinen zusammen.

Die meisten Fette sind sogenannte Triglyceride, auch Neutralfette genannt.

Der Grundbaustein der Triglyceride ist Glycerin. An dem Glycerin hängen drei Fettsäuren.

Von den Fettsäuren gibt es zahlreiche Varianten, die die verschiedenen Eigenschaften der Fette bewirken. Es gibt gesättigte und ungesättigte Fettsäuren, sowie kurze und lange Fettsäuren.

Sie können bei Zimmertemperatur fest oder flüssig sein, manche gelten als gesund und andere als ungesund.

Aber alle Fette haben gleich viel Kalorien, egal wie unterschiedlich sie beschaffen sind.

Gesättigte Fettsäuren

Fettsäuren bestehen unter anderem aus sogenannten Kohlenwasserstoff-Ketten. Das bedeutet, das Kohlenstoffatome und Wasserstoffatome miteinander Moleküle bilden. Außerdem gibt es Sauerstoffatome in Fettsäuren.

Bei gesättigten Fettsäuren gibt es zwischen den einzelnen Kohlenstoffatomen der Fettsäuren ausschließlich einfache Verbindungen. Dadurch reagieren diese Fettsäuren chemisch nicht so leicht. Sie sind bei Zimmertemperatur häufig fest.

Man findet diese Art der Fettsäuren vor allem im tierischen Fett, beispielsweise beim Schweinespeck, aber teilweise auch bei pflanzlichen Fetten.

Gesättigte Fettsäuren gelten als sehr ungesund. Ihnen wurde lange Zeit nachgesagt, dass sie Herzinfarkt und Schlaganfall verursachen können.

Doch inzwischen hat man in medizinischen Studien herausgefunden, das das gar nicht der Fall ist.

Gesättigte Fettsäuren können zwar dick machen, wenn man zu viel von ihnen isst, aber sie haben im Vergleich zu anderen Fettsäuren keine stärkere Auswirkung auf das Herzkreislaufsystem als ungesättigte Fettsäuren.

Ungesättigte Fettsäuren

Ungesättigte Fettsäuren haben im Prinzip einen ähnlichen Aufbau wie die gesättigten Fettsäuren.

Eine oder mehrere der Verbindungen zwischen den Kohlenstoffatomen liegt jedoch doppelt vor. Jeweils eine dieser doppelten Verbindungen könnte sich unter bestimmten Voraussetzungen lösen und eine Verbindung mit Sauerstoff eingehen. Daher nennt man diese Art der Verbindungen ungesättigt.

Die meisten ungesättigten Fettsäuren sind bei Zimmertemperatur flüssig, man nennt sie daher auch umgangssprachlich Öle.

Ungesättigte Fettsäuren kommen vor allem in Pflanzenölen reichlich vor. Aber auch in manchen tierischen Fetten, beispielsweise beim Fisch, kommen ungesättigte Fettsäuren vor.

Ihr Ruf ist erheblich besser als der gesättigter Fettsäuren. Sie sollen das Risiko für Herz-Kreislauferkrankungen verringern können. In medizinischen Studien wurde diese Vermutung jedoch nicht bestätigt. Da diese Erkenntnis noch relativ neu ist, hat sie sich noch nicht bei den meisten Ärzten, Fernsehjournalisten und anderen Experten durchgesetzt.

In den letzten Jahrzehnten wurden von allen Seiten Pflanzenöle empfohlen, um die Gesundheit zu fördern. Anstatt Butter sollten die Menschen Margarine essen, die als gesünder galt.

Doch Pflanzenöle verwandeln sich bei verschiedenen Bearbeitungsarten in Transfette. Dies geschieht beispielsweise durch Härtung oder Erhitzung. Transfette sind also häufig in Margarine enthalten oder entstehen beim Kochen und Backen mit Pflanzenölen.

Von Transfetten weiß man inzwischen, dass sie sehr gesundheitsschädlich sind.

Die Margarine, die man aus Gesundheitsgründen gegessen hat, ist also zum großen Teil erheblich gesundheitsschädlicher gewesen als die verpönte Butter, auf die man bedauernd verzichtet hat.

Inzwischen wird bei der Margarineherstellung oft darauf geachtet, dass keine Transfette enthalten sind. Dennoch handelt es sich bei Margarine nach wie vor um ein Produkt, bei dem die Ausgangssubstanz Pflanzenöl aufwendig aufbereitet wird, bis das streichfähige Endprodukt entsteht.

Pflanzenöle sind von unterschiedlicher Zusammensetzung. Früher galten die Pflanzenöle mit besonders vielen ungesättigten Fettsäuren als besonders gesund, beispielsweise das Distelöl.

Nach neuesten Erkenntnissen sind jedoch gerade diese Pflanzenöle nicht so gesund wie gedacht, was unter anderem mit den Omega-3-Fettsäuren zusammenhängt.

Transfette

Die Transfette wurden vor einigen Jahren als die wahren Übeltäter beim Fett erkannt.

Sie erhöhen das Risiko, an Herzinfarkt oder Schlaganfall zu erkranken, wie in medizinischen Studien festgestellt wurde. Es sind also nicht die gesättigten Fettsäuren, sondern die Transfette, von denen die gesundheitsschädliche Wirkung ausgeht.

Transfette sind so schädlich für die Gesundheit, dass sie in einigen Gegenden der Vereinigten Staaten in Restaurants verboten wurden.

Transfette sind ungesättigte Fettsäuren, die durch Verarbeitung chemisch verändert wurden. Sie können beispielsweise durch Härtung oder Erhitzung entstehen.

Daher findet man sie, wie schon erwähnt, in Margarine. Sie sind aber auch in Gebäck zu finden, beispielsweise in Keksen oder Chips. Auch in Pommes frites und anderen frittierten Speisen kann man Transfette finden, sofern sie mit Pflanzenölen frittiert wurden.

Selbst in der eigenen Küche können Transfette entstehen, wenn man mit Pflanzenölen backt oder brät.

Zum Backen und Braten sollte man daher besser gesättigte Fette verwenden, beispielsweise Kokosfett oder Butterschmalz.

Omega-3-Fettsäuren

Wenn es um Fette geht, hört und liest man immer wieder von den gesunden Omega-3-Fettsäuren.

Man kann sie auch im Handel als Nahrungsergänzungsmittel kaufen.

Omega-3-Fettsäuren sind eine besondere Art von ungesättigten Fettsäuren.

Man findet sie vor allem in fetten Fischen. Aber auch Leinöl, Rapsöl, Sojaöl und Walnussöl sind reich an Omega-3-Fettsäuren, insbesondere Leinöl.

Medizinische Studien haben ergeben, dass Omega-3-Fettsäuren einen hohen gesundheitlichen Wert haben. Sie helfen gegen Entzündungen, Allergien, Neurodermitis und Gelenkentzündungen. Sie stärken außerdem das Immunsystem.

Für eine Weile wurden die Omega-3-Fettsäuren Vitamin F genannt, weil sie lebensnotwendig sind und vom Körper nicht selbst hergestellt werden können.

Auf der anderen Seite gibt es Omega-6-Fettsäuren. Auch sie sind eine besondere Art ungesättigte Fettsäuren. Sie kommen sehr reichlich in den meisten Pflanzenölen vor.

Auch Omega-6-Fettsäuren sind wichtig für den Körper. Doch wenn man zu viel von ihnen zu sich nimmt, dann haben sie eine gesundheitsschädliche Wirkung. Sie fördern dann Herzkrankheiten , Diabetes, Allergien und Entzündungen.

Dabei kommt es vor allem auf das Verhältnis zwischen den beiden Omega-Fettsäuen an. Es sollte nicht zu hoch zugunsten der Omega-6-Fettsäuren sein.

Ein gesundes Mengenverhältnis zwischen Omega-6-Fettsäuren und Omega-3-Fettsäuren wäre 3:1, auf die gesamte Ernährung bezogen.

Weil in den letzten Jahrzehnten immer Pflanzenöle zum Verzehr empfohlen wurden, nehmen die meisten Menschen zu viele Omega-6-Fettsäuren zu sich, vor allem im Vergleich zu den Omega-3-Fettsäuren.

Im Durchschnitt der Industrieländer liegt das Verhältnis der beiden Fettsäuren bei etwa 7:1, in den Vereinigten Staaten sogar bei 10:1.

Dieses Missverhältnis zwischen den beiden wichtigen Fettsäuren trägt mit zur Entstehung vieler Allergien und Entzündungen bei.

Besonders viele Omega-6-Fettsäuren sind in den als gesund geltenden Ölen Distelöl, Traubenkernöl und Sonnenblumenöl enthalten. Sie haben ein Verhältnis von über 100:1.

Als Pflanzenöl für den Alltag eignet sich fast nur das Rapsöl, das lange Jahre verschämt unter der Bezeichnung "Pflanzenöl" billigst verkauft wurde. Rapsöl hat ein Verhältnis von 3:1 zwischen den Omega-Fettsäuren. Seit sein gesundheitlicher Wert entdeckt wurde, wird Rapsöl auch teuer als kaltgepresstes Öl angeboten und wegen seines nussigen Aromas gepriesen.

Alternativ zu Rapsöl eignen sich noch Walnussöl und Sojaöl. Besonders viel Omega-3-Fettsäuren hat das Leinöl, aber das ist geschmacklich sehr speziell und nicht jedermanns Sache.

Fette Seefische enthalten auch viel Omega-3-Fettsäuren und sind daher sehr zu empfehlen, wenn man etwas gegen Allergien und Entzündungen tun will.

Wer nicht gerne häufig Fisch isst, kann auch Kapseln mit Omega-3-Fettsäuren einnehmen, die überall im Handelt zu erhalten sind. Es gibt sie wahlweise aus Fischen gewonnen und aus Leinöl gewonnen. Solche Nahrungsergänzungsmittel sind jedoch nur sinnvoll, wenn man unter Allergien, Neurodermitis, chronischen Entzündungen oder anderen Beschwerden leidet, von denen man sich durch Omega-3-Fettsäuren eine Besserung erwartet.

Cholesterin

Cholesterin gehört zu den am meisten missverstandenen Nahrungsbestandteilen der jüngeren Ernährungsgeschichte.

Jahrzehntelang wurde vor Cholesterin in der Nahrung gewarnt, weil es Herzinfarkt und Schlaganfall fördern soll. Aus diesem Grund verzichteten zahlreiche Menschen traurig auf Eier und Butter.

Doch das Cholesterin wurde von Anfang an falsch verstanden.

Zum einen ist Cholesterin eine lebensnotwendige Substanz. Es wird benötigt, um die Zellen des Körpers zu bilden. Ein großer Teil des Gehirns besteht aus Cholesterin.

Auch der Gallensaft zur Verdauung wird mithilfe von Cholesterin gebildet und zahlreiche Hormone basieren auf der Ausgangssubstanz Cholesterin.

Zum Anderen stellt sich der Körper das benötigte Cholesterin selbst her. Die Leber produziert das Cholesterin in den Mengen, die sie für richtig hält. Wenn über die Nahrung viel Cholesterin zugeführt wird, produziert die Leber weniger Cholesterin als wenn über die Nahrung wenig Cholesterin gegessen wird.

Doch bei zahlreichen Menschen wird vom Körper zu viel Cholesterin hergestellt. Dies ist vor allem bei übergewichtigen Menschen der Fall, insbesondere, wenn sie sich wenig bewegen. Dann fließt zu viel Cholesterin im Blut. Auch der reichliche Verzehr von Fruchtzucker und anderen Kohlenhydraten kann den Cholesterinspiegel erhöhen. Bei manchen Menschen sorgt auch eine angeborene Veranlagung für einen erhöhten Cholesterinspiegel.

Dieser erhöhte Cholesterinspiegel im Blut ist es, der Ärzte dazu bringt, vom Verzehr cholesterinreicher Nahrung abzuraten. Doch der Verzicht auf Butter und Eier hilft in dem meisten Fällen nicht gegen den erhöhten Cholesterinspiegel.

Wer sich hingegen regelmäßig bewegt, kann den Cholesterinspiegel deutlich senken, besser sogar als die meisten Medikamente. Auch der Verzicht auf ein Übermaß an Fruchtzucker in industriell hergestellten Nahrungsmitteln, beispielsweise Softdrinks, hilft dabei, den Cholesterinspiegel zu senken.

Ein erhöhter Cholesterinspiegel im Blut ist übrigens bei weitem nicht so gesundheitsschädlich, wie häufig angenommen wird. Er tritt zwar häufig zusammen mit Arteriosklerose auf, ist aber mitnichten die Ursache dieser Gefäß schädigenden Erkrankung.

HDL-Cholesterin

Es gibt zwei besondere Arten von Cholesterin.

Da ist zum Einen das HDL-Cholesterin (= High Density Lipoprotein), das als gesundheitsfördernd gilt. Es ist das sogenannte gute Cholesterin.

Diese Cholesterinart transportiert Cholesterin vom Gewebe zur Leber. Daher reinigt das HDL den Körper sozusagen vom anderen Cholesterin, weil es für den Abtransport sorgt.

Wenn man viel Knoblauch isst und sich viel bewegt, dann erhöht sich der HDL-Spiegel im Blut, was der Gesundheit förderlich ist.

LDL-Cholesterin

Das LDL-Cholesterin (= Low Density Lipoprotein) wird auch als das schlechte Cholesterin bezeichnet.

Es transportiert Cholesterin von der Leber zu den anderen Körperzellen, also auch zu den Blutgefäßen.

Die Ablagerungen (Plaques) in den Blutgefäßen bei Arteriosklerose entstehen unter anderem aus chemisch verändertem LDL-Cholesterin.

Besonders wichtig für die Gesundheit ist das Verhältnis zwischen HDL und LDL-Cholesterin.

Pflanzliche Öle

Pflanzenöle gelten als besonders gesunde Fettarten.

Dabei muss man jedoch zwischen verschiedenen Pflanzenölen unterscheiden.

Lange Zeit galten die Pflanzenöle vor allem wegen der reichlichen ungesättigten Fettsäuren als so gesund. Doch die besondere Gesundheitswirkung der ungesättigten Fettsäuren im Vergleich zu gesättigten Fettsäuren hat sich in medizinischen Langzeitstudien nicht bestätigt.

Stattdessen geht von ihnen eine Gefahr aus, wenn sie erhitzt oder chemisch verändert werden. Dann entstehen leicht Transfette, die nachweislich sehr ungesund sind.

Es ist also sehr wichtig, dass man Pflanzenöle, die reichlich ungesättigte Fettsäuren enthalten, beispielsweise Distelöl, nicht erhitzt, sondern nur kalt verwendet.

Einige Pflanzenöle, wie beispielsweise Leinöl oder Rapsöl, haben eine gesundheitsfördernde Wirkung, weil sie viel Omega-3-Fettsäuren enthalten.

Viele andere Pflanzenöle enthalten jedoch vorwiegend Omega-6-Fettsäuren, die im Übermaß genossen, gesundheitsschädlich sind.

Olivenöl, das zur Zeit sehr populär ist, enthält weder Omega-3-Fettsäuren noch Omega-6-Fettsäuren in nennenswerten Mengen. Diesbezüglich kann man es also als neutral in Hinblick auf die Gesundheit betrachten.

Tierische Fette in Fleisch

Fettes Fleisch hat in Bezug auf die Gesundheit einen sehr schlechten Ruf.

Dieser Ruf basiert in erster Linie auf der widerlegten Theorie, dass gesättigte Fettsäuren ungesund seien.

Auch wenn diese vermeintlich schädliche Wirkung der tierischen Fette in Fleisch nicht vorhanden ist, haben diese Fette dennoch sehr viele Kalorien, was zu Übergewicht führen kann.

Erfahrungsgemäß leiden viele Menschen, die gerne viel fettes Fleisch essen, insbesondere Schweinefleisch, häufig unter Zivilisationskrankheiten. Inwieweit das fette Fleisch dafür ursächlich verantwortlich ist, wird die Forschung wohl eines Tages herausfinden.

Wenn man abnehmen will, sollte man sich bei fettem Fleisch zurückhalten, denn dick macht es ohne jeden Zweifel, wenn man es im Übermaß genießt.

Tierische Fette in Fisch

In Fischen gilt Fett als besonders gesund. Das liegt vor allem daran, dass Fischfett reichlich Omega-3-Fettsäuren enthält.

Außerdem enthalten viele Fischarten Vitamin-D, das in den Fetten gelöst vorkommt.

Daher wird reichlicher Verzehr von Fisch, auch der fetten Sorten, für eine gesunde Ernährung empfohlen.

Problematisch beim Fischgenuss ist jedoch, dass die Weltmeere überfischt sind. Viele Fischarten sind durch die Fischerei bedroht, beispielsweise der echte Thunfisch.

Es gibt jedoch auch Fischarten, die nicht bedroht sind, und die man daher relativ unbesorgt essen kann.

Fette in Milchprodukten

Viele Milchprodukte sind relativ reich an Fetten. Dieses Milchfett stand lange in einem schlechten Ruf, weil es vorwiegend gesättigte Fettsäuren enthält. Doch dieses Argument zählt nach neuesten Erkenntnissen nicht mehr.

Stattdessen sollte man berücksichtigen, das Milchfett ein günstiges Verhältnis zwischen Omega-3-Fettsäuren und Omega-6-Fettsäuren aufweist. Das macht Milchfett gesünder als viele Pflanzenöle.

Auch das viel geschmähte Cholesterin, weswegen die Butter oft als gesundheitsschädlich verrufen wurde, ist nicht so problematisch wie immer noch oft behauptet wird (siehe Seite 191).

Beim Abnehmen sollte man jedoch den relativ hohen Fettgehalt vieler Milchprodukte berücksichtigen. Besonders der Kaloriengehalt von Käse wird häufig unterschätzt.

Von Milch, Jogurt und Quark gibt es im Handel auch fettarme Varianten, an die man sich durchaus gewöhnen kann.

Fettarme Diäten

Bevor Low Carb Diäten Mode wurde, galten fettarme Diäten als Nonplusultra.

Auch heute noch propagiert die DGE eine fettarme Ernährung zum Abnehmen.

Wenn man das Fett maßvoll reduziert und nicht durch umso mehr Kohlenhydrate ersetzt, kann das durchaus zum Abnehmen beitragen.

Dabei sollte man jedoch nicht übertreiben, denn Fette sind lebenswichtig.

Am besten reduziert man sowohl die Fette als auch die Kohlenhydrate etwas, dann fällt beides nicht so schwer.

Eiweiß - Proteine

Die Eiweiße sind die wichtigsten Baustoffe des Körpers. Aus ihnen werden Körperzellen aller Art, Verdauungsenzyme und viele Hormone hergestellt.

Daher stellen die Eiweiße in der Nahrung, in der Fachsprache auch Proteine genannt, in erster Linie Baumaterial dar. Nur in zweiter Linie sind sie auch Energiespender, für den Fall, wenn man zu wenig Kohlenhydrate und Fette zu sich nimmt.

Mit 4,1 Kilokalorien pro Gramm enthalten die Proteine genau so viele Kalorien wie die Kohlenhydrate.

Bei der Verdauung und Umwandlung in Energie gehen jedoch bis zu 25% der Nahrungsenergie verloren, weil die Proteine so komplex zusammengesetzt sind.

Dieser Energieverlust und die starke Sättigungswirkung der Proteine führt dazu, dass Proteine manchmal als Fatburner bezeichnet werden.

Proteine helfen außerdem dabei, das Muskeln wachsen können. Weil Muskeln für das Abnehmen sehr wichtig sind, ist dies eine weitere günstige Wirkung für die schlanke Linie.

Aminosäuren als Bausteine der Proteine

Proteine setzen sich aus Aminosäuren zusammen. Aminosäuren enthalten außer den für Nährstoffe üblichen Elementen Kohlenstoff, Wasserstoff und Sauerstoff auch Stickstoff und eventuelle andere Elemente.

Die verschiedenen Aminosäuren werden in unterschiedlicher Weise und Anzahl aneinandergereiht, um die Proteine zu bilden. Proteine können daher sehr unterschiedlich beschaffen sein.

Kleine Proteine mit wenigen Aminosäuren wirken flüssig und stellen beispielsweise Hormone dar. Aus größeren Proteinen wird der Körper aufgebaut.

Im menschlichen Körper gibt es etwa 5.000 verschiedene Proteine.

Biologische Wertigkeit

Insgesamt gibt es in unserem Körper 22 verschiedene Aminosäuren.

Die meisten dieser Aminosäuren können wir selbst herstellen, wenn wir genügend Proteine als Grundmaterial zu uns nehmen.

Doch acht der Aminosäuren kann unser Körper nicht produzieren. Wir müssen sie mit der Nahrung aufnehmen. Diese acht Aminosäuren werden daher essentielle Aminosäuren genannt.

Es handelt sich dabei um folgende Aminosäuren:

- Isoleucin
- Leucin
- Lysin
- Methionin
- Phenylalanin
- Threonin
- Tryptophan
- Valin

Die Menge, die wir von den einzelnen essentiellen Aminosäuren benötigen, ist je nach Aminosäure unterschiedlich.

Mit der biologischen Wertigkeit eines Proteins wird ausgedrückt, wie sehr ein Protein der für uns idealen Zusammensetzung der essentiellen Aminosäuren entspricht.

Das Protein aus dem Ei wurde mit der Wertigkeit 100 festgelegt, weil es zum damaligen Zeitpunkt das Protein war, das dem menschlichen Bedarf am nächsten kommt. Es hat also eine besonders hohe biologische Wertigkeit. Inzwischen wurden Proteine mit einer noch höheren Wertigkeit entdeckt, sodass es auch Werte über 100 gibt.

Hier eine Liste mit der biologischen Wertigkeit einiger Nahrungsproteine:

- Vollei (Eigelb und Eiklar) 100
- Molkeprotein 110
- Kartoffeln 99
- Fisch 94
- Rindfleisch 92
- Kuhmilch 91
- Soja 85
- Käse 84
- Reis 80
- Bohnen 72
- Putenfleisch 70
- Weizen 58

Auffällig ist die hohe biologische Wertigkeit des Kartoffel-Eiweißes. Die Spitzenplätze werden ansonsten nur von tierischen Produkten gehalten. Durch die hohe biologische Wertigkeit des enthaltenen Proteins ist die Kartoffel ein sehr wertvolles Nahrungsmittel.

Erhöhte Wertigkeit durch Kombination

Wenn man verschiedene Nahrungsmittel geschickt kombiniert, kann die Wertigkeit der darin enthaltenen Proteine deutlich erhöht werden.

Das kommt daher, dass in dem einen Nahrungsmittel ein oder mehrere Aminosäuren zu wenig enthalten sind, die in dem jeweils anderen Nahrungsmittel besonders reichlich enthalten sind. So ergänzen sich die Nahrungsmittel gegenseitig.

Für Menschen, die gerne Fleisch und Milchprodukte essen, spielt diese Ergänzungsmöglichkeit keine wesentliche Rolle.

Für Veganer ist das Wissen über diese Kombinationsmöglichkeiten jedoch lebenswichtig, damit sie keinen Eiweißmangel bekommen. Auch wenn Menschen nur selten Fleisch essen, können sie durch günstige Kombination der pflanzlichen Nahrung ihre Eiweißversorgung sicherstellen.

Hier eine Liste besonders guter Nahrungsmittelkombination zur Erhöhung der biologischen Wertigkeit:

- Kartoffeln und Ei 137
- Kartoffeln und Quark 130
- Brot und Ei 123
- Brot und Quark 125
- Mais und Bohnen 101
- Brot und Gemüsesuppe ca. 100
- Reis und Linsen oder Bohnen ca. 100

Eiweißbedarf

Vor allem beim Abnehmen ist es wichtig, dass man den Proteinbedarf ausreichend deckt. Denn wenn man zu wenig Proteine isst, baut der Körper Muskeln ab, selbst wenn man sich viel bewegt und insgesamt genügend isst.

Der minimale Proteinbedarf liegt zwischen 0,8 und 1,2 Gramm Proteine pro Kilogramm Körpergewicht. Die Angaben variieren von Autor zu Autor.

Ein Mensch mit 70 Kilogramm Körpergewicht braucht also im Durchschnitt mindestens 70 Gramm Proteine am Tag.

Bei der in den Industrieländern üblichen Durchschnittsernährung wird dieser Bedarf mehr als gedeckt. Etwa 100 Gramm Proteine verspeist der normale Fleischesser in Deutschland.

Bei Vegetariern und Menschen, die nur selten Fleisch essen, kann es jedoch durchaus zu Engpässen mit der Eiweißversorgung kommen. Im Alltag wird dies jedoch fast nur bei Veganern problematisch, weil sie auch auf Milchprodukte verzichten.

Beim Abnehmen können jedoch auch normale Vegetarier Probleme mit der Eiweißversorgung bekommen, wenn sie wegen des Fettes die Milchprodukte reduzieren. Vegetarier müssen daher beim Abnehmen besonders gut auf eine ausreichende Eiweißversorgung achten.

Kraftsportler brauchen mehr Eiweiß als normal sportliche Menschen, weil der Muskelaufbau viel Eiweiß braucht. Die Angaben für Kraftsportler liegen bei etwa 2 Gramm Proteine pro Kilogramm Körpergewicht.

Mehr sollte es jedoch nicht sein, weil sonst die Nieren zu stark belastet würden.

Wer viel Proteine zu sich nimmt, sollte auch viel Wasser trinken, damit die Nieren das Abbauprodukt Harnstoff problemlos ausscheiden können.

Eiweiße in Fisch und Fleisch

In Fleisch und Fisch ist besonders viel Eiweiß enthalten. Daher sind Fleisch und Fisch sehr wichtige Eiweißspender.

Die biologische Wertigkeit von Fleisch und Fisch ist hoch, bei Geflügelfleisch jedoch etwas geringer.

Wer beim Abnehmen seinen Eiweißbedarf vor allem durch Fleisch und Fisch decken will, sollte mehrmals in der Woche eine Mahlzeit mit Fleisch oder Fisch essen.

Im normalen Leben reichen ein bis zwei Mahlzeiten mit tierischen Proteinspendern pro Woche.

Fisch ist meistens fettarm und deshalb sehr gut zum Abnehmen geeignet. Die fetteren Sorten sind auch gesund, weil sie viel Omega-3-Fettsäuren enthalten.

Unter den Fleischsorten gilt vor allem Geflügelfleisch als gesund, weil es meistens fettarm ist. Daher hilft es auch gut beim Abnehmen.

Fleisch von Säugetieren, wie Rindfleisch oder Schweinefleisch, hat unter Gesundheitsaspekten keinen so guten Ruf. Dagegen spricht die hohe biologische Wertigkeit der enthaltenen Proteine. Außerdem enthält rotes Fleisch viel Eisen und L-Carnitin, das den Muskelaufbau aus Fettpolstern fördert.

Wer viel Fleisch und Fisch isst, sollte auf die verzehrten Purinmengen achten, wenn eine Neigung zu Gicht besteht. Von dieser Neigung erfährt man entweder, weil Verwandte an dieser Krankheit leiden oder weil der Arzt bei einer Blutuntersuchung erhöhte Harnsäurewerte feststellt. In diesem Fall muss man sich informieren, welche Fleischsorten erlaubt sind und welche nicht. Auf Innereien und sehr fettes Fleisch sollte man bei Gicht, oder einer Neigung dazu, besser verzichten.

Milcheiweiß

In Milch und Milchprodukten ist relativ viel Eiweiß enthalten. Das Milcheiweiß hat eine besonders hohe biologische Wertigkeit.

Der Nachteil bei Milch und Milchprodukten ist der relativ hohe Fettgehalt bei vielen dieser Produkte. Vor allem Käse enthält jede Menge Fett und wird dadurch zu einer wahren Kalorienbombe.

Viele Milchprodukte gibt es in fettarmen Varianten und manche sogar nahezu fettfrei als Magerprodukt. Je nach Einsatzzweck kann man sich an die fettarmen Varianten gewöhnen. Doch zum Weißen des Kaffees eignet sich fettarme Milch eher weniger, weil man davon viel mehr braucht, um den gewünschten Effekt zu erzielen.

Magerquark ist für viele Menschen nicht unbedingt ein großer Leckerbissen, obwohl er für die Eiweißversorgung besonders wertvoll ist. Wenn man den Magerquark mit etwas Fruchtsaft, Wasser oder Milch anrührt, wird er geschmeidiger und lässt sich angenehmer essen. Als Kräuterquark angemacht, wird er zusammen mit Kartoffeln zu einer gut sättigenden Schlankmahlzeit.

Die fettarmen Varianten von Käse sind geschmacklich ziemlich anders als die vollfetten Sorten. Sie sind wohl nicht jedermanns Sache. Aber wenn man gerne Käse isst und abnehmen will, lohnt sich ein Versuch mit fettarmem Käse.

Proteine in Eiern

Eier stehen den Milchprodukten relativ nahe, und weil sie nirgendwo anders gut einsortiert werden können, werden sie häufig in einem Atemzug mit Milchprodukten genannt.

Als Eiweißspender sind Eier sehr gut geeignet, weil sie eine sehr hohe biologische Wertigkeit haben.

Eier enthalten mittelviel Fett und daher auch mittelviel Kalorien. Weil sie sehr gut sättigen, eignen sie sich relativ gut als Nahrungsmittel beim Abnehmen.

Pflanzliches Eiweiß

Auch in pflanzlicher Nahrung ist Eiweiß enthalten, wenn auch meist weniger als in tierischer Nahrung.

Weil die Pflanzen mit uns Menschen biologisch weniger eng verwandt sind als die Tiere, haben auch die Proteine der meisten Pflanzen eine niedrigere biologische Wertigkeit.

Doch es gibt keine Regel ohne Ausnahme, denn Kartoffeln, Reis und Hülsenfrüchte haben eine biologische Wertigkeit, die sich durchaus mit Fleisch messen kann.

Wenn man verschiedene pflanzliche Nahrung sinnvoll miteinander kombiniert, erhöht sich die biologische Wertigkeit der enthaltenen Proteine, weil sich die Aminosäuren gut ergänzen.

So haben beispielsweise Mais und Bohnen oder Reis und Bohnen eine biologische Wertigkeit von etwa 100. Daher können die Menschen in vielen armen Ländern gesund leben, sofern sie genug Getreide und Hülsenfrüchte zum Essen haben.

In Hülsenfrüchten ist der Eiweißanteil besonders hoch, am allerhöchsten in der Sojabohne. Soja eignet sich also sehr gut, um den Eiweißbedarf beim Abnehmen zu decken.

Der Nachteil bei Soja ist jedoch, dass es viele Isoflavone enthält, das sind sogenannte Phytoöstrogene. Dagegen ist eigentlich nichts einzuwenden, doch viele Frauen haben zu viel Östrogene im Körper, vor allem zu Beginn der Wechseljahre, oft aber auch schon davor. Diese Östrogen-Dominanz fördert das Übergewicht und Wassereinlagerungen. Wenn man als Frau zum prämenstruellen Syndrom leidet oder am Anfang der Wechseljahre steht, hat man wahrscheinlich eine Östrogendominanz und sollte mit Sojaprodukten eher zurückhaltend sein.

Der Nachteil bei anderen pflanzlichen Proteinen, beispielsweise in Getreide oder Kartoffeln, ist, dass der Proteingehalt eher niedrig ist und außerdem viele Kohlenhydrate darin enthalten sind. Um den Proteinbedarf beim Abnehmen vorwiegend mit Getreide und Kartoffeln zu decken, müsste man also zu viel davon essen. Die Kohlenhydrate, die man dabei isst, würden das Übergewicht fördern. Als Ergänzung der Proteinversorgung eignen sich Getreide und Kartoffeln jedoch sehr gut.

Eiweiß als Nahrungsergänzung

Wer nicht gerne viel Fleisch isst, Milchprodukte wegen des Fettgehaltes reduziert, nicht so oft Magerquark essen will oder wenig Zeit und Lust zum Kochen hat, kann seinen Proteinbedarf teilweise mit Eiweiß-Drinks decken.

Solche Eiweißdrinks wurden ursprünglich für Kraftsportler entwickelt, die viel Proteine für ihr Muskelwachstum brauchen. Da Muskeln beim Abnehmen helfen und Proteine gut sättigen, sind Eiweißdrinks auch zum Abnehmen geeignet.

Das haben sich auch viele Unternehmer gedacht und haben Eiweißdrinks speziell zum Abnehmen entwickelt. Doch unerklärlicherweise enthalten diese Schlank-Drinks relativ viel Kohlenhydrate, was den günstigen Effekt durchaus mindert. Kohlenhydratreiche Diät-Drinks eignen sich nur, wenn man damit ganze Mahlzeiten ersetzen will. Diese Vorgehensweise ist nur sinnvoll, wenn man sehr übergewichtig ist und aus Gesundheitsgründen schnell abnehmen muss. Allerdings wird dann meistens der Hungerstoffwechsel aktiv mit all seinen Nachteilen (siehe Seite 73). Solch eine Flüssigernährungs-Diät sollte man nur unter ärztlicher Aufsicht durchführen.

Zur Ergänzung der Proteinversorgung eignen sich ausschließlich Eiweißdrinks, deren Pulver zwischen 80% und 95% Proteine enthalten.

Solche Proteindrinks werden für Sportler angeboten und nicht als Abnehmprodukte. Man erhält sie in Fitnessstudios, Drogerien und Apotheken.

Das Bestellen von billigen Eiweißpulvern aus unbekannter Quelle ist weniger empfehlenswert, denn nicht immer ist in den Pulvern das enthalten, was draufsteht.

Die guten Proteindrink-Pulver enthalten Proteine mit sehr hoher biologischer Wertigkeit. Meistens werden die Proteine aus Molkeprotein (Whey), Milcheiweiß, Eiern oder Soja gewonnen.

Wenn kollagenes Eiweiß in einer Mischung enthalten ist, spricht das für eine geringere Qualität, denn dabei handelt es sich um Fleischreste. Solche Zutaten sind jedoch inzwischen sehr selten geworden.

Das Eiweißpulver wird mit fettarmer Milch oder Wasser angerührt, am besten mit einem Milchschäumer. Sie schmecken wie ein Milchshake und sind meistens in verschiedenen Geschmackrichtungen erhältlich.

Eiweißdrinks sind besonders gut nach dem sportlichen Training oder zur Ergänzung leichter Salatmahlzeiten geeignet.

Salz

Salz enthält keine Energie und somit keine Kalorien. Dennoch ist Salz ein lebensnotwendiges und zugleich umstrittenes Nahrungsmittel.

Jede Zelle des Körpers braucht eine gewisse Menge Salz, denn alles Wasser in unserem Körper ist ein mildes Salzwasser. So können die chemischen Vorgänge im Körper besser funktionieren.

Da mit dem Urin Salze ausgeschieden werden, muss man neues Salz mit der Nahrung aufnehmen. So weit ist es klar und wird auch von niemandem bestritten.

Doch in unserer Industriegesellschaft ist Salz reichlich verfügbar, sodass die meisten Menschen deutlich mehr Salz essen, als lebensnotwendig ist.

Da obendrein von den meisten Menschen zu wenig Wasser getrunken wird, verbleibt zu viel Salz im Körper.

Dieses überschüssige Salz bindet möglichst viel Wasser im Körper, sodass es zu Wasseransammlungen im Körper kommt. Das führt zu einer Gewichtszunahme und aufgeschwemmten Schwellungen an den Füßen, den Beinen, den Händen, am Bauch und im Gesicht. Solche Wasseransammlungen nennt man Ödeme. Sie können außer zu viel Salz auch andere Gründe haben, wie Östrogen-Dominanz, Herzschwäche oder Nierenschwäche.

Wenn die Ursache für die Wassersammlung an hohem Salzkonsum liegt, kann man das Wasser erstaunlicherweise am einfachsten loswerden, indem man viel Wasser trinkt. Durch das getrunkene Wasser kann das überschüssige Salz endlich ausgeschieden werden. Zusammen mit dem neu getrunkenen Wasser wird dann auch das Wasser der Ödeme ausgeschieden. Das Wasser selbst wirkt also harntreibend. Man braucht meistens gar keine Medikamente oder Kräutertees dafür.

In Bezug auf das Abnehmen hat das Salz also durchaus eine spürbare Bedeutung. Eine einzige salzreiche Mahlzeit kann zu einer erheblichen Gewichtszunahme führen, was allein am zusätzlich eingelagerten Wasser liegt.

Wenn man sich hingegen salzarm ernährt, verlieren sich die Wasseransammlungen und man wird leichter, ohne ein Gramm Fett zu verlieren. Da viele Diäten salzarm sind, wird dieser Effekt voll genutzt. So zeigt die Waage schon nach wenigen Tagen eine erhebliche Gewichtsabnahme an. Doch das ist reine Augenwischerei und der Effekt kann schon durch eine salzreiche Mahlzeit wieder zunichte gemacht werden.

Salz ist in der Medizin vor allem umstritten, weil ihm eine blutdruckerhöhende Wirkung nachgesagt wird.

Doch neue Studien zeigen, dass nur ein kleiner Teil der Patienten mit Bluthochdruck durch reichlichen Salzkonsum einen erhöhten Blutdruck bekommt. Nur bei diesen wenigen Patienten lohnt es sich, auf salzarme Ernährung umzustellen. Alle anderen Hochdruck-Patienten verzichten umsonst auf das Salz.

Es ist jedoch sinnvoll, den Salzkonsum auf ein normales Maß zu beschränken.

Ein bis drei Gramm Salz täglich reichen im normalen Alltag.

Wenn man jedoch stark schwitzt, braucht man bis zu 20 Gramm Salz. Dann sollte man jedoch auch entsprechend viel Wasser trinken.

Getränke

Die Getränke werden bei der Betrachtung der Ernährung häufig übersehen.

Dabei spielen sie bei vielen Menschen eine erhebliche Rolle bei der Energieversorgung und daher auch bei Zu- und Abnehmen.

Generell sollte man unbedingt genug trinken, wenn man abnehmen will.

Etwa 2 bis 3 Liter Flüssigkeit braucht ein Mensch täglich. Schwere Menschen brauchen mehr Flüssigkeit als leichte Menschen.

Wenn man stark schwitzt, egal ob durch Sport oder durch Hitze, braucht man noch erheblich mehr Flüssigkeit. Dann können durchaus 4 bis 6 Liter erforderlich sein.

Nur mit ausreichend Wasser können alle Stoffwechselvorgänge reibungslos funktionieren. Wasser ist auch nötig, um die Stoffwechselendprodukte auszuscheiden. Sogar für den Abbau von Gewebswasser (Ödeme) ist Wasser notwendig, auch wenn das paradox klingt.

Je nachdem, was man trinkt, können die Getränke das Abnehmen erleichtern oder es auch verhindern.

Bei vielen übergewichtigen Menschen sind es vor allem die Getränke, die zum Übergewicht geführt haben.

Softdrinks

Softdrinks wie Cola-Getränke oder andere zuckerhaltige Limonaden fördern in hohem Maße die Entstehung von Übergewicht.

Gegen eine Cola zu besonderen Gelegenheiten wäre nichts einzuwenden.

Aber in der Praxis werden Softdrinks oft literweise getrunken, ohne dass die Betroffenen davon satt werden. Die Softdrinks werden aus Kosten- und Imagegründen nämlich häufig vor allem mit Fruchtzucker gesüßt, der kaum eine sättigende Wirkung hat. Dabei macht isolierter Fruchtzucker dicker als normaler Haushaltszucker und fördert außerdem die Entstehung von Diabetes (siehe Seite 162).

Durch ihren hohen Zuckergehalt haben Softdrinks meistens jede Menge Kalorien und das auch noch in der Form von schnell verwertbaren Kohlenhydraten.

In flüssiger Form aufgenommen, wirken sich Kohlenhydrate noch schneller aus, als wenn man sie in fester Form isst. Die Insulinreaktion fällt besonders heftig aus. Daher ist es für den Zuckerstoffwechsel sehr ungünstig, Kohlenhydrate zu trinken.

Lightgetränke

Als schlank machende Alternative zu den zuckerhaltigen Softdrinks wählen viele Menschen die entsprechenden Lightversionen.

Diese Getränke sind meistens genau so süß wie das Original, doch die Süße wird durch Süßstoff bewirkt.

Weil die Getränke durch den Süßstoff nahezu kalorienfrei sind, denken die Meisten, dass sie davon ungestraft jede Menge trinken können.

Doch leider funktioniert das in der Praxis nicht. Menschen, die Lightgetränke trinken, nehmen meistens noch stärker zu als Menschen, die das zuckerreiche Original trinken.

Das liegt daran, dass Süßstoffe wie ein Mästmittel wirken (siehe Seite 223).

Sie selbst haben zwar keine Kalorien, aber genau das bringt den Körper durcheinander. Durch den süßen Geschmack erhofft sich der Körper schnelle Kohlenhydrate, die aber ausbleiben. Also versucht der Körper mit allen Tricks, sich die erhofften Kohlenhydrate doch noch zu besorgen. Der Appetit wird also enorm gesteigert.

Lightgetränke sind daher leider keine Lösung zum Abnehmen.

Wenn man unbedingt mal eine Cola trinken will, sollte man lieber das zuckerreiche Original wählen, aber besser nur in kleinen Mengen.

Fruchtsaft

Säfte gelten als gesund und viele Menschen trinken reichlich Fruchtsäfte, wenn sie abnehmen wollen.

Aber Säfte können genau so dick machen wie Softdrinks, denn auch Säfte enthalten jede Menge Kohlenhydrate und Kalorien. Apfel- und Orangensaft haben beispielsweise mehr Kalorien als Cola-Getränke.

Was den Vitamingehalt und die natürliche Gesundheit angeht, sind Fruchtsäfte den Limonaden natürlich deutlich überlegen. Das gilt aber nicht für ihre Auswirkung auf das Körpergewicht.

Genau betrachtet sind Fruchtsäfte konzentrierte Extrakte aus Obst. Die Bestandteile, die satt machen, nämlich das Fruchtfleisch, werden bei den meisten Säften entfernt. Außerdem ist Obst auch für sich genommen schon relativ kalorienreich.

Wenn man die Kohlenhydrate des Obstes in flüssiger Form als Saft zu sich nimmt, dann wirken sie sich stärker auf den Blutzuckerspiegel aus als in natürlicher Obstform.

Zum Abnehmen ist es also nicht sinnvoll, häufig größere Mengen Saft zu trinken.

Auch Fruchtnektar oder Fruchtsaftgetränke sind zum Abnehmen nicht geeignet, denn sie enthalten neben einem geringen Saftanteil auch noch jede Menge Zucker.

Schorle

Fruchtsaftschorle gilt bei vielen Abnehmwilligen als gutes Getränk zum Abnehmen.

Schließlich enthält Schorle ja nur etwa halb so viel Kalorien wie reiner Fruchtsaft, weil der Saft mit Sprudelwasser verdünnt wird.

Das ist durchaus richtig, doch auch die Hälfte der Saftkalorien ist immer noch viel, wenn man große Mengen davon trinkt.

Bei einem Liter Apfelsaftschorle kommen immerhin 240 kcal zusammen.

Das klingt nicht viel, doch regelmäßig genossen, kann diese zusätzliche Kalorienmenge erheblich zum Übergewicht beitragen.

Wer täglich einen Liter Apfelsaftschorle trinkt, hat in einem Jahr 87.600 kcal zusätzlich aufgenommen. Das entspricht 12,5 kg Körperfett.

Zu besonderen Gelegenheiten kann man jedoch ohne Reue ein Glas Fruchtsaftschorle trinken.

Kaffee und Schwarztee

Kaffee und Schwarztee sind für viele Menschen ein nahezu unentbehrlicher Begleiter für den Start in den Tag.

Doch sie haben aus verschiedenen Gründen einen schlechten Ruf.

In Bezug auf die Flüssigkeitsversorgung wurde ihnen jahrelang nachgesagt, dass sie Wasser-Räuber seien. Das bedeutet, dass Kaffee und Tee harntreibend wirken sollen, sodass nach ihrem Genuss mehr Flüssigkeit ausgeschieden wird als man durch sie getrunken hat.

Doch die Vorstellung des Wasser-Räubertums wurde inzwischen relativiert. In medizinischen Studien wurde nämlich herausgefunden, das Kaffee und Tee bei Menschen, die an ihren Genuss gewöhnt sind, nicht so stark harntreibend wirken. Die harntreibende Wirkung ist dann nur noch gering. Dadurch wird nicht mehr Wasser ausgeschieden als getrunken wurde.

Das Hauptargument, das lange Zeit gegen Kaffee und Tee ins Feld geführt wurde, ist also hinfällig geworden.

Man kann also die Menge Kaffee und Tee, die man trinkt, durchaus zur täglichen Trinkmenge hinzurechnen.

Dennoch sollte man nicht seinen gesamten Flüssigkeitsbedarf mit Kaffee und Tee decken, weil ja eine gewisse harntreibende Wirkung bleibt.

Außerdem wirken Kaffee und Tee durch den Koffeingehalt belebend. Am Morgen und in überschaubaren Mengen wird diese Wirkung von den meisten Menschen gut vertragen. Generell sollte man die Aufnahme von Stimulanzien jedoch nicht übertreiben.

Ein weiterer Faktor beim Genuss von Kaffee und Tee ist die Frage, ob man sie schwarz, mit Milch oder gar mit Zucker trinkt.

Fürs Abnehmen ist der Genuss des schwarzen Getränks zweifellos am effektivsten. Doch nicht jeder trinkt Kaffee und Tee gerne schwarz, selbst nicht nach einer Umstellungszeit. Viele Menschen verzichten lieber auf Kaffee und Tee, bevor sie sie schwarz trinken.

Milch in Kaffee und Tee hat nur wenig Kalorien, die sich auf Eiweiß, Fett und Kohlenhydrate verteilen. Kondensmilch oder Sahne haben naturgemäß mehr Fett und daher auch mehr Kalorien. Bei wenigen Tassen Kaffe oder Tee täglich, sollte die Milchmenge eigentlich keine wesentliche Wirkung auf das Abnehmen haben, außer bei Milchkaffee mit hohem Milchanteil.

Besonders verpönt ist Zucker in Kaffee und Tee. Viele Menschen, die ihren Kaffee oder Tee gerne ungesüßt trinken, halten Zucker im Morgen-Getränk für die Wurzel allen Übels. Tatsächlich kann der Zucker den Kaffee oder Tee zu einem kalorienreichen Getränk machen.

Ein Stück Würfelzucker hat immerhin 12 kcal. Einzeln ist das nicht viel. Doch wenn man pro Tasse drei Stück davon nimmt und viele Tassen trinkt, können einige Kalorien zusammenkommen. Hinzu kommt, dass Zucker in flüssiger Form viel schneller im Körper wirken als in fester Form. Der Zuckerstoffwechsel wird also durch den Zucker im Heißgetränk besonders belastet.

Wenn man seinen Kaffee oder Tee unbedingt gesüßt trinken will, dann hilft es, die Zuckermenge nach und nach zu reduzieren. Der angenehme Süßungseffekt tritt auch bei sehr geringen Zuckermengen auf.

Man kann auch immer wieder ausprobieren, ob man auch an ungesüßtem Kaffee oder Tee Gefallen findet. Im Laufe der Zeit kann sich der diesbezügliche Geschmack durchaus ändern.

Süßstoff im Heißgetränk ist keine sinnvolle Lösung, wenn man abnehmen will, auch wenn das von zahlreichen mehr oder weniger schlanken Menschen immer wieder propagiert wird. Süßstoff wirkt nämlich wie ein Mästmittel, sodass man sich seine Kalorien anderweitig holt, meistens mehr, als wenn man richtigen Zucker verwendet hätte (siehe Seite 223).

Auch Honig anstelle von Zucker ist keine sinnvolle Lösung um abzunehmen. Honig ist zwar gesünder als Zucker, weil er Vitamine und dergleichen enthält, aber er hat vergleichbar viele Kalorien wie Zucker. Man kann also auch vom Honig dick werden (siehe Seite 169).

Bei vielen Diäten und Ernährungslehren sind Kaffee und Tee vollständig verboten oder ausschließlich in schwarzer Form erlaubt.

Bei genauer Betrachtung der Wirkung von Kaffee und Tee auf den Körper und das Abnehmen, ist der Verbot dieser Getränke eine unnötig strenge Maßnahme. Sie dient bestenfalls dazu, die Gewohnheiten zu durchbrechen. Im schlimmsten Fall fördert das Verbot den Diätfrust so sehr, dass man sein Abnehmvorhaben aufgibt.

Sinnvoll wäre es wohl, den Kaffee- oder Tee-Konsum auf etwa zwei Tassen täglich zu beschränken und sich mit Milch und Zucker etwas zurück zu halten.

Kräutertees

Kräutertee gilt als Nonplusultra der gesunden Ernährung.

Wer reichlich Kräutertees trinkt, glaubt, seinem Körper ohne jede Einschränkung etwas Gutes zu tun.

Doch das stimmt nur bedingt.

Zweifellos sind die meisten Kräutertees besser für Gesundheit und die schlanke Linie geeignet als Softdrinks oder Säfte.

Doch je nach Sorte können auch Kräutertees unerwünschte Wirkungen haben.

Viele Kräuter haben nämlich eine ausgeprägte Heilwirkung, was sehr erwünscht ist, wenn man damit Krankheiten heilen will. Doch wenn man die Kräuter gar nicht zu Heilzwecken anwendet, hat man eine Wirkung auf den Körper, die gar nicht notwendig ist. Das ist fast so, als würde man Medikamente nehmen, die man gar nicht braucht, wenn auch im Allgemeinen weniger stark ausgeprägt.

Kräuter mit einer starken Heilwirkung sind daher als Haustees für den Alltag nicht geeignet. Davon sind beispielsweise Kamille und Pfefferminze betroffen, die beide starke Heilwirkungen haben. Dass sie überall als Alltagstee erhältlich sind, ist ihrer Wirkung eigentlich nicht angemessen.

Sehr viele Kräuter haben außerdem eine harntreibende Wirkung. Bekannte Beispiele dafür sind Brennnessel und Birke. Harntreibende Tees werden häufig als entschlackende Tees zum Abnehmen angepriesen.

Merkwürdigerweise wird genau die Wirkung, die bei Kaffee und Tee abgelehnt wird, bei Kräutern als sehr nützlich wahrgenommen.

Kräuter mit einer starken harntreibenden Wirkung haben genau den Wasser-Räuber-Effekt, vor dem bei Kaffee und Tee irrtümlich gewarnt wird.

Das bedeutet, dass man zwar entschlackende Abnehmtees trinken darf, aber nur in Verbindung mit viel reinem Wasser, damit man insgesamt genug Flüssigkeit bekommt.

Am besten trinkt man harntreibende Kräuter nur in Mischtees zusammen mit Kräutern, die keine starke Wirkung haben. Gegen eine minimale harntreibende Wirkung ist nichts einzuwenden.

Relativ neutrale Kräuter mit einer geringen Heilwirkung sind beispielsweise Roibusch, Zitronengras, Verbene, Brombeerblätter, Erdbeerblätter, Rosenblüten und Orangenblüten.

Die meisten Früchtetees sind von ihrer Wirkung her unproblematisch. Generell werden sie auch gut vertragen und von vielen Menschen auch gerne getrunken.

Manche Menschen haben jedoch Probleme mit Früchtetee, weil sie relativ sauer sind. Durch reichlichen Früchtetee-Genuss kann es dann zu Sodbrennen kommen.

Wasser

Reines Wasser ist zum Abnehmen das optimale Getränk.

Am besten ist es zum Abnehmen, wenn man den größten Teil seines Flüssigkeitsbedarfs mit Wasser deckt.

Es enthält weder Kalorien noch reizende Stoffe egal welcher Art.

Da Wasser frei von weiteren Inhaltstoffen ist, kann es ungehindert Stoffwechselabfälle aufnehmen, die dann mitsamt dem Wasser ausgeschieden werden.

Auch die Fließeigenschaften des Blutes werden verbessert. Die Durchblutung des ganzen Körpers gelingt dadurch besser und alle Zellen können besser mit Nährstoffen versorgt werden.

Davon profitiert besonders das Gehirn, weil es besser ernährt wird. Man kann klarer denken und sich besser konzentrieren. Für die gute Ernährung bedankt sich das Gehirn, indem es Endorphine (Glückshormone) ausschüttet, wenn man genug Wasser trinkt. Wassertrinken macht also glücklich.

Häufig verwechseln Menschen Hunger und Durst. Sie denken, dass sie hungrig seien, obwohl sie eigentlich durstig sind. Diese Verwechslung kann zu Übergewicht führen.

Dagegen hilft, wenn man beim Aufkommen von Hunger erst einmal ein Glas Wasser trinkt. Wenn das Hungergefühl dann verschwindet, war es vermutlich Durst und das Problem wurde kalorienfrei gelöst.

Auch gegen Schübe von Appetit oder Heißhunger kann Wassertrinken helfen. So kann Wasser dazu beitragen, Versuchungen besser zu widerstehen.

Man kann sich angewöhnen, vor jeder Mahlzeit ein bis zwei Gläser Wasser zu trinken. Dadurch wird der Magen schon einmal vorgefüllt. Das Wasser verlässt den Magen zwar auch schnell wieder, aber bis dahin ist meistens schon satt genug durch das Essen.

Wenn man kaltes Wasser trinkt, braucht der Körper Energie, um das Wasser auf Körpertemperatur zu bringen. Dadurch wird Wasser zu einem echten Fatburner. Der Kalorienverbrauch für diese Erwärmung ist jedoch gering. Für die Erwärmung von einem Liter kalten Wasser (17°C) auf Körpertemperatur werden etwa 20 kcal gebraucht.

Nahezu grenzenloses Trinkvergnügen

Wasser kann man nahezu in beliebiger Menge trinken, ohne davon dick zu werden.

Das ist für viele Abnehmwillige eine große Freude, weil man sich bei allen anderen Nahrungsmitteln und Getränken mehr oder weniger stark zurückhalten muss.

Doch beim Wassergenuss muss man bei großen Trinkmengen gewisse Regeln beachten, damit der Körper nicht darunter leidet.

Bis zu drei Liter Wasser täglich sind problemlos möglich, sofern man sich normal salzhaltig ernährt. Nur chronisch Nierenkranke müssen ihre Flüssigkeitsmenge beschränken.

Wenn man mehr als drei Liter täglich trinkt, muss man die Mineralien ersetzen, die zusammen mit dem Wasser im Urin oder Schweiß ausgeschieden werden.

Für den Salzausgleich kann man jedem Liter Wasser, den man trinkt, eine Prise Meersalz beigeben. Zusammen mit dem Salz der Nahrung wird das in etwa ausreichen, den Bedarf zu decken.

Für die Versorgung mit Magnesium, Kalium und Calcium kann man mineralstoffreiche Nahrung essen, beispielsweise Gemüse, Obst, Vollkornprodukte und Milchprodukte. Alternativ oder ergänzend kann man die Mineralien auch in Form von Nahrungsergänzungsmitteln zu sich nehmen.

An Wasser gewöhnen

Viele Menschen sind es nicht gewöhnt, Wasser zu trinken und erwarten von einem Getränk einen Geschmack.

Für Viele ist Wasser auch mit Verzicht oder Kasteiung verbunden. Da nützt es auch kaum, wenn man weiß, dass Menschen in vielen Gegenden dieser Welt frisches Wasser als köstliche Labsal empfinden würden, wenn sie Zugriff darauf hätten.

Man kann sich jedoch ans Wassertrinken gewöhnen und es lieben lernen.

Am besten startet man mit jeweils einem Glas Wasser vor den Mahlzeiten oder auch, wenn man schwitzt.

Nach einer Weile wird man feststellen, dass das Wasser herrlich erfrischt und ein gutes Gefühl von gestilltem Durst hinterlässt.

Die Endorphin-Ausschüttung nach dem Wassertrinken macht es zu einem beglückenden Genuss.

Welche Art von Wasser man trinkt, spielt keine wesentliche Rolle. Es ist eher eine Frage des persönlichen Geschmacks.

Sprudelwasser

Manche Menschen trinken Wasser am liebsten in Form von Sprudelwasser.

Das Bitzeln auf der Zunge ersetzt das Geschmackserlebnis, das durch andere Getränke hervorgerufen wird.

Sprudelwasser wirkt auch intensiver magenfüllend, weil die Kohlensäure zum Gefühl eines gefüllten Magens beiträgt.

Hierin liegt aber auch das potentielle Problem von Sprudelwasser.

Die Kohlensäure kann magenreizend wirken, sodass es durch Sprudelwasser zu Sodbrennen und Magenschmerzen kommen kann.

Doch das ist von Mensch zu Mensch verschieden, sodass viele Menschen ohne Beschwerden größere Mengen Sprudelwasser trinken können.

Sprudelwasser gibt es fertig in Flaschen zu kaufen, oder man kann es sich auch zu Hause mit einem entsprechenden Gerät zubereiten.

Stilles Mineralwasser

Andere Menschen bevorzugen stilles Mineralwasser.

Stilles Wasser wirkt sanfter auf Magen und Speiseröhre als Sprudelwasser.

Wenn man gerne Flaschen schleppt und für jeden Liter nennenswert Geld ausgeben mag, kann man stilles Mineralwasser in Flaschen kaufen.

In südlichen Ländern ist der Genuss von Flaschenwasser sogar ein Muss, wenn man sauberes, trinkbares Wasser haben will.

Je nach Sorte enthält Flaschenwasser auch verschiedene Mineralien. Bei manchen Sorten braucht man sich daher auch bei großen Trinkmengen um die Mineralienversorgung kaum Sorgen machen. Das gilt aber nicht pauschal für jede Art von Mineralwasser.

Leitungswasser

In Mitteleuropa hat Leitungswasser im Allgemeinen eine sehr gute Trinkwasserqualität.

In vielen Weltgegenden wäre man froh, wenn das teure Flaschenwasser so hochqualitativ wäre, wie hierzulande das Wasser aus dem Wasserhahn.

Nur in Häusern und Gegenden mit alten Bleirohren ist das Leitungswasser nicht zum Trinken geeignet.

Leitungswasser hat den Vorteil, dass man es nicht nach Hause tragen muss. Außerdem ist es sehr billig im Vergleich zum Wasser aus Flaschen. Auch die Entsorgung der Flaschen entfällt bei Leitungswasser.

Alkoholische Getränke

Alkoholhaltige Getränke sind in mehrfacher Hinsicht ungünstig zum Abnehmen.

In erster Linie liegt das daran, dass Alkohol mit 7 kcal pro Gramm deutlich mehr Kalorien enthält als Kohlenhydrate und Proteine, fast soviel wie die Fette.

Die Kalorien des Alkohols werden besonders schnell vom Körper aufgenommen, ähnlich wie bei den Kohlenhydraten. Durch die flüssige Form geschieht die Aufnahme noch schneller.

Außerdem enthalten viele alkoholische Getränke reichlich Kohlenhydrate, außer extrem trockene Weine.

Bier enthält nicht nur Alkohol und Kohlenhydrate, sondern auch Hopfen. Hopfen enthält seinerseits pflanzliche Östrogene, die das Hormongleichgewicht stören können. Es kann bei reichlich Biergenuss zu einer Östrogendominanz kommen und dadurch zum bauchbetonten Übergewicht.

Alkohol führt außerdem dazu, dass vermehrt Wasser eingelagert wird. Daher ist man am nächsten Tag oft schwerer, selbst wenn die Fettpolster gar nicht gewachsen sind.

Auch in psychologischer Hinsicht kann Alkohol beim Abnehmen problematisch sein. Er wirkt enthemmend, sodass man leicht seine Ernährungsvorsätze über den Haufen wirft und jede Menge kalorienreiche Nahrungsmittel isst. Die enthemmende Wirkung kann auch dazu führen, dass man mehr trinkt als man eigentlich will.

Bei fast allen Diäten sind alkoholische Getränke streng verboten.

Doch bei einer Langzeit-Umstellung der Ernährung ist das für viele Menschen nur schwer durchzuhalten.

Wenn man in der Lage ist, nach einem Glas Wein oder Bier aufzuhören, kann man durchaus gelegentlich etwas trinken. Jedoch sollte man nicht täglich Alkohol trinken, wenn man abnehmen will. Ein oder zwei Mal in der Woche wären eine vernünftige Häufigkeit.

Vitamine

Eine ausreichende Vitaminversorgung ist beim Abnehmen besonders wichtig.

Vitamine sind nämlich lebensnotwendige Substanzen, die der Körper nicht selbst herstellen kann, sondern mit der Nahrung aufnehmen muss.

Wenn es aufgrund der reduzierten Ernährung zu Vitaminmangel kommt, fühlt man sich schlapp, wird leichter krank und kann mangelbedingte Heißhungeranfälle bekommen. Bei solchen Heißhunger-Attacken durch Heißhunger isst man aber meistens nicht nur das fehlende Vitamin, sondern begleitend jede Menge Kalorien, die man eigentlich vermeiden will.

Um eine ausreichende Vitamin-Versorgung zu gewährleisten, ist eine FdH-Ernährung, bei der man einfach nur die Hälfte des gewohnten isst, nicht empfehlenswert.

Stattdessen sollte man viel vitaminreiche Nahrungsmittel essen und Nahrungsmittel ohne Vitamine meiden.

Das bedeutet einerseits viel Obst und Gemüse, andererseits aber auch Fisch, Milchprodukte und Getreideprodukte. Vitamine sind nämlich nicht nur das bekannte Vitamin C und sie sind auch nicht nur in Obst und Gemüse enthalten.

Die Beschwerden durch Vitamin-Mangel können je nach Vitamin sehr unterschiedlich sein.

Auch die Vitaminquellen sind sehr verschieden.

Vitamin A

- Löslichkeit: fettlöslich
- Tagesbedarf: 0,8-1 mg
- Für: Abwehrsystem, Schutz gegen Herz-Kreislaufkrankheiten, Krebs, gesundes Wachstum, widerstandsfähige Haut, Augen
- Mangel: Sehstörungen, Hornhautschäden am Auge, Zahnwachstumsstörungen
- Quelle: Leber, Aal, Butter, Eier, Käse
- Vergiftung: In der Schwangerschaft begünstigt Missbildungen

Betacarotin - Vorstufe von Vitamin A

- Löslichkeit: wasserlöslich
- Tagesbedarf: 2-5 mg
- Für: schützt vor freien Radikalen, reduziert Krebsrisiko, schützt die Haut
- Mangel: Herzinfarkt-Risiko steigt
- Quelle: Möhren, Zwiebel, Spinat, Honigmelone, Mangold

Vitamin B1

- Löslichkeit: wasserlöslich
- Tagesbedarf: 1,2 - 1,4 mg
- Für: Blutbildung, Verbesserung des Blutkreislaufs, Bildung von Magensäure, Funktionsverbesserung des Nervensystems.
- Mangel: Appetitmangel, Schlafstörungen, Verdauungsstörungen, Krämpfe
- Quelle: Weizenkeime, Sonnenblumenkerne, Haferflocken, Linsen, Naturreis

Vitamin B2

- Löslichkeit: wasserlöslich
- Tagesbedarf: 1,5 - 1,7 mg
- Für: Augen, Nerven, gegen Stress, gegen Karpaltunnel-Syndrom
- Mangel: Bei Schwangeren kann es zu Entwicklungsstörungen des Embryos kommen.
- Quelle: Leber, Hefe, Käse

Vitamin B3 - Niacin

- Löslichkeit: wasserlöslich
- Tagesbedarf: 15-18 mg
- Für: Gesunde Haut, Nervensystem, gegen Migräne
- Mangel: Pellagra-Erkrankung
- Quelle: Hefe, Leber, Makrele, Fleisch, Austernpilze

Vitamin B5 - Pantothensäure

- Löslichkeit: wasserlöslich
- Tagesbedarf: 8 mg
- Für: Regenerationsfähigkeit der Haut, Wachstum bei Kindern
- Mangel: Müdigkeit, Schlafstörungen, Depression
- Quelle: Hering, Leber, Eier, Kohl, Lachs

Vitamin B6

- Löslichkeit: wasserlöslich
- Tagesbedarf: 1,6 - 1,8 mg
- Für: Blutbildung, vorbeugend gegen Arteriosklerose und Herzinfarkt, Muskulatur
- Mangel: Müdigkeit, Reizbarkeit
- Quelle: Lachs, Walnüsse, Rosenkohl

Vitamin B9 - Folsäure

- Löslichkeit: wasserlöslich
- Tagesbedarf: 300-600 µg
- Für: Anti-Aging, Nervensystem, reduziert das Missbildungsrisiko
- Mangel: Störung der Blutbildung, Störung des Nervensystems.
- Quelle: Hefe, Leber, Weizenkeime, Kohl, Spinat, Feldsalat, Bohnen

Vitamin B12

- Löslichkeit: wasserlöslich
- Tagesbedarf: 2-3 µg
- Für: Blutbildung, Anti-Aging
- Mangel: Störung der Blutbildung, Störung des Nervensystems.
- Quelle: Leber, Hering, Forelle, Fleisch

Vitamin C

- Löslichkeit: wasserlöslich
- Tagesbedarf: 100-120 mg
- Für: neutralisiert schädliche oxidative Stoffwechselprodukte
- Mangel: Müdigkeit, Wundheilungsstörungen, Zahnfleischbluten, Zahnausfall
- Quelle: schwarze Johannisbeere, Paprika, Kohl, Kiwi, Erdbeere

Vitamin D

- Löslichkeit: fettlöslich
- Tagesbedarf: 5-10 µg
- Für: Verwertung von Mineralien, Wachstum, Abwehr
- Mangel: Rachitis, Schwächung des Immunsystems, Krämpfe
- Quelle: Lebertran, Hering, Avocado, Butter, Käse, Fleisch

Vitamin E

- Löslichkeit: fettlöslich
- Tagesbedarf: 12 mg
- Für: verlangsamt den Alterungsprozess, schützt vor Giftstoffen, Antistresswirkung
- Mangel: Muskelschwäche, Blutarmut, Magen-Darm-Erkrankungen
- Quelle: Weizenkeimöl, Sonnenblumenöl, Nüsse
- Vergiftung: Durchfall, Schwindel, Kopfschmerzen, Herzklopfen, Kreislaufkollaps

Vitamin H - Biotin

- Löslichkeit: wasserlöslich
- Tagesbedarf: 100-200 µg
- Für: Haut und Haare

- Mangel: Hauterkrankungen, Depression, Haarausfall, Übelkeit, Zungenbrennen
- Quelle: Leber, Nüsse, Hefe, Haferflocken

Vitamin K

- Löslichkeit: fettlöslich
- Tagesbedarf: 60-80 µg
- Für: Förderung der Blutgerinnung
- Mangel: Störung der Blutgerinnung
- Quelle: Gemüse, Salat

Mineralien und Spurenelemente

Mit Mineralien und Spurenelementen sieht es ähnlich aus wie bei den Vitaminen.

Der Körper braucht eine gewisse Mindestmenge dieser Stoffe, um gut zu funktionieren. Die Mineralien und Spurenelemente müssen mit der Nahrung aufgenommen werden.

Einige der Mineralien und Spurenelemente sind eine wichtige Voraussetzung dafür, dass es mit dem Abnehmen überhaupt funktionieren kann, beispielsweise Magnesium für die Fettverbrennung, Eisen für den Energiestoffwechsel, Jod für die Schilddrüse und Chrom für die Insulinwirkung.

Daher muss man beim Abnehmen besonders darauf achten, dass die Nahrung alle notwendigen Mineralien und Spurenelemente enthält.

Calcium

- Tagesbedarf: 0,8-1,0 g
- Für: Schützt vor Knochenabbau, Osteoporose, gesundes Zahnfleisch und Haut
- Mangel: Störungen im Knochenbau, Muskelkrämpfe
- Quelle: Milch, Käse, Gemüse, Hülsenfrüchte

Chlor

- Für: Regulierung des Wasserhaushalts
- Mangel: Störung des Wasserhaushalts
- Quelle: Kochsalz, Wurst, Fleisch

Chrom

- Tagesbedarf: 30-200 µg
- Für: aktiviert die Insulinwirkung
- Mangel: Diabetes
- Quelle: Fleisch, Käse, Vollkornprodukte

Eisen

- Tagesbedarf: 10-15 mg
- Für: Energiestoffwechsel, Blutbildung
- Mangel: hypochrome Anämie
- Quelle: Fleisch, Brot, Gemüse, Wurst, Hülsenfrüchte

Fluor

- Tagesbedarf: 1,5-4,0 mg
- Für: Zähne
- Mangel: Karies
- Quelle: Lachs, Trinkwasser

Jod

- Tagesbedarf: 180-200 µg
- Für: Schilddrüse
- Mangel: Struma, Schilddrüsenunterfunktion
- Quelle: Seefische, Milch, Eier

Kalium

- Tagesbedarf: 2 g
- Für: Nervenimpulsleitung, Energiegewinnung
- Mangel: neuromuskuläre Symptome
- Quelle: Gemüse, Obst, vor allem: Bananen

Kobalt

- Tagesbedarf: 3 mg
- Für: Enzymreaktionen
- Mangel: makrozytäre Anämie
- Quelle: Vitamin B12

Kupfer

- Tagesbedarf: 1,5-3,0 mg
- Für: Aufbau von Eiweiß
- Mangel: mikrozytäre Anämie, Wachstumsstörungen
- Quelle: Innereien, Nüsse, Brot, Pilze, Hülsenfrüchte

Magnesium

- Tagesbedarf: 300-350 mg
- Für: Fettverbrennung, Herzkranzgefäße
- Mangel: Muskelkrämpfe, Müdigkeit
- Quelle: Fleisch, Gemüse, Milch, Bananen

Mangan

- Tagesbedarf: 2-5 mg
- Für: Wachstum, Immunabwehr
- Mangel: Epilepsie
- Quelle: Getreide, Gemüse, Beerenobst, Hülsenfrüchte

Molybdän

- Tagesbedarf: 75-250 µg
- Für: Sauerstofftransport
- Mangel: Zahnfleischerkrankungen
- Quelle: Fleisch, Milch, Gemüse

Natrium

- Tagesbedarf: 500 mg
- Für: Regulierung des Wasserhaushalts
- Mangel: Störung des Wasserhaushalts
- Quelle: Kochsalz, Käse, Wurst, Brot

Phosphor

- Tagesbedarf: 1,2-1,5 g
- Für: Stoffwechsel, Knochen
- Mangel: Störungen des Säure-Basen-Verhältnis von Blut und Urin
- Quelle: Milch, Käse, Getreide, Fleisch

Selen

- Tagesbedarf: 20-100 µg
- Für: Immunsystem
- Mangel: Störungen des Immunsystems
- Quelle: Eidotter, Fleisch, Getreide, Geflügel

Zink

- Tagesbedarf: 12-15 mg
- Für: Immunsystem, Sehen in der Dämmerung, Geschmacksinn
- Mangel: Haarausfall, Wachstumsstörungen, gestörte Wundheilung
- Quelle: Innereien, Fleisch, Milch, Käse, Getreide

Sekundäre Pflanzenwirkstoffe

Die sekundären Pflanzenstoffe sind erst seit einiger Zeit in den Fokus der Forscher und Ernährungswissenschaftler geraten.

Es handelt sich dabei weder um energiereiche Makronährstoffe, noch um Vitamine, weshalb diese Substanzen lange Zeit bei der Ernährung ignoriert wurden.

In der Pflanzenheilkunde werden die sekundären Pflanzenwirkstoffe jedoch seit jeher für Heilzwecke genutzt. Die Wirkstoffe der Heilpflanzen gehören zu den sekundären Pflanzenstoffen.

Bei der Ernährung wurde man erst auf diese vielfältigen Stoffe aufmerksam, dass es für die Gesundheit nicht ausreicht, raffinierten Lebensmittel (z.B. Weißmehl) die bekannten Vitamine beizufügen. Die Wirkung auf den Körper ist anders, als wenn die weitgehend naturbelassene Pflanze, beispielsweise als Vollkornprodukt gegessen wird.

Die sekundären Pflanzenwirkstoffe sind extrem unterschiedlich und vielfältig. Sie sind bislang auch nur zu einem kleinen Teil erforscht.

Zahlreiche der sekundären Pflanzenstoffe sind giftig, weil sie Schutzmaßnahmen der Pflanzen gegen Fraßfeinde darstellen. Auch wir Menschen sind Fraßfeinde für die Pflanzen, weshalb die schützenden Wirkstoffe teilweise auch auf uns giftig wirken.

Pflanzen mit einem hohen Gehalt an solchen Giftstoffen werden als giftig betrachtet. In geringer Dosierung können die Giftstoffe jedoch auch oft eine Heilwirkung entfalten, beispielsweise das Gift des Fingerhutes als Herzmedikament.

Aber auch als gesund geltende Nahrungsmittel beinhalten teilweise Giftstoffe. In der äußeren Schicht des vollen Korns sind beispielweise Stoffe enthalten, die beim Fraßfeind Verdauungsbeschwerden auslösen sollen. Daher sind Vollkornprodukte nicht ausschließlich als gesund zu betrachten.

Andere Pflanzengifte werden beim Kochen unschädlich gemacht, beispielsweise das Gift in Bohnen oder in Kartoffeln.

Viele sekundäre Pflanzenwirkstoffe sind aber auch sehr förderlich für die Gesundheit. Sie aktivieren den Stoffwechsel, erleichtern die Verdauung, stärken das Immunsystem, unterstützen das Hormonsystem oder senken den Cholesterinspiegel.

Die verschiedenen Wirkstoffe in den Pflanzen sind für den Menschen so wichtig wie das Salz in der Suppe.

Daher ist es sinnvoll, reichlich pflanzliche Nahrung zu essen und seine Speisen gut zu würzen. Frische Kräuter beinhalten eine geballte Ladung nützlicher Pflanzenwirkstoffe.

Dickmacher-Stoffe

In industriell gefertigter Nahrung gibt es einige Substanzen, die indirekt dick machen, obwohl sie keine eigenen Kalorien enthalten.

Diese Substanzen steigern beispielsweise den Appetit oder sie bringen den Stoffwechsel durcheinander.

Wenn man abnehmen will, ist es sinnvoll, solche dick machenden Substanzen zu meiden. Doch es ist nicht immer ganz einfach, ihre Verwendung in Nahrungsmitteln zu erkennen. Teilweise werden sie mit zahlreichen verschiedenen Bezeichnungen deklariert. Um sie zu erkennen, muss man das Kleingedruckte meistens sehr genau lesen.

Glutamat - Mononatriumglutamat

Der Geschmacksverstärker Glutamat, auch Mononatriumglutamat, kommt in kleinen Mengen in natürlichen Nahrungsmitteln vor.

In größeren Mengen wird Glutamat vielen Fertiggerichten beigefügt, um den Geschmack zu verstärken.

Glutamat hat eine eigene Geschmacksrichtung, die zuerst in Japan entdeckt wurde. Daher trägt diese Geschmacksrichtung den japanischen Namen Umami. Das bedeutet so viel wie wohlschmeckend oder herzhaft.

Natürlicherweise kommt Glutamat vor allem in Fleisch, Tomaten, Käse, Sojasauce, Hefe oder Pilzen vor. In dieser natürlichen Form ist Glutamat ein unbedenklicher Inhaltstoff, der die betreffenden Nahrungsmittel lecker schmecken lässt. Die Glutamat-Mengen in natürlichen Nahrungsmitteln sind eher gering.

Selbst im menschlichen Körper spielt Glutamat eine wichtige Rolle, denn es ist ein Salz der essentiellen Aminosäure Glutaminsäure. Diese Aminosäure ist für die Gehirntätigkeit lebensnotwendig. Auch beim Zuckerstoffwechsel und beim Muskelaufbau spielen diese Aminosäure und ihre Abkömmlinge eine wichtige Rolle.

In gewissen Mengen und im natürlichen Vorkommen sind Glutamat und seine Verwandten also lebenswichtig und fördern die Gesundheit.

Doch in Fertiggerichten und bei manchem Restaurant-Essen, vor allem in der asiatischen Küche, wird sehr viel künstliches Glutamat verwendet. Die Glutamat-Menge, die in diesen Nahrungsmitteln enthalten ist, überschreitet die gesundheitsfördernden Mengen oft um ein Vielfaches.

Auch in der heimischen Küche und auf den Esstischen der Bevölkerung wird dem Essen oft Glutamat in Form von Würzmitteln zugefügt.

Auf die meisten Menschen wirkt viel Glutamat vor allem appetitsteigernd.

Das ist eine erwünschte Wirkung, wenn man dünn ist und unter Appetitmangel leidet. Auch in der Tiermast ist dieser Effekt erwünscht, sodass Glutamat gerne als Mastmittel eingesetzt wird.

Doch wer mit Übergewicht kämpft und abnehmen will, leidet unter dem verstärkten Appetit oder isst mehr als für sein Abnehmvorhaben sinnvoll ist.

Manche Menschen reagieren besonders empfindlich auf Glutamat. Davon sind vor allem Menschen betroffen, die sehr oft in asiatischen Restaurants gegessen haben. Daher wird dieses Phänomen auch Chinarestaurant-Syndrom genannt.

Beim Verzehr größerer Glutamat-Mengen kommt es bei diesen Menschen zu Juckreiz im Hals, Kopfschmerzen, Nackensteifigkeit, Übelkeit. Doch ist die Erkrankung Chinarestaurant-Syndrom noch nicht ausreichend wissenschaftlich untersucht, um eindeutige Aussagen darüber treffen zu können.

Wenn man Fertignahrungsmittel mit Glutamat meiden will, muss man sehr aufmerksam die Zutatenlisten studieren.

Glutamat steht nur manchmal mit den bekannten Bezeichnungen Glutamat oder Mononatriumglutamat in den Listen.

Manchmal wird es auch als E 621 deklariert.

Besonders tückisch sind verharmlosende Bezeichnungen wie Hefeextrakt, Würze, fermentierter Weizen, Trockenmilcherzeugnis oder Sojasoße. So wird aus einem problematischen Stoff eine vermeintliche gesunde Substanz gemacht.

Nicht etwa, dass Hefeextrakt oder Sojasauce prinzipiell ungesund wären. Aber im Übermaß genossen, können sie die unerwünschten Folgen von zu viel Glutamat mit sich bringen.

Besonders in Suppenpulver und Fertigsuppen in Tüten ist oft reichlich Glutamat enthalten. Sogar in Bio-Gemüsebrüh-Pulver findet man Glutamat in Form von Hefeextrakt.

Um größere Mengen Glutamat zu vermeiden, muss man also sehr genau hinschauen.

Süßstoffe

Eigentlich sollten Süßstoffe beim Abnehmen helfen, weil sie keine Kalorien beinhalten und trotzdem süß schmecken.

Doch in der Praxis funktioniert das Abnehmen mit Süßstoff oft nicht.

Erstaunlich ist auch, dass Süßstoff in der Tierzucht als Mastmittel verwendet wird. Das sollte zu denken geben.

Süßstoffe sind sehr unterschiedliche Substanzen, es gibt beispielsweise Aspartam, Saccharin und Cyclamat, um nur ein paar der bekanntesten zu nennen.

Die gemeinsame Eigenschaft der Süßstoffe ist, dass sie sehr stark süßen und dabei keine Kalorien haben.

Darum scheinen sie ideal, um Speisen und Getränke zu süßen, ohne dick zu machen.

Aber leider regen die Süßstoffe den Appetit massiv an.

Durch den süßen Geschmack freut sich der Körper schon auf einen kräftigen Schub Kohlenhydrate. Einige Autoren gehen sogar davon aus, dass der Insulinspiegel in voreilendem Gehorsam bereits durch den süßen Geschmack ansteigt. Das wird jedoch von den meisten Medizinern bestritten und ist auch durch Studien bislang nicht belegt.

In der Praxis kann man jedoch beobachten, dass durch den Süßstoff der Appetit steigt. Mithilfe des Unbewussten holt sich der Körper dann die Kohlenhydrate, um die er betrogen wurde. Die Portionen bei den Mahlzeiten werden beispielsweise etwas größer, ohne dass man es merkt.

Daher sollte man auf Süßstoff verzichten, wenn man abnehmen will.

Wer es ohne süßen Geschmack nicht aushält, sollte lieber echten Zucker oder Honig verwenden, aber nur in kleinen Mengen, denn natürlich machen auch Zucker und Honig dick, wenn man es übertreibt.

Künstliche Aromen

Den meisten fertigen Nahrungsmittel werden heutzutage künstliche Aromen zugefügt.

Solche künstlichen Aromen sind nicht zwangsläufig schlecht, aber sie haben potentiell bedenkliche Wirkungen auf den Körper und den Appetit.

Viele der künstlichen Aromen schmecken viel intensiver als ihre echten Vorbilder.

Ein typisches Beispiel ist Erdbeeraroma. Es schmeckt extrem erdbeerig, so stark, dass die besten Erdbeeren der Welt mit diesem Überaroma nicht mithalten können. Die meisten Kinder sind so an das künstliche Erdbeeraroma gewöhnt, dass ihnen Gerichte mit echten Erdbeeren nicht schmecken. Auf Speisen mit Erdbeeraroma sind sie jedoch oft ganz versessen.

Viele der künstlichen Aromen haben eine gewisse Suchtwirkung auf Menschen, die dafür empfänglich sind.

Besonders kritisch ist das Vanille-Aroma.

Es wird schon der Babynahrung zugesetzt, sodass sich bereits Säuglinge an den Vanillegeschmack gewöhnen.

Im weiteren Leben werden Nahrungsmittel, die Vanillearoma enthalten, häufig anderen Speisen vorgezogen. Daher wird sogar unpassenden Nahrungsmitteln Vanillearoma zugesetzt, damit sie gekauft werden, beispielsweise Ketchup.

Von Nahrungsmitteln mit Vanillearoma wird oft mehr gegessen, als man eigentlich essen will, weil der künstliche Vanillegeschmack die Gier danach steigert.

Hormonähnliche Substanzen

Zahlreiche Nahrungsmittel enthalten hormonähnliche Substanzen, die teilweise das Übergewicht fördern können.

Diese hormonähnlichen Substanzen kommen zum Teil natürlich in den Nahrungsmitteln vor. Man spricht dann auch von Phytohormonen.

Da gibt es beispielsweise die Isoflavone, die in der Sojabohne enthalten sind. Auch im Granatapfel sind Phytoöstrogene enthalten.. Der Hopfen im Bier enthält recht stark wirkende Phytoöstrogene.

Außerdem gelangen Östrogene oder östrogenartige Substanzen häufig durch Plastikverpackungen in die Nahrung.

In Plastik sind beispielsweise Weichmacher der Gruppe Phthalate enthalten. Diese Substanzen wirken östrogenartig.

Außerdem enthält Plastik häufig Bisphenol A, ein weiterer Stoff mit östrogenartiger Wirkung.

Bei zu viel Östrogenen im Körper neigt man verstärkt zu Übergewicht und leidet meistens auch unter anderen Beschwerden wie Reizbarkeit, Kopfschmerzen und Wassereinlagerungen.

Da die im Plastik enthaltenen Substanzen keine echten Östrogene sind, sondern nur östrogenartige Substanzen, haben sie zudem diverse gesundheitsschädliche Wirkungen auf den Körper, die natürliches Östrogen nicht hat.

Diäten-Unsinn

Die meisten Menschen, die abnehmen wollen, machen zu diesem Zweck eine Diät.

Dabei ist inzwischen längst klar, dass Diäten langfristig dick machen.

Nach jeder Diät wird man etwas dicker als zuvor, sodass man im Laufe der Jahre immer dicker wird.

Obwohl viele Übergewichtige schon davon gehört haben, dass Diäten langfristig nicht funktionieren, versuchen sie es immer wieder.

Jede neue Diät verspricht, dass endlich der Stein der Weisen gefunden wurde. Mit der neuen Diät soll es endlich gelingen, den Jojo-Effekt zu besiegen und dauerhaft abzunehmen.

Daher wird eine Diät nach der anderen ausprobiert.

Anfangs gibt es mit einigen dieser Diäten Abnehmerfolge, andere funktionieren weniger gut. Spätestens ein Jahr nach dem Ende der Diät wiegt man mehr als zuvor.

Nur in seltenen Fällen bleiben die Abnehmwilligen nach einer Diät schlank.

Was ist eigentlich eine Diät?

Eine Diät zum Abnehmen ist eine vorübergehende Änderung der Essgewohnheiten mit dem Ziel, Gewicht abzubauen, vorzugsweise Körperfett.

Das Hauptproblem bei Diäten ist die Tatsache, dass die Ernährungsänderung nur vorübergehend sein soll.

Nach der Diät will man wieder zu seinem bisherigen Leben zurückkehren, zu dem Leben, das einen dick gemacht hat. Dabei hofft man allen Ernstes, dass man trotz der Rückkehr zum alten Leben nach der Diät schlank bleiben könnte. Zuerst nimmt man sich vor, auf die besonders kalorienreichen Dickmacher zu verzichten, oder sie nur in kleinen Mengen zu essen. Doch meistens sind diese Vorhaben nur von kurzer Dauer.

Ein weiteres Problem der Diäten ist, dass sie meistens auf eine schnelle Gewichtsabnahme abzielen.

Die Kalorienzufuhr ist dann so gering, dass der Hungerstoffwechsel einsetzt (siehe Seite 73). Dadurch wird Muskelmasse abgebaut und der Stoffwechsel so weit wie möglich reduziert.

Das hat zur Folge, dass man nach der Diät wieder zunimmt, selbst wenn man sich beim Essen so zurückhält, dass man vor der Diät bei dieser Ernährungsweise sein Gewicht gehalten hätte.

Die einzige Möglichkeit, aus dem Diäten-Teufelskreis auszubrechen, ist eine dauerhafte, allmähliche Ernährungsumstellung mit langsamer Gewichtsabnahme.

Allmähliche Ernährungsumstellung

Anstelle von Diäten wird Abnehmwilligen heutzutage meistens zu einer Ernährungsumstellung geraten.

Doch was verbirgt sich hinter der Bezeichnung Ernährungsumstellung?

Wenn man den Ernährungsexperten lauscht, klingt es häufig wie: strenge Diät, aber lebenslänglich.

Die Verbotslisten sind oft sehr lang und die Liste der erlaubten Nahrungsmittel beschränkt sich auf Vollkornprodukte, Obst, Gemüse, mageren Fisch und mageres Fleisch, alles möglichst salzarm und nur kurz gedünstet.

Kein Wunder, dass diese Vorstellung für viele Abnehmwillige höchst unerfreulich ist.

Gerade Übergewichtige essen häufig gerne süß, fettreich und spontan, wenn etwas lockt. Diese Neigungen tragen natürlich stark zum Übergewicht bei, aber man sollte sie trotzdem nicht in Bausch und Bogen verdammen und verbieten. Sonst besteht die Gefahr, dass eine Ernährungsumstellung nur von kurzer Dauer ist.

Für eine dauerhafte Ernährungsumstellung ist es wichtig, dass sie allmählich verläuft. Nur so haben die Abnehmwilligen genügend Zeit, um sich an die geänderte Ernährung zu gewöhnen.

Viele Änderungen erscheinen zunächst unerfreulich, beispielsweise Gemüsegerichte, aber wenn man sich daran gewöhnt hat, schmecken sie sehr gut.

So kann eine schrittweise Ernährungsumstellung dazu beitragen, dass man sich allmählich an die neuen Nahrungsmittel gewöhnt, weil man einige vertraute Ernährungsgewohnheiten zunächst beibehalten kann.

Nur wenn man zum Abnehmen in eine andere Umgebung kommt, beispielsweise bei einer Kur, macht es Sinn, die Nahrung abrupt umzustellen.

Bei der Ernährungsumstellung ist es auch wichtig, dass man persönliche Vorlieben und Verträglichkeiten berücksichtigt.

Das bedeutet nicht, dass man beispielsweise täglich zwei Tafeln Schokolade beibehalten sollte, denn dann nimmt man bestimmt nicht gesund ab.

Stattdessen kann man sich überlegen, wie man mit seiner Schokoladen-Vorliebe umgehen will. Für manche Menschen ist täglich ein Riegel Schokolade die richtige Entscheidung, andere haben dann den ganzen Tag Heißhunger auf noch mehr Schokolade. Alternativ kann man einmal in der Woche Schokolade auf den Speiseplan setzen, beispielsweise nach einer intensiven Sporteinheit. Bei einer ausgeprägten Schokoladensucht ist es jedoch sinnvoll, für einige Wochen oder Monate einen Entzug zu machen und anschließend auszuprobieren, ob man mit gelegentlichem Schokolade-Essen klarkommt.

Wichtig ist vor allem, dass man sich nicht ständig der Versuchung aussetzt. Die Schokolade sollte also nicht offen auf dem Tisch liegen, sondern entweder in der Schublade oder gar nicht erst gekauft werden.

Ähnlich kann man mit anderen persönlichen Vorlieben umgehen.

Bei persönlichen Geschmacks-Vorlieben ist es oft einfacher, sie in die neue Ernährung mit einzubauen.

Wer es herzhaft liebt, kann auch eine Gemüsepfanne kräftig würzen. Auch ein Linseneintopf kann deftige Gelüste befriedigen.

Kräftig gegrilltes und gut gewürztes Putenschnitzel kann über den fehlenden Schweinebauch auf dem Grill hinwegtrösten.

Außerdem ist es wichtig, dass man nur solche Nahrungsmittel isst, die man gut verträgt.

Wer von Vollkornprodukten Bauchschmerzen bekommt, sollte darauf verzichten, egal wie stark sie von allen Seiten empfohlen werden. Selbst der Apfel, der angeblich den Doktor fern halten soll, wird von vielen Menschen nicht gut vertragen. Das Gleiche kann für anderes Obst, Milchprodukte und alle Arten von Nahrungsmitteln gelten.

Lassen Sie sich zu keinem Nahrungsmittel drängen, dass Sie nach mehrmaligem Probieren nicht vertragen.

Auch wenn Sie bestimmte Nahrungsmittel partout nicht mögen, obwohl Sie sie mehrmals probiert haben, sollten Sie darauf verzichten, es sei denn, sie seien überlebenswichtig.

Um herauszufinden, was einem schmeckt, gut bekommt und trotzdem schlank macht, muss man viel ausprobieren.

Einiges wird nicht funktionieren, dann lässt man es wieder weg.

Andere Nahrungsmittel und Gerichte entpuppen sich als lecker und man gewöhnt sich gerne daran.

So kann sich im Laufe von mehreren Jahren eine ganz neue Ernährungsweise entwickeln, ohne dass man sich fühlt wie ein Mönch zur Fastenzeit.

Verbote oder Einschränkungen

Sowohl Diäten als auch dauerhafte Ernährungslehren beinhalten häufig zahlreiche Verbote.

Manche kommen auch ohne Verbote aus, denn sie haben stark eingeschränkte Listen erlaubter Nahrungsmittel. Alles andere ist verboten, was aber so nicht gesagt wird.

Bei vielen Ernährungslehren fällt auf, dass einige Nahrungsmittel gleichsam heilig gesprochen werden, beispielsweise Vollkornprodukte oder Gemüse und andere werden in Bausch und Bogen verteufelt.

Verbote als religiös motivierte Bestrafung

Den Verboten von Schokolade, Hamburgern oder Schweinebraten haftet häufig etwas Religiöses oder gar Fanatisches an.

Wenn man je wieder Zucker isst, kommt man nicht in den Himmel der Gesundernährer.

Schließlich habe man sich an der Gesundernährung versündigt, was man deutlich am Übergewicht erkennen kann.

Diese strengen Verbote haben ihre Wurzel teilweise tatsächlich in religiösen Vorstellungen.

Obwohl Mönche früher häufig der Völlerei zugeneigt waren, gab es strenge Fastenregeln. Diese Fastenregeln wurden religiös untermauert. Wer sich bei der Ernährung kasteite war der bessere Christ. So konnte man die Menschen auch in Hungerzeiten bei der Stange halten. Außerdem fördert Hungern religiöse Visionen.

Von heutigen Übergewichtigen erwartet niemand, dass sie Mönche werden, aber sie sollen sich zumindest bei der Ernährung kasteien.

Verbote vermeintlich sündiger Verlockungen passen sehr gut zu dieser Einstellung.

Anstatt der Strafe Gottes wird heutzutage die schreckliche Insulin-Ausschüttung als Begründung herangezogen, um auch noch die kleinste Zuckermenge zu verbieten.

Dabei braucht man sowohl eine gewisse Menge Kohlenhydrate als auch das verpönte Insulin, um zu überleben.

Einschränkungen mit Augenmaß

Für das dauerhafte Abnehmen bei psychischem Wohlbefinden ist es daher sehr viel vernünftiger, die besonders kalorienreichen Nahrungsmittel in sinnvoller Weise einzuschränken.

Einerseits sollte man bedenken, dass es bei der Ernährung weder um Religion noch um ethische Aspekte geht, sondern um den eigenen Körper.

Essen ist keine Sünde, außer vielleicht gegen sich selbst, wenn man es übertreibt.

Um dem eigenen Körper etwas Gutes zu tun, ist es sinnvoll, bestimmte Nahrungsmittel einzuschränken.

Einschränkung heißt in diesem Zusammenhang nicht, dass man darauf zeitlebens vollständig verzichten muss, es sei denn man reagiert dauerhaft süchtig auf ein Nahrungsmittel.

Beim Abnehmen kann es sogar helfen, sich hin und wieder seine Lieblingsspeise zu gönnen.

Das kann beispielsweise ein wöchentliches großes Eis sein, dass man sich fest geplant gönnt. Oder man erlaubt sich, zu bestimmten Gelegenheiten in einem Restaurant zu essen, worauf man Appetit hat.

Solche geplanten und erlaubten Ausnahmen helfen in mehrfacher Hinsicht beim langfristigen Abnehmen.

In erster Linie helfen Ausnahme-Leckereien der Psyche, die Ernährungsumstellung dauerhaft durchzuhalten. Das Unterbewusste und das innere Kind fühlen sich beachtet und sind daher kooperativer in Bezug auf die täglichen Einschränkungen.

Auch der Körper profitiert von üppigen Ausnahmemahlzeiten, denn er spürt, dass keine Hungersnot herrscht. Daher fühlt er sich nicht veranlasst, den Stoffwechsel herunter zu fahren. Das funktioniert jedoch nur, wenn man insgesamt nicht extrem wenig isst (siehe "Hungerstoffwechsel" ab Seite 73).

Die üppigen Sondermahlzeiten sollten jedoch nicht so üppig sein, dass sie die ganzen Abnehmbemühungen der restlichen Woche zunichte machen.

Um diesbezüglich auf Nummer sicher zu gehen, kann man sich bei regelmäßig wiederkehrenden gleichartigen Leckerein die Mühe machen, und den Kaloriengehalt der Leckerei ausrechnen. Dann überlegt man sich, in welcher Form man diese Extra-Zulage ausgleichen kann, entweder durch vermehrt Sport oder durch besonders kalorienarme Mahlzeiten zu anderen Zeiten.

Bis man die richtige Mischung aus Einschränkung und gelegentlichem Schlemmen für sich persönlich herausgefunden hat, muss man meistens eine Weile experimentieren.

Auch im Laufe der Zeit wird man seine Essgewohnheiten immer wieder an die aktuelle Situation und eventuell geänderte Vorlieben anpassen müssen.

Dabei ist es wichtig, dass man sich selbst gegenüber ehrlich ist.

Essen im Tageslauf

Die offizielle Lehrmeinung zur Tageszeit der Mahlzeiten lautet, dass es egal ist, wann man was isst. Es käme ausschließlich auf die Energiebilanz des gesamten Tages an.

Doch in der Praxis hat es sich bewährt, zu bestimmten Tageszeiten einige Regeln zu beachten.

Die Energiebilanz wird dadurch zwar nicht außer Kraft gesetzt, aber der Energieverbrauch ist durchaus variabel, je nachdem wie man sich verhält und wann man was isst.

Frühstück

Beim Frühstück ist vor allem wichtig, dass es überhaupt ein Frühstück gibt.

Was man dabei isst, ist relativ egal, man sollte sich danach jedoch satt fühlen. Es muss jedoch keine große, üppige Mahlzeit sein. Man muss morgens also nicht essen wie ein König.

Wenn man morgens frühstückt, dann weiß der Körper, dass es ein guter Tag ist.

Der Stoffwechsel wird auf Normalniveau hochgefahren, und die Aktivitäten des Tages können beginnen.

Wenn man jedoch morgens nichts isst, dann befürchtet der Körper, dass eine Hungersnot droht, oder eine Diät.

Der Stoffwechsel wird also nur auf Sparflamme aktiviert, denn wer weiß, was der restliche Tag noch bringt.

Unglücklicherweise verzichten viele Menschen auf das Frühstück, vor allem dann, wenn sie abnehmen wollen. Morgens fällt es Vielen besonders leicht, eine Mahlzeit ausfallen zu lassen.

In Hinblick auf die Vorstellung, dass es egal ist, wann man isst, wäre das auch eine sinnvolle Idee.

Doch der Verzicht auf das Frühstück wirkt sich in doppelter Hinsicht negativ aus.

Einerseits kommt es zu der schon erwähnten Verlangsamung des Stoffwechsels.

Außerdem wird man durch den Verzicht am Morgen meistens besonders hungrig. Entweder wird man im Verlauf des Vormittags oder gegen Mittag vom großen Hunger gepackt. Dadurch isst man dann oft besonders viel.

Typisch ist es, dass man beispielsweise gegen 11:00 Uhr vormittags so großen Hunger bekommt, dass man sich in der nächstgelegenen Bäckerei ein großes, süßes Stückchen besorgt.

Beim Frühstück ist es wichtig, dass man es innerhalb der ersten Stunde nach dem Aufstehen zu sich nimmt. Am besten wäre sogar die erste halbe Stunde.

Wenn man länger mit dem Frühstück wartet, dann ist es, als hätte man auf das Frühstück verzichtet. Der Stoffwechsel bleibt verlangsamt.

Als Frühstück reicht es nicht, eine Tasse Kaffee zu trinken. Man muss etwas essen.

Dabei spielt es kaum eine Rolle, ob man Brot isst, ein Müsli oder etwas Obst. Wer will, kann auch einen Teller Suppe essen, Hauptsache es ist eine nahrhafte Mahlzeit.

Zum Frühstück eignen sich kohlenhydratreiche Nahrungsmittel. Kohlenhydrate am Morgen geben genügend Energie für den Tag.

Mittagessen

Das Mittagessen wirkt sich auf die Stoffwechsellage am wenigsten aus.

Das bedeutet natürlich nicht, dass man hemmungslos kalorienreiche Nahrungsmittel vertilgen kann, ohne dass sich das auf die Fettpolster auswirkt.

Auch ein Verzicht auf das Mittagessen wäre ungünstig, denn dann hat man bis abends so starken Hunger, dass man mehr isst als gut tut.

Am besten isst man zum Mittagessen Nahrungsmittel, die man gerne mag und die man gut verträgt.

Man sollte so viel essen, bis man satt ist und sich nicht überessen.

Ob die Nahrungsmittel zum Mittagessen viel oder wenige Kohlenhydrate oder Proteine enthalten sollen, spielt eine untergeordnete Rolle.

Menschen, die unter einer Kohlenhydratesucht leiden, sollten möglichst schon beim Mittagessen nur wenig Kohlenhydrate essen und stattdessen mehr Proteine.

Der Fettgehalt der Mahlzeit sollte moderat ausfallen.

Ob man mittags seine gekochte Hauptmahlzeit isst, oder nur einen schnellen Imbiss, spielt keine sehr große Rolle.

Da das Abendessen jedoch eher leicht sein sollte und vor allem kohlenhydratarm, bietet sich das Mittagessen als Hauptmahlzeit an.

Abendessen

Das Abendessen ist eine sehr wichtige Mahlzeit, wenn man abnehmen will.

Einige Stunden nach dem Abendessen findet nämlich das umfangreiche Abnehmen im Schlaf statt. Davor hat der Körper auch beim gemütlich Sitzen auf dem Sofa schon die Gelegenheit, kräftig abzunehmen, wenn man ihm die Chance gibt.

Das Essen am Abend bereitet also den Boden für die längste Abnehmphase des Tages.

Das Wichtigste ist, dass man abends möglichst auf Kohlenhydrate verzichtet. Stattdessen kann man reichlich Proteine und Gemüse essen.

Der Grund für den Kohlenhydratverzicht ist, dass durch Kohlenhydratzufuhr vermehrt Insulin ausgeschüttet wird.

Insulin bremst unter anderem den Fettabbau. Der Fettabbau ist zwar nicht vollständig blockiert, aber immerhin zu etwa 30% und das für ungefähr drei bis sechs Stunden.

Die letzte kohlenhydratreiche Mahlzeit sollte also mindestens sechs Stunden vor dem Zeitpunkt liegen, an dem man es sich auf dem Sofa bequem macht.

Das bedeutet, weder Reis noch Nudeln am Abend und auch keine Brotmahlzeit. Vor allem auf abendliche Knabbereien sollte man verzichten, außer in seltenen Ausnahmesituationen.

Günstig ist hingegen der Genuss von Proteinen am Abend.

Proteine fördern nämlich die Ausschüttung des Wachstumshormons Somatotropin (STH). Dieses Hormon sorgt bei Kindern für das Wachstum. Bei Erwachsenen kümmert es sich um Reparaturvorgänge im Körper. Diese Reparaturarbeiten halten nicht nur den Körper gesund, sie verbrauchen auch Energie.

Beim Sitzen auf dem Sofa und im Schlaf verbraucht man zwar nur wenig Energie, aber dieser Energieverbrauch zieht sich über einen längeren Zeitraum hin. Daher kommt einiges an Kalorien zusammen.

Der Körper muss die ganze Nacht hindurch seine Temperatur halten, die Glykogenspeicher werden wieder aufgefüllt und hinzu kommen die bereits erwähnten Reparaturarbeiten.

Wenn dieser gesamte Energieverbrauch aus den Fettpolstern gedeckt wird, dann kann man über Nacht effektiv abnehmen.

Zwischenmahlzeiten

Über Zwischenmahlzeiten sind sich die Experten zur Zeit nicht einig.

Jahrzehntelang wurden mehrere Zwischenmahlzeiten täglich empfohlen, damit der Blutzuckerspiegel zwischen den Hauptmahlzeiten nicht zu stark absinkt.

Für Menschen, die unter Diabetes oder Hypoglykämie leiden, ist das wahrscheinlich immer noch die beste Empfehlung.

Doch für Menschen, die abnehmen wollen, sind Zwischenmahlzeiten möglicherweise nicht sinnvoll.

Wenn man Zwischenmahlzeiten zu sich nimmt, bekommt der Körper immerzu genügend Energie durch frische Nahrung zugeführt. Es ist also nicht notwendig, dass der Körper seine Fettreserven anzapft.

Anders sieht es aus, wenn zwischen den Mahlzeiten etwa fünf Stunden liegen, ohne dass es einen kleinen Imbiss gibt.

Der Blutzuckerspiegel sinkt etwa drei Stunden nach der Mahlzeit wieder ab. Damit er nicht noch weiter absinkt, mobilisiert der Körper mithilfe des Hormons Glukagon neue Energie aus den Glykogenspeichern in der Leber. Dadurch wird der Blutzucker auf dem normalen Niveau gehalten, sodass das Gehirn, die Nieren und die Blutkörperchen gut mit Energie versorgt werden können.

Für die Aufrechterhaltung der Körpertemperatur und normaler Bewegungen wird Fett in den Muskeln verbrannt.

Die Glykogenspeicher und die Fettspeicher in den Muskeln werden durch den Abbau der Fettpolster im Bauch und unter der Haut wieder aufgefüllt, solange es keine frische Nahrung gibt.

Die etwa zwei Stunden vor der nächsten Mahlzeit kann der Körper also nutzen, um abzunehmen, wenn es keine Zwischenmahlzeiten gibt. Nachts kann das Abnehmen dann noch viel ausgiebiger vonstatten gehen, wenn man abends auf Knabbereien verzichtet.

Zum Abnehmen spricht also einiges dafür, zwischen den Mahlzeiten eine Pause von etwa fünf Stunden einzuhalten und in dieser Zeit nichts zu essen. Wasser kann man in der Pausenzeit unbesorgt trinken.

Es gibt jedoch Situationen, in denen eine Zwischenmahlzeit auch beim Abnehmen sinnvoll sein kann.

Wenn man an Zwischenmahlzeiten gewöhnt ist und mit einer langen Pause zwischen den Mahlzeiten nicht klarkommt, kann es zu Schwächegefühlen kommen. In diesem Fall kann man seinen Körper allmählich von den Zwischenmahlzeiten entwöhnen.

Auch wenn man sehr intensiv Sport getrieben hat, braucht man mitunter eine Zwischenmahlzeit.

Wenn man bei einer Hauptmahlzeit zu wenig isst, kann es auch notwendig werden, zwischendurch eine Kleinigkeit zu essen, um nicht schwach zu werden. Damit schadet man seinem Abnehmvorhaben jedoch eher als dass es sinnvoll ist. Besser sind ausreichende Hauptmahlzeiten und Verzicht auf Zwischenmahlzeiten.

Empfehlenswerte Zwischenmahlzeiten für Ausnahmesituationen sind dann jedoch nur Kleinigkeiten, die den Blutzuckerspiegel nicht zu stark ansteigen lassen, beispielsweise ein Naturjogurt, eventuell mit einem Teelöffel Marmelade oder ein kleines Stück Obst.

Von einem süßen Gebäckstück oder gar Kuchen ist jedoch abzuraten. Wer auf einen Sonntagskuchen nicht verzichten will, kann diesen in kleiner Menge ruhig essen. Aber täglicher Kuchen ist ein sicherer Weg zum Übergewicht.

Auch süße Getränke wirken sich wie feste Zwischenmahlzeiten aus, wenn man sie zwischen den Mahlzeiten trinkt. Am besten ist es sowieso, wenn man auf süße Getränke weitgehend verzichtet.

Wer auf Dauer ohne Zwischenmahlzeiten nicht auskommt, weil er zwischen den Hauptmahlzeiten sonst ausgesprochen schwach und unruhig würde, sollte sich vom Arzt untersuchen lassen. Der Arzt sollte dann einen Glukose-Toleranztest durchführen. Eventuell liegt eine reaktive Hypoglykämie vor, eine Krankheit, die häufig zu Diabetes führen kann.

Abwechslungsreiche Ernährung macht schlank

Nach einer Umstellung der Ernährung ist der Körper nicht so gut in der Lage, die Nahrung zu verwerten.

Die Kalorien, die ein unbekanntes Nahrungsmittel enthält, werden nicht vollständig verwertet. Dadurch enthält das neue Nahrungsmittel für den Körper weniger Kalorien, als wenn man das gleiche Nahrungsmittel gewöhnt ist.

Daher wird man durch geänderte Nahrungsgewohnheiten schneller schlank.

Viele Diäten beruhen teilweise auf diesem Prinzip, indem sie dem Abnehmwilligen Nahrungsmittel vorschreiben, die ungewohnt sind.

Wenn man sich erst einmal an die neue Zusammensetzung der Nahrung gewöhnt hat, verwertet man die Nahrungsmittel wieder besser und nimmt nicht mehr so schnell ab.

Daraus kann man lernen, dass man sich am besten möglichst abwechslungsreich ernährt.

Die Nahrungsmittel müssen nicht vollkommen unbekannt sein, sie sollten nur nicht häufig auf dem Speisezettel stehen.

Es spricht also einiges dafür, immer mal wieder etwas Abwechslung in das Essen zu bringen und mit selten genossenen Nahrungsmitteln zu experimentieren.

Fast-Food

Fastfood gilt vielen Ernährungsexperten als Quelle allen Übels.

Das ist bedingt richtig, denn viele Menschen, die sich vorwiegend von Fastfood ernähren, werden stark übergewichtig.

Doch ist Fast-Food an sich schädlich und verantwortlich für das Übergewicht, oder ist es eher die Art und Weise, wie damit umgegangen wird?

Ein Problem bei Fastfood ist, dass häufig schon kleine Portionen relativ viel Kalorien beinhalten, weil sie sehr fettreich sind. Das mag das versteckte Fett in Bratwürsten sein, das Frittierfett in Pommes frites, der fette

Käse auf dem Stück Pizza oder die reichliche Mayonnaise in manchen Hamburgern.

Eine kleine Portion dieser Gerichte würde jedoch kein Problem darstellen, wenn man es hin und wieder zu sich nimmt und beispielsweise mit einem Salat kombiniert, um satt zu werden.

Von den meisten Fastfood-Gerichten unterscheidet sich der Döner in manchen Aspekten. Zwar hat er mit 600 bis 1.000 kcal pro Portion, je nach Zubereitung und Größe, eine Menge Kalorien, aber er macht auch entsprechend satt. Wer normalerweise eher wenig isst, wird von einem Döner für viele Stunden satt. Für Menschen, die täglich große Mengen vertilgen, ist der gleiche Döner jedoch nur ein kleiner Snack. Abgesehen von der guten Sättigung hat der Döner einen relativ hohen Salatanteil und auch die Jogurtsoße kann man als relativ gesund betrachten, vor allem in der Version mit Knoblauch.

Fast-Food-Gerichte werden häufig als sogenanntes Menü angeboten. Da kommt zum großen Hamburger, der gerade noch vertretbar wäre, noch eine große Portion Pommes frites und ein großer Becher Colagetränk hinzu. Manche gönnen sich zum Nachtisch noch ein süßes Eis.

Schnell kommen da Kalorienmengen zusammen, die den gesamten Tagesbedarf decken.

Außerdem wird Fastfood oft zwischendurch gegessen, weil man zwischen den Mahlzeiten einen kleinen Hunger verspürt. Die eigentlichen Mahlzeiten werden dann trotzdem eingenommen.

So kommen schnell jede Menge Extra-Kalorien zusammen, die durchaus sehr dick machen können, wenn man häufig Fast-Food zu sich nimmt.

Relativ problemlos wäre es hingegen, wenn man ab und zu als Hauptmahlzeit einen großen Hamburger mit Salat isst und dazu ein großes Mineralwasser trinkt. Dann macht der Hamburger nicht zwangsläufig dick.

Essen im Restaurant oder in der Kantine

Viele Menschen gehen gerne regelmäßig ins Restaurant, um sich ein besonders schmackhaftes Essen zu gönnen.

Andere müssen aus beruflichen Gründen regelmäßig im Restaurant essen. Ähnlich hierzu ist auch das tägliche Essen in der Kantine.

Wenn man gedankenlos das volle Angebot der Restaurant- oder Kantinenmahlzeiten nutzt, kann man davon durchaus dick werden.

Große Portionen, fette Pommes frites, paniertes Fleisch und fettreiche Soßen können eine Restaurant-Mahlzeit zu einer wahren Kalorienbombe machen.

Manche Abnehmwillige essen im Restaurant daher nur einen Salatteller, um trotz Restaurant-Essen schlank zu werden. Das ist durchaus eine effektive Möglichkeit, mit Restaurantmahlzeiten umzugehen.

Für Viele bedeutet es jedoch Frust, auf die leckeren Fleischstücke zu verzichten, die angeboten werden. Solch ein Verzicht ist auch gar nicht nötig, man muss nur wissen, wie man im Detail vorgehen kann, um zu viel Kalorien zu vermeiden.

Das ausgewählte Fleisch sollte möglichst nicht allzu fettreich sein, außerdem am besten nicht paniert. Auch auf fette Soßen verzichtet man besser oder man isst nur geringe Mengen davon.

Kritisch sind auch die Sättigungsbeilagen. Wenn man die volle Menge der Sättigungsbeilagen isst, kommen häufig zu viele Kalorien in Form von Kohlenhydraten zusammen. Bei Pommes frites oder anderen frittierten Beilagen kommt noch reichlich Fett hinzu. Salzkartoffeln sind weniger heikel.

Manche Abnehmwillige bestellen Ihr Gericht ohne Sättigungsbeilagen. Andere essen nur einen kleinen Teil der Beilagen. Beide Varianten helfen dabei, trotz Restaurantessen abzunehmen.

Es besteht auch ein erheblicher Unterschied darin, ob man nur zu besonderen Gelegenheiten ins Restaurant geht, oder ob man häufig im Restaurant oder in der Kantine isst.

Bei seltenen Restaurantbesuchen kann man durchaus mal über die Stränge schlagen, doch bei regelmäßigen Restaurantmahlzeiten ist Zurückhaltung deutlich wichtiger.

Genuss ist Trumpf

Egal wie man seine Ernährung umstellt, besonders wichtig ist, dass der Genuss dabei nicht auf der Strecke bleibt.

Ohne Genuss wird die neue Ernährung oft zum Frustfaktor.

Sie beinhaltet zwar vielleicht die nötigen Vitamine und hilft beim Abnehmen. Aber wenn die Mahlzeiten nicht schmecken und man keine Freude am Essen hat, dann ist die Chance gering, dass man diese gesunde Ernährungsweise lange durchhält. Oder man ist dauerhaft frustriert, was weder für Gesundheit noch für das Abnehmen günstig ist.

Genuss bedeutet jedoch nicht zwangsläufig, dass man fette oder süße Kalorienbomben zu sich nehmen muss.

Wenn man neue Nahrungsmittel ausprobiert, dann besteht die Chance, dass man Gefallen an vielen dieser neuen Nahrungsmittel findet.

Vielen Menschen schmecken auch Salate, Obstsalate oder Gemüsegerichte nach einer gewissen Gewöhnungszeit so gut, dass man von Genuss sprechen kann.

Manchmal liegt es auch nur an der Zubereitung oder der Detailauswahl, ob ein Gericht als karg oder als Genuss empfunden wird.

Ein bunter Salat mit leckeren Obsttomaten und einer wohlschmeckenden Jogurtsoße kann ein Hochgenuss sein und unterscheidet sich stark von einem nahezu soßenlosen Salat, der ausschließlich aus Kopfsalat besteht.

Ähnlich verhält es sich mit Obst. Anstatt saurer Äpfel, die für manche Menschen sogar schwer verdaulich sind, kann man auch Mangos und reife Ananas essen. So kann Obst ein großer Genuss sein. Wobei viele Menschen auch Äpfel mit Genuss verspeisen.

Genuss ist also einerseits eine Frage persönlicher Vorlieben. Andererseits spielt auch die Zubereitung von Speisen eine wichtige Rolle. Schon ein paar frische Kräuter können aus einem faden Essen einen Hochgenuss machen.

Um den Genuss im schlank machenden Essen zu entdecken, kann es nötig sein, einiges auszuprobieren. Das Probieren und Entdecken lohnt sich, denn so kann mit Hochgenuss schlank werden.

Sättigung

Wenn man schlank werden will, sollte man bei jeder Mahlzeit essen, bis man satt ist, und nicht darüber hinaus.

Das ist für viele Übergewichtige eine erfreuliche Nachricht, denn viele befürchten, dauerhaft hungern zum müssen, um abzunehmen.

Doch fällt es vielen Menschen nicht leicht, zu erkennen, wann sie satt sind.

Sättigung ist nicht, wenn der Bauch so voll ist, dass er beginnt zu schmerzen. Das ist bereits erhebliches Überessen.

Sättigung ist ein subtileres Gefühl, das sich aus mehreren verschiedenen Wahrnehmungen zusammensetzt.

Sättigung durch den Magen

Das hauptsächliche Sättigungsgefühl wird vom Magen ausgelöst. Es beginnt, wenn der Magen zu etwa 80 Prozent gefüllt ist. Durch die Füllung signalisiert der Magen dem Bewusstsein, dass genug gegessen wurde. Diese Sättigungssignale werden mithilfe des Vagus-Nervs an das Gehirn gemeldet.

Doch das volle Sättigungsgefühl entfaltet sich nicht sofort beim Essen, sondern erst im Verlauf von etwa 20 Minuten.

Wer schnell isst, merkt also bis zu 20 Minuten zu spät, dass er satt ist. In dieser Zeit kann noch eine Menge gegessen, was dann letztlich zu viel ist.

Daher ist es hilfreich, wenn man langsam isst und jeden Bissen gründlich kaut. Außerdem hilft es, wenn man vor der Mahlzeit ein oder zwei Gläser Wasser trinkt. Dadurch wird der Magen schon einmal vorgedehnt und man merkt schneller, dass man satt ist.

Eine weitere Möglichkeit, das Sattsein rechtzeitig zu spüren, ist es, wenn man zunächst nur eine kleine Portion isst. Dann wartet man 20 Minuten ab und fühlt aufmerksam in sich hinein. Wenn man dann tatsächlich immer noch hungrig ist, kann man noch etwas mehr essen. Wenn nicht, dann hat die Portion ausgereicht.

Problematisch ist dieses Sättigungsprinzip für Menschen mit einem vergrößerten Magen (siehe Seite 131). Diese Menschen werden von normalgroßen Mahlzeiten nicht satt, bis der Magen wieder kleiner geworden ist.

Sättigung durch den Darm

Wenn die Nahrung den Magen verlassen hat, durchläuft sie im Dünndarm eine weitere Stufe der Sättigungsmessung. Dort werden nämlich die aufgenommenen Nährstoffe analysiert. Der Dünndarm teilt dem Gehirn mit, ob genügend Nährstoffe in der Mahlzeit waren oder nicht.

Das bedeutet, dass man den Körper mit einer extrem kalorienarmen aber volumenreichen Mahlzeit nur so lange täuschen kann, bis die Nahrung den Magen verlassen hat. Daher sollte eine Mahlzeit sowohl den Magen füllen als auch Nährwert haben.

Hormonelle Steuerung der Sättigung

Die Sättigung wird unter anderem auch durch verschiedene Hormone gesteuert.

Das Insulin wirkt auf gesunde Menschen sättigend, wenn der Blutzucker genug angestiegen ist, um den Insulinspiegel zu erhöhen. Bei Menschen mit Insulinresistenz oder gar Diabetes funktioniert diese Sättigungswirkung des Insulins nicht mehr richtig (siehe Seite 99).

Außerdem gibt es ein Hormon namens Leptin, das die Sättigung verstärken soll. Leptin wird unter anderem von den Fettzellen und im Magen gebildet. Wenn ausreichend Leptin im Blut zirkuliert fühlt sich der gesunde Mensch satt und hat kein Bedürfnis zu essen. Doch leider funktioniert das Leptin bei vielen übergewichtigen Menschen nicht mehr richtig. Sie haben zwar viel Leptin im Blut, aber fühlen sich nicht satt (siehe Seite 116).

Volumenreiche Nahrung bevorzugen

Auch wenn der Nährwert einer Mahlzeit bei der endgültigen Sättigung eine wichtige Rolle spielt, wirkt sich das Volumen einer Mahlzeit noch stärker aus.

Das bedeutet, dass eine kleine Mahlzeit mit hohem Kaloriengehalt, z.B. ein Hamburger, nicht sättigt, selbst wenn die Kalorienmenge ausreichen würde, um sättigend zu wirken.

Eine volumenreiche Mahlzeit mit wenig Kalorien, z.B. Salat ohne Soße, füllt zunächst den Magen, sodass man sich satt fühlt. Erst nach einiger Zeit verschwindet der Sättigungseffekt wieder, weil der Darm feststellt, dass nicht genug Nährstoffe gegessen wurden.

Daher ist es am effektivsten, wenn man volumenreiche Nahrungsmittel mit nachhaltig sättigenden Nahrungsmitteln kombiniert. Eine nachhaltige Sättigung wird vor allem durch eiweißreiche Nahrung bewirkt. Man könnte also den Salat aus dem Beispiel mit einer Jogurt-Soße und Putenstreifen anreichern und hätte so eine Mahlzeit, die schnell und nachhaltig sättigt.

Bei Nahrungsmitteln mit einem günstigen Verhältnis zwischen Volumen und Kaloriengehalt spricht man von einer niedrigen Energiedichte.

Nahrungsmittel mit einer niedrigen Energiedichte sind beispielsweise:

- Salat
- Gemüse
- Obst
- Kartoffeln
- Suppe

- Quark
- Jogurt
- fettarme Milch
- mageres Fleisch

Das bedeutet jedoch nicht, dass man immer nur Nahrungsmittel mit niedriger Energiedichte essen sollte. Das würde die Auswahl der Nahrungsmittel zu stark einschränken.

Doch man kann kalorienreiche Nahrungsmittel mit Nahrungsmitteln mit niedriger Energiedichte kombinieren.

Beispielsweise kann man ein kalorienreiches Käsebrötchen mit Salat und Tomatenscheiben zu einem Sandwich erweitern und gleichzeitig die Energiedichte senken.

Hunger

Wenn man abnehmen will, braucht man nicht permanent zu hungern, auch wenn das von vielen befürchtet wird.

Wer ständig hungrig ist, nimmt meistens schneller ab, als der Körper verträgt (siehe "Hungerstoffwechsel" ab Seite 73).

Außerdem bewirkt der ständige Hunger bei den meisten Menschen Frustgefühle, die dafür sorgen, dass man die Hungerernährung möglichst schnell abbricht.

Der Hunger ist einer der stärksten Triebe des Menschen. Wenn Essen verfügbar ist, kann ein normaler, hungriger Mensch diesem Essen kaum über einen langen Zeitraum widerstehen. Das ist ein wichtiger Grund für das Scheitern der meisten strengen Diäten.

Nur wenige Menschen gewöhnen sich so stark an ständigen Hunger, dass er zur Sucht wird. Dann entsteht die Krankheit Magersucht, die noch erheblich gesundheitsschädlicher als leichtes Übergewicht ist.

Viele diäterfahrene Menschen leben in einem ständigen Wechsel aus Hungersnöten und üppiger Nahrungsversorgung. In der Überzeugung, dass man hungern muss, um schlank zu werden, setzen sie sich monatelangen Hungerkuren aus, bis das Wunschgewicht oder die Frustgrenze erreicht ist. Dann wird wieder vermeintlich normal gegessen, d.h. mit vielen kalorienreichen Nahrungsmitteln, bis das Gewicht vor der Diät überschritten wird. Nach einer Weile wird die nächste Diät begonnen.

Diese Menschen kennen regelmäßigen Hunger sehr gut und setzen ihn zu ihrem größtmöglichen Schaden ein.

Leichter Hunger vor den Mahlzeiten

Im Gegensatz zu ständigem Hunger, sogar nach den Mahlzeiten, ist leichter Hunger vor den Mahlzeiten durchaus förderlich für das Abnehmen.

Eigentlich ist es völlig normal, dass man vor einer Mahlzeit etwas Hunger verspürt. Mit leichtem Hunger im Vorfeld schmeckt das Essen oft besonders gut.

Doch der Hunger vor dem Essen ist bei vielen Menschen in Vergessenheit geraten.

Durch große Portionen und Zwischenmahlzeiten halten sie sich in einem ständigen Zustand der leichten Sättigung. Der Zeitpunkt der nächsten Hauptmahlzeit wird von der Uhr oder dem Appetit bestimmt.

Dabei kann leichter Hunger vor den Mahlzeiten der Schlüssel zum erfolgreichen Abnehmen sein.

Doch der Hunger sollte wirklich nur leicht sein und auch erst etwa eine Stunde vor der Mahlzeit einsetzen.

Dieses Maß an Hunger ist für die meisten Menschen leicht auszuhalten, zumindest, wenn man sich daran gewöhnt hat. Es kann sogar ein angenehmes Gefühl der Leichtigkeit sein, kombiniert mit Vorfreude auf die Mahlzeit.

In der Hungerphase vor der Mahlzeit hat der Körper Gelegenheit, auf seine Fettpolster zurückzugreifen. Dies ist die beste Zeit zum Abnehmen.

Auch abends vor dem Schlafengehen sollte der Magen weitgehend geleert sein. Das kann mit einem leichten Hungergefühl einhergehen, aber es sollte wirklich nur leicht sein.

Mit leerem Magen kann man die ganze Nacht über abnehmen. Dadurch hat man acht Stunden täglich, in denen sich der Körper aus seinen Fettreserven bedient (siehe auch "Abendessen" Seite 233).

Manche Menschen sind davon überzeugt, mit leerem Magen nicht schlafen zu können. Doch die meisten Menschen schaffen das problemlos, wenn sie dazu bereit sind und sich daran gewöhnt haben.

Nur wenige Menschen wachen nachts auf, wenn sie hungrig sind.

Die allermeisten Menschen schlafen sehr gut mit leerem Magen, sogar besser als wenn sie eine schwere Mahlzeit verdauen müssen.

Wenn der Körper erfolgreich auf die Fettpolster zugreift und mit ihrer Hilfe die Glykogenspeicher auffüllt und die Reparaturarbeiten am Körper durchführt, ist man morgens häufig sogar relativ satt, bis sich der Frühstückshunger meldet.

Man schläft also hungriger ein als man morgens aufwacht.

Entstehung des Hungers im Körper

Wie die Sättigung wird auch das Hungergefühl durch mehrere Faktoren gesteuert.

Ein Faktor für Hunger ist ein leerer Magen. Das Gefühl eines leeren Magens wird als grundsätzliches Hungergefühl wahrgenommen. Manchmal kann man den leeren Magen sogar hören, denn wenn die Magensäure im leeren Magen durchgeknetet wird, entstehen Geräusche, das Magenknurren.

Wichtiger für das Hungergefühl ist jedoch der Blutzuckerspiegel. Wenn der Blutzuckerspiegel niedrig ist, wird dem Gehirn (Hypothalamus) gemeldet, dass Nahrungsbedarf besteht. Daraufhin wird das Bewusstsein darüber informiert, dass man hungrig ist.

Ein wichtiger Übermittler von Hungergefühlen ist das Hormon Ghrelin.

Es wird bei Hunger vor allem in der Magenschleimhaut hergestellt. Ein Teil des Ghrelins wird auch in speziellen Zellen der Bauchspeicheldrüse und im Hypothalamus im Gehirn hergestellt.

Appetit

Der Appetit ist die psychische Entsprechung zum körperlichen Hunger.

Auch mit vollem Magen kann man Appetit auf verlockende Nahrungsmittel haben.

Der Appetit ist es daher auch, der viele Menschen zum Übergewicht treibt.

Wenn man eigentlich schon satt ist, aber noch Appetit auf eine Cola, einen Nachschlag, ein Dessert, eine Tafel Schokolade oder ein Stück Kuchen hat, dann wäre diese zusätzliche Nahrung der entscheidende Beitrag zum Übergewicht, sofern man ihm nachgibt.

Grundsätzlich ist Appetit eigentlich eine sehr nützliche Funktion.

Durch den Appetit freut man sich auf das Essen und verspeist es mit Genuss. Der Appetit hilft auch bei der Auswahl der Nahrungsmittel. Ursprünglich hat der Mensch vor allem auf Nahrungsmittel Appetit, deren Nährstoffe ihm fehlen.

Doch in unserer Überflussgesellschaft ist der Appetit oft fehlgesteuert.

Künstliche Aromen, Süßstoffe und Geschmacksverstärker lösen Appetit auf Nahrungsmittel aus, die mit diesen Stoffen versetzt sind. Dabei handelt es sich häufig um besonders kalorienreiche Nahrungsmittel.

Das passt dann hervorragend zum natürlichen Drang des Menschen, möglichst viel kalorienreiche Nahrungsmittel zu essen, weil die nächste Hungersnot jederzeit auftreten kann.

Da der Appetit vor allem über das Unterbewusste funktioniert, hat das Bewusstsein mit seiner Vernunft nicht viel Chance, sich dem Appetit entgegen zu setzen. Prinzipiell ist das Unterbewusste stärker als das Bewusstsein.

Eine Weile hält der figurbewusste Mensch die Versuchung durch bestimmte Nahrungsmittel aus. Aber wenn man sich viele Stunden lang seinem Appetit widersetzen muss, zeigt das Bewusstsein irgendwann einen Moment der Schwäche, den das Unterbewusstsein sofort ausnutzt.

Daher ist es beispielsweise eine unnötig harte Herausforderung, wenn man verführerische Nahrungsmittel in Sichtweite aufbewahrt. Die Pralinenschachtel ganztags auf dem Schreibtisch wäre für den Pralinenliebhaber eine regelrechte Quälerei.

Am einfachsten kann man mit dem Appetit auf kalorienreiche Nahrungsmittel umgehen, wenn diese weit weg sind. Entweder räumt man sie in eine Schublade, oder am besten kauft man sie gar nicht erst ein. An der Konditorei oder der Metzgerei geht man am besten zügig vorbei, dann hört auch die Versuchung schnell wieder auf.

Bei den Mahlzeiten sollte man auf seine geschmacklichen Vorlieben Rücksicht nehmen, sodass der Appetit dadurch befriedigt wird.

Heißhunger

Heißhunger ist die übersteigerte Form des Appetits.

Der Heißhunger kann Abnehmwillige stark quälen und den Abnehmerfolg massiv behindern, wenn man keine Wege findet, mit dem Heißhunger umzugehen.

Heißhunger durch Dauerhunger

Meistens hat Heißhunger nichts mit echtem körperlichen Hunger zu tun.

Manchmal entsteht Heißhunger jedoch durch einen Tag voller Verzicht. Wenn man den ganzen Tag über zu wenig gegessen hat, kommt es häufig abends zu einem massiven Heißhunger-Anfall. In diesem Fall treten körperlicher Hunger und übersteigerter Appetit gemeinsam auf, was sich oft besonders intensiv äußert.

Bei vielen Abnehmwilligen siegt in solche einer Situation nach einer Weile das Unterbewusste und sie fallen über den Kühlschrank her.

Oft wird dann viel mehr gegessen, als dem eigentlichen Hunger entspricht.

Die Not wird als so groß empfunden, dass man gleichsam auf Vorrat isst. Bei manchen Menschen kommen in solchen Situationen mehrere tausend Kilokalorien zusammen.

Erheblich besser ist es, wenn man tagsüber so viel isst, dass man bei jeder Mahlzeit satt wird. Außerdem sollte man sich seine Lieblingsspeisen und Geschmacksrichtungen in vernünftigem Umfang erlauben.

So kann man Heißhunger-Attacken durch echtes Hungern vermeiden.

Heißhunger durch Mangelversorgung

Selbst wenn man sich regelmäßig satt isst, kann Heißhunger durch eine Mangelversorgung mit verschiedenen Nährstoffen entstehen.

Wenn man beispielsweise Heißhunger auf Fleisch hat, dann kann das auf Eisenmangel oder Eiweißmangel hindeuten.

Heißhunger auf frisches Obst kann auf Vitamin-C-Mangel hindeuten. Wenn man Vitamin-C anstatt durch Obst meistens durch Orangensaft oder dergleichen bekommt, kann auch ein Heißhunger darauf entstehen.

Erstaunlicherweise kann Heißhunger auf Schokolade bedeuten, dass man einen Magnesiummangel hat. Wenn man sich dann vermehrt Magnesium in anderer Form zuführt, beispielsweise durch Milch oder Bananen, dann kann der Schokoladenheißhunger verschwinden.

Heißhunger auf Süßigkeiten deutet jedoch meistens nicht auf einen Mangel an Kohlenhydraten hin, sondern eher auf eine Kohlenhydrate-Sucht (siehe Seite 179).

Abendlicher Heißhunger

Besonders häufig kommt es abends zu Heißhunger-Attacken.

Das kann einerseits mit dem schon beschriebenen Heißhunger durch Dauerhunger zusammenhängen, wenn man tagsüber zu wenig isst.

Aber auch wenn man tagsüber genug isst, kommt es bei vielen Menschen abends zu heftigem Heißhunger.

Ein Auslöser für abendlichen Heißhunger kann ein kohlenhydratreiches Abendessen sein.

Sobald der Blutzucker nach der Abendmahlzeit wieder absinkt, meldet der Körper seine Nachschubwünsche an. Der durch ständige Kohlenhydratzufuhr verwöhnte Körper möchte spätabends und nachts nicht von seinen Fettpolstern zehren, sondern lieber von frisch zugeführten Kohlenhydraten.

Viele Menschen, die sich tagsüber vernünftig ernährt haben, so dass sie gesund und langsam abnehmen könnten, werden abends von ihrem Heißhunger in Versuchung geführt. Schon ein kleiner extra Pudding oder eine kleine Scheibe Brot können den Abnehmerfolg zunichte machen, wenn sie regelmäßig zusätzlich zu den Mahlzeiten gegessen werden. Besonders fatal wird es, wenn man dann die Tüte Chips oder die Tafel Schokolade aus dem Schrank holt und restlos verputzt. Gegen diese Situationen hilft es, solche Versuchungen gar nicht erst im Haus zu haben.

Den abendlichen Heißhunger kann man am wirksamsten verhindern, wenn man abends kaum Kohlenhydrate isst. Stattdessen kann man reichlich Eiweiß essen, weil das nachhaltig sättigt und bei den nächtlichen Reparaturarbeiten hilft.

Eine günstige Abendmahlzeit wäre beispielsweise ein Putensteak mit Gemüse oder Salat.

Wichtig ist, dass die Abendmahlzeit nachhaltig sättigt.

Wenn sich im Verlauf des Abends trotzdem der Heißhunger meldet, kann man Wasser trinken.

Wasser hilft erstaunlich gut gegen den Impuls unbedingt etwas zu sich nehmen zu wollen.

Ernährungs-Protokoll

Viele Abnehmwillige sind der festen Überzeugung, dass sie nur sehr wenig essen. Darum glauben sie, dass sie eigentlich die ganze Zeit abnehmen müssten und vermuten einen langsamen Stoffwechsel, als Ursache dafür, dass sie trotzdem zunehmen.

Bei einem Teil dieser Menschen trifft es tatsächlich zu, dass sie sehr wenig essen, zu wenig, um erfolgreich abzunehmen. Diese Menschen haben häufig durch zu viele Diäten ihre Muskelmasse verloren und ihren Stoffwechsel auf Dauer-Notprogramm geschaltet. In diesem Fall hilft es, wenn sie ihren Stoffwechsel reaktivieren, vorwiegend durch mehr Eiweiß und vermehrten Sport (siehe Seite 77).

Andere Menschen essen mehr als ihnen bewusst ist. Sie übersehen den Fettgehalt der Soße und den kleinen Riegel zwischendurch. Auch die Getränke als Energiespender werden häufig übersehen.

Um herauszufinden, ob man zu wenig oder zu viel zum Abnehmen isst, kann es helfen, für einige Tage ein Ernährungsprotokoll zu führen.

Am besten führt man das Ernährungsprotokoll über eine ganze Woche, um die Besonderheiten bestimmter Tage, wie beispielweise das Wochenende, mit zu berücksichtigen.

Vom ersten Kaffee am Morgen bis zum letzten Glas Wasser am Abend schreibt man alles auf, was man gegessen hat.

Dabei ist es sehr wichtig, alle kleine Zwischensnacks und alle Getränke aufzuschreiben.

Am besten wiegt man alle Nahrungsmittel, die man isst.

Bei Fertignahrungsmitteln und verpackten Snacks notiert man sich den Kaloriengehalt des Inhalts und im optimalen Fall auch Fette, Kohlenhydrate und Eiweiße.

Die Nährwerte normaler Nahrungsmittel wie Obst, Gemüse, Brot, Getreide, Fleisch und dergleichen ermittelt man anhand einer Kalorientabelle. Solch eine Kalorientabelle kann man sich entweder als Buch anschaffen oder im Internet kostenlos nutzen.

Jeden Abend oder gesammelt am Ende der Protokollzeit berechnet man die täglich aufgenommenen Kalorien. Noch besser ist es, wenn man auch Fett, Kohlenhydrate und Eiweiß-Menge berechnet.

Solch ein Protokoll macht viel Arbeit und erfordert viel Disziplin, damit man auch wirklich jede Kleinigkeit notiert und berechnet.

Doch am Ende hat man einen klaren Überblick über seine Ernährungsgewohnheiten.

Dadurch kann man besser entscheiden, wie man seine Ernährung umstellen sollte.

Kaloriengehalt zum Abnehmen

Der gesamte Kaloriengehalt der Nahrung sollte zum Abnehmen nicht mehr als 500 kcal unter dem Kalorienbedarf liegen. Bei einer stärkeren Reduktion der Nahrung würde der Hungerstoffwechsel einsetzen (siehe Seite 73).

Besser als 500 kcal unter dem Bedarf sind Werte zwischen 200 und 500 kcal unter dem Bedarf. Denn langsam abnehmen ist gesünder für den Körper.

Der normale tägliche Kalorienbedarf liegt bei leichter bis mittlerer Aktivität etwa bei folgenden Werten:

	normaler Kalorienbedarf	**Bedarf beim Abnehmen**
Frauen	1.800 - 2.000 kcal	1.300 - 1.800 kcal
Männer	2.200 - 2.500 kcal	1.700 - 2.300 kcal

Mit zunehmendem Alter braucht man weniger Kalorien.

Bei sportlicher Aktivität braucht man entsprechend mehr Kalorien.

Wer seinen Kalorienbedarf genau wissen will, sollte seinen Grundumsatz berechnen und anhand der körperlichen Aktivität in Beruf und Freizeit seinen Leistungsumsatz ermitteln (siehe Seite 62 und Seite 254).

Verteilung der Nährstoffe

Das Verhältnis der einzelnen Nährstoffe zueinander und zur gesamten Kalorienzufuhr ist Gegenstand ausdauernder Diskussionen.

Die einen empfehlen eine Reduktion der Fette, die anderen eine Reduktion der Kohlenhydrate zum Zwecke des Abnehmens.

Da beide Nährstoffe das Übergewicht fördern können, empfehlen wir eine leichte Reduktion beider Nährstoffe.

So kommt keiner der beiden Nährstoffe zu kurz, es gibt keine einseitige Reduktion.

Die Proteinversorgung sollte in etwa gleich bleiben wie bei einer Ernährung zum Halten des Gewichtes. Dadurch steigt die Proteinmenge prozentual an, weil man insgesamt weniger isst.

Nährstoffverteilung zum Gewicht halten

Nachfolgend eine ungefähre Verteilung der Nährstoffe, die zum Gewicht halten geeignet ist:

	Verhältnis	**bei 2.000 kcal**	**Menge in Gr**
Kohlenhydrate	50%	1000 kcal	250 gr
Fette	30%	600 kcal	66,6 gr
Proteine	20%	400 kcal	100 gr

Nährstoffverteilung zum Abnehmen

Zum Abnehmen sollten Kohlenhydrate und Fette reduziert, die Proteinmenge jedoch in etwa beibehalten werden.

	Verhältnis	**bei 1.500 kcal**	**Menge in Gr**
Kohlenhydrate	47%	705 kcal	176 gr
Fette	26%	390 kcal	43 gr
Proteine	27%	405 kcal	101 gr

Die Werte in obiger Tabelle können naturgemäß nur grobe Richtwerte sein. Sie dienen der ungefähren Orientierung.

Die Angaben zu Kalorien und Menge der Nahrungsmittel passen nur zu den als Beispiel angenommen Kalorienbedarf-Werten von 2.000 kcal beziehungsweise 1.500 kcal zum Abnehmen.

Wer viel Kraftsport treibt, um die Muskelmasse zu erhöhen oder zu erhalten, kann den Proteinanteil erhöhen. Mehr als 2 Gramm Protein je Kilogramm Körpergewicht sollte man jedoch nicht zu sich nehmen.

Außerdem ist es bei proteinreicher Ernährung, über 100 Gramm Protein am Tag, besonders wichtig, viel zu trinken, damit die Nieren den hohen Proteingehalt verkraften.

Wer viel intensiven Ausdauersport treibt, kann den Kohlenhydratanteil und die Kohlenhydratmenge erhöhen. Bei anstrengendem Ausdauersport werden nämlich viele Kohlenhydrate verbraucht.

Regelmäßiges Finetuning der Ernährung

Im Verlauf eines langfristigen Abnehmvorhabens muss die Ernährung immer wieder den aktuellen Gegebenheiten angepasst werden.

Einerseits können sich die Vorlieben ändern, sodass man sich erneut fragen muss, ob die neue Zusammensetzung der Nahrung geeignet ist um abzunehmen.

Durch einseitige Ernährung kann es auch zu Mangelzuständen bei Vitaminen und Mineralstoffen kommen. Diese Gefahr besteht vor allem, wenn man nur wenig isst.

Häufig schleichen sich auch kleine Extras ein, sodass man allmählich immer mehr isst, ohne es bewusst wahrzunehmen. Dadurch kann der Abnehmfortschritt zum Erliegen kommen, was genau dem Ziel des Körpers und des Unterbewusstseins entspricht (siehe Seite 83).

Auf der anderen Seite kann man auch so von seinem Abnehmvorhaben beseelt sein, dass man allmählich immer weniger isst, um schneller abzunehmen.

Auch eine Veränderung der Bewegungsgewohnheiten kann bewirken, dass die Ernährung nicht mehr ausreicht oder zu viel geworden ist.

Sowohl bei einer längerfristigen Abnehmpause als auch wenn man mehr als 500 Gramm pro Woche abnimmt, sollte man seine Ernährungsgewohnheiten erneut auf den Prüfstand stellen.

Regelmäßige Feineinstellungen der Ernährung sind während einer längeren Abnehmzeit erforderlich, wenn man erfolgreich abnehmen und gesund bleiben will.

Dabei sollte man vor allem auf kleine und größere Veränderungen in der Ernährungsweise achten und sich fragen, ob sie für den Körper und das Abnehmvorhaben sinnvoll sind.

Bewegung macht schlank

Körperliche Bewegung stellt neben der Ernährung die zweite große Säule des Abnehmvorhabens dar.

Je mehr die Forschung über den Körper herausfindet, desto stärker wird der Eindruck, dass Bewegung möglicherweise noch wichtiger als eine Ernährungsumstellung ist.

Am besten ist es jedoch zweifelsfrei, wenn man Bewegung und Ernährungsumstellung miteinander kombiniert. Die Abnehmerfolge sind dann am größten und die Chancen am höchsten, dass man dauerhaft schlank bleibt.

Abnehmen ohne Sport

Die heutige Lebensweise in den Industrieländern ist vorwiegend sesshaft. Tagsüber sitzt man auf dem Schreibtischstuhl und abends auf dem Sofa.

Viele Menschen haben sich so sehr an die sesshafte Lebensweise gewöhnt, dass der Gedanke an Sport angsteinflößend ist.

Das nutzen zahlreiche Diäten aus und versprechen Abnehmen auch ohne Sport.

Doch kann man tatsächlich auch ohne Sport abnehmen?

Ja, man kann, doch es fällt erheblich schwerer und das Ergebnis ist oft fragwürdig.

Durch mangelnde Bewegung werden nämlich die Muskeln immer weniger. Da die Muskeln auch im Ruhezustand Energie verbrauchen, sinkt der Grundumsatz ab.

Außerdem verbraucht Bewegung an sich etliche Kalorien, sodass man bei Bewegungsmangel in doppelter Hinsicht weniger Kalorien verbraucht.

Um ohne Bewegung abzunehmen, muss man die Kalorienmenge daher ziemlich stark einschränken. Jedes kleine Extra wirkt doppelt auf die Fettpolster.

Bei der Ernährung ist also Kasteiung angesagt, wenn man ohne Bewegung abnehmen will.

Ohne Bewegung ist auch die Durchblutung schlechter und die Haut weniger straff. Es kommt also beim Abnehmen eher zu leeren Hautsäcken, als wenn man das Abnehmen durch viel Bewegung unterstützt.

Daher kann man mit viel Einschränkungen bei der Ernährung zwar Abnehmen, aber wenn man die Kleider auszieht, wirkt der Körper schlaff und an manchen Stellen hängt die Haut. Am Bauch nennt man solche Hautsäcke auch Bauchschürze, weil die Bauchhaut herunter hängt wie eine Schürze.

Die Freude an der schlanken Figur ist dadurch erheblich eingeschränkt.

Wenn man mithilfe von regelmäßigem Sport abnimmt, geht das Abnehmen nicht nur einfacher, sondern auch die Haut bleibt straffer. Um ein optimal straffes Ergebnis zu erhalten, sollte man außerdem langsam abnehmen, damit die Haut genügend Zeit zum Schrumpfen hat.

Langsames Abnehmen mit Sport hat den Vorteil, dass man sich mehrmals täglich satt essen kann. Auch gelegentliche Extras sind möglich, ohne den Abnehmerfolg zu behindern.

Abnehmen nur mit Sport

Einige übergewichtige Menschen wollen ausschließlich mithilfe von Sport abnehmen, ohne ihre Ernährung umzustellen.

Ist es möglich, ausschließlich mit Sport abzunehmen?

Ja, manche Menschen können unter bestimmten Umständen mithilfe von Sport abnehmen, ohne sich bei der Ernährung einzuschränken.

Diese Vorgehensweise gelingt in folgenden Situationen:

- Wer zuvor keinen Sport getrieben und nur sehr langsam zugenommen hat, kann durch regelmäßigen Sport oder Alltags-Bewegung abnehmen.
- Wer Sport auf dem Niveau von Leistungssportlern treibt, nimmt durch den Sport ab, auch wenn er normal viel isst.

Bei nahezu allen anderen müssen Sport und Ernährungsumstellung Hand in Hand gehen, damit das Abnehmvorhaben zu einem Erfolg wird.

Sportliche Aktivität fördert normalerweise den Appetit und den Hunger. Dadurch essen die meisten sportlich aktiven Menschen naturgemäß etwas mehr, als wenn sie keinen Sport treiben. Ein Abnehmerfolg bleibt daher aus.

Nur wenn man die Essmenge in etwa gleich lässt oder sie gar reduziert, nimmt man durch Sport ab.

Man kann Sport jedoch zum wichtigsten Standbein bei seinem Abnehmvorhaben machen.

Das hat sogar einige Vorteile gegenüber Ernährung als Schwerpunkt, denn Bewegung hat zusätzlich ausgeprägte Gesundheitswirkungen.

Gesundheitswirkung durch Sport

Regelmäßiger Sport hat ausgesprochen positive Wirkungen auf die Gesundheit.

Die gesundheitsfördernde Wirkung von Sport geht so weit, dass man als sportlicher, übergewichtiger Mensch meist gesünder ist als ein unsportlicher, schlanker Mensch.

Regelmäßiger Sport senkt die Blutfettwerte und erhöht die Werte des guten Cholesterins (HDL).

Die allgemeine Durchblutung wird verbessert und das Arteriosklerose-Risiko wird gesenkt.

Dadurch sinkt auch die Gefahr, einem Herzinfarkt oder Schlaganfall zu erleiden.

Das Diabetes-Risiko sinkt durch regelmäßige Bewegung erheblich. Leichte Diabetes-Fälle können durch Bewegung sogar geheilt werden. In schwereren Fällen können oft die Medikamente reduziert werden.

Rückenschmerzen werden meistens durch zu schwache Rückenmuskeln verursacht. Daher kann Rückentraining ganz erheblich zu einer verbesserten Rückengesundheit beitragen.

Sogar Arthrose bessert sich durch regelmäßige, maßvolle Bewegung. Die Bewegung fördert nämlich die Entstehung von Gelenkschmiere in den Gelenken. Die Gelenkschmiere verbessert das Bewegungsverhalten der Gelenke und trägt außerdem zur Regeneration der abgenutzten Gelenke bei.

Auch Migräne, Schlafstörungen, chronische Müdigkeit, Fibromyalgie, Menstruationsbeschwerden, Wechseljahrsbeschwerden, Gedächtnisstörungen und psychische Erkrankungen werden durch regelmäßige Bewegung gebessert.

Für eine positive Wirkung auf die Gesundheit reicht es in vielen Fällen schon, sich drei Mal in der Woche für eine halbe Stunde zu bewegen.

Noch mehr Bewegung hat häufig noch einen stärkeren Gesundheitseffekt auf den Körper.

Kalorienverbrauch verschiedener Sportarten

Bei aktiver Bewegung werden mehr Kalorien verbraucht, als wenn man still sitzt oder liegt. Das ist sicherlich Jedem bekannt und dürfte für viele Übergewichtige der Hauptgrund sein, sich zu bewegen.

Doch verbraucht Bewegung im Allgemeinen weniger Kalorien als die meisten Menschen annehmen.

Eine halbe Stunde Nordic Walking verbraucht gerade einmal 200 bis 250 kcal. Das ist durch einen kleinen Schokoriegel mehr als ausgeglichen. Auch schon ein halber Liter Colagetränk, als Durstlöscher nach dem Sport, gleicht den Energieverbrauch locker aus.

Eine ganztägige Radtour verbraucht hingegen eine Menge Kalorien, weil die Bewegung über einen längeren Zeitraum durchgeführt wird.

Um den Kalorienverbrauch durch Sport und andere Aktivitäten richtig einschätzen zu können, ist es sinnvoll, zu wissen, wie viel Kalorien durch die jeweilige Sportart verbraucht werden.

Die niedrigen Werte werden erreicht, wenn man die jeweilige Sportart langsam durchführt und die hohen Werte bei intensiver Ausübung.

Alle Kalorienangaben beziehen sich auf eine Stunde Aktivität.

- Laufen (Joggen) 400-1000 kcal
- Zügiges Wandern 400-500 kcal
- Nordic Walking 400-500 kcal
- Gehen 200-400 kcal
- Radfahren 200-400 kcal
- Schwimmen 500-1000 kcal
- Abfahrts-Ski 400-600 kcal
- Ski-Langlauf 500-800 kcal
- Reiten 400-550 kcal
- Gymnastik 400-600 kcal
- Rudern 500-850 kcal
- Tennis 500-850 kcal
- Hula-Hoop 400-850 kcal
- Fußball 400-700 kcal

Bewegung im Alltag

- Autofahren 50-100 kcal
- Hausarbeit 360-500 kcal

- Gartenarbeit 200-500 kcal
- Treppensteigen 400-700 kcal
- Tanzen 500-750 kcal

Kann Sport dick machen?

Normalerweise geht man davon aus, dass Sport schlank macht.

Aber stimmt das überhaupt in jedem Fall?

Kann Sport vielleicht auch dick machen?

Zunächst klingt diese Vorstellung absurd, doch wenn man genauer darüber nachdenkt, ist es durchaus plausibel.

In zwei Extremen kann Sport tatsächlich zur Entstehung von Übergewicht beitragen und das Abnehmen verhindern.

Sportliche Unterforderung macht dick

Wenn man nur wenig oder mit geringer Intensität trainiert, dann besteht die Gefahr, dass man sich für die sportliche Aktivität mit mehr Essen belohnt, als man beim Sport verbraucht hat.

Der Kalorienverbrauch bei der körperlichen Aktivität wird häufig überschätzt, vor allem, wenn viel Vorbereitungszeit damit verbunden ist.

Als Beispiel kann man sich eine Frau vorstellen, die zum Schwimmtraining geht. Zuerst muss sie sich anziehen und ihre Schwimmtasche packen. Dann fährt sie zum Schwimmbad. Dort zieht sie sich um und duscht sich ab. Schließlich wird eine Viertelstunde geschwommen. Danach wird wieder geduscht, diesmal gründlicher, anschließend wieder umgezogen, nach Hause gefahren, das Schwimmzeug ausgewaschen und aufgehängt. Insgesamt kann solch ein Schwimmtraining leicht zwei Stunden beanspruchen. Das macht den Eindruck einer großen sportlichen Leistung.

In Wahrheit wurde aber nur eine Viertelstunde trainiert und dabei maximal 125 bis 200 kcal verbraucht.

Wenn es dann zur Belohnung für die sportliche Leistung ein Stück Torte mit 400 kcal gibt, dann hat man mehr Kalorien aufgenommen als man beim Sport verbraucht hat.

Ähnlich sieht es aus, wenn man eine ganze Stunde langsam Fahrrad fährt. Zwar hat man eine ganze Stunde Sport getrieben, aber weil es nur langsam war, hat man in der Zeit nur 200 kcal verbraucht. Die frische

Luft und die Bewegung machen hungrig und nach einer Stunde Training hat man den Eindruck, dass man sich etwas gönnen darf.

So kann unterforderndes Training zu Übergewicht führen, wenn man den Energiebedarf des Trainings überschätzt und infolgedessen zu viel isst.

Bei vielen Abnehmwilligen führt auch eine falsche Vorstellung über die Vorteile des Fettverbrennungspulses zu wenig anstrengendem Training und somit zu mehr Übergewicht (siehe Seite 262).

Wenn man aber untrainiert ist, sollte man unbedingt mit langsamem Training beginnen, damit man sich nicht überfordert.

Erst nach und nach sollte man die Intensität des Trainings erhöhen, entsprechend der eigenen Leistungsfähigkeit.

Wenn man sich nicht durch kalorienreiche Nahrung für das langsame Training belohnt, kann auch das ruhige Training beim Abnehmen helfen.

Sportliche Überforderung macht dick

Überforderung beim Training kann ebenso dick machen wie Unterforderung.

Wenn man zu lange oder zu intensiv trainiert, wird man früher oder später regelrecht schwach vor Hunger. Das Hungerhormon Ghrelin meldet sich dann mit ausgesprochener Vehemenz (siehe Seite 117)

Nach dem überanstrengenden Training wird dann häufig zuerst eine große Menge Cola oder süßer Mineraldrink getrunken, um den Blutzuckerspiegel wieder zu erhöhen. Danach gibt es oft noch mehrere energiereiche Riegel zur Stärkung.

Da der Hunger so groß war, reicht das jedoch noch lange nicht, weshalb bei der nächsten Mahlzeit kräftig reingehauen wird. Schließlich hat man sich ja sehr verausgabt und glaubt, sich das ganze Essen verdient zu haben.

Doch schnell hat man noch mehr Kalorien zu sich genommen als man bei seiner heroischen sportlichen Leistung verbraucht hat.

Ein weiteres Problem bei sportlicher Überforderung kann sein, dass man an den nächsten Tagen zu erschöpft ist, um erneut Sport zu treiben.

Auch zu Muskelkater oder gar Verletzungen kann es bei zu intensivem Training leicht kommen.

So kann überforderndes Training dick machen.

Wie viel Sport ist optimal

Die sinnvolle Häufigkeit und Dauer hängt vor allem von der individuellen Fitness ab.

Außerdem muss man berücksichtigen, wie viel Zeit man für den Sport aufbringen kann.

Um einen gesundheitlich fördernden Effekt zu haben, reicht schon eine halbe Stunde Training an jeweils drei Tagen in der Woche.

Dabei sollte man sich jedoch so anstrengen, dass man ins Schwitzen kommt.

Am Anfang mag das schon bei einem Spaziergang der Fall sein, doch wenn man etwas trainierter ist, braucht der Körper mehr Anstrengung, damit ein Trainingseffekt einsetzt. Außerdem hat man dann mehr Abnehmeffekt durch den Sport.

Um die Bewegung zur wichtigsten Säule eines größeren Abnehmvorhabens zu machen, braucht man jedoch mehr Training.

In diesem Fall trainiert man beispielsweise fünf Mal in der Woche für mindestens anderthalb Stunden.

Doch dieses Maß an Bewegung erfordert bereits eine gewisse Grundfitness. Es macht keinen Sinn, sich von einem rein sesshaften Leben zu erheben und gleich mit einem üppigen Trainingsprogramm zu beginnen.

Verletzungen, Leistungsschwäche und Erschöpfung können die Folge sein, wenn man es mit dem Training übertreibt.

Im Laufe der Zeit kann man herausfinden, wie viel Training zur jeweiligen Zeit das Richtige ist. Das passende Trainingspensum kann sich immer wieder ändern, daher sollte man flexibel bleiben.

Trainingspensum typabhängig

Das optimale Trainingspensum hängt unter anderem auch vom Körpertyp ab (siehe Seite 25).

Bei Menschen vom Typ Mesomorph oder Athletiker wachsen die Muskeln schnell bei körperlicher Belastung. Es macht ihnen Freude, die Muskeln in ihrem Körper zu spüren, wenn sie sich bewegen.

Durch das gute Muskelwachstum können die Muskeln bei diesen Menschen viel zum Abnehmerfolg beitragen.

Für Athletiker lohnt es sich daher, häufig und intensiv zu trainieren.

Bei Hypoplastikern wachsen die Muskeln jedoch nicht so schnell (siehe Seite 28).

Ihnen macht Sport daher meistens weniger Spaß, weil sich nicht so schnell Erfolge einstellen und das angenehme Gefühl durch das Spüren der Muskeln geringer ist.

Dennoch profitieren auch Hypoplastiker von regelmäßigem Sport. Bei ihnen reichen jedoch häufig schon drei ruhige, halbstündige Sporteinheiten pro Woche, um die gesundheitlichen Vorteile zu genießen.

Wer Freude am Sport hat oder den Kalorienverbrauch durch die aktive Bewegung nutzen will, kann aber auch als Hypoplastiker mehr Sport treiben.

Ruhetag

Bei aller Sportbegeisterung sollte man sich immer mindestens einen Ruhetag pro Woche gönnen.

Diesen Ruhetag, oder auch zwei Ruhetage, braucht der Körper, um sich zu regenerieren.

Bei der Regeneration werden die Muskeln aufgebaut und all die kleinsten Verletzungen repariert, die beim Training mehr oder weniger unbeachtet passiert sind.

Während eines Ruhetages braucht man jedoch nicht den ganzen Tag auf dem Sofa liegen, obwohl man das natürlich darf, wenn man will.

Wer sich nach etwas Bewegung sehnt, kann auch etwas Spazierengehen, locker Radfahren oder eine ruhige Runde schwimmen. Man sollte sich jedoch nicht anstrengen, sondern es ruhig und entspannt angehen lassen.

Übertraining vermeiden

Bei besonders engagierten Sportlern droht das Übertrainings-Syndrom, wenn man es mit dem Training übertreibt.

Das echte Übertrainings-Syndrom ist vorwiegend eine Erkrankung von Leistungssportlern. Dabei handelt es sich um eine richtige Krankheit mit Schwäche, Immunsupression, Schlafstörungen und anderen Beschwerden. Solch ein Übertrainings-Syndrom kann sich monatelang hinziehen.

Die Vorstufe eines Übertrainings-Syndrom, eine Überbelastung, kommt auch häufig bei engagierten Freizeitsportlern vor.

Bei zu häufigen, zu langen, zu intensiven Trainingseinheiten und zu geringen Erholungszeiten kann solch eine Überbelastung auftreten.

Erschwerend kommt häufig noch eine zu kalorienarme Ernährung und Belastung in Beruf und Familie hinzu.

Schon eine einzelne intensive Trainingswoche kann ausreichen, um eine leichte Überbelastung zu verursachen.

Man spürt die Überbelastung daran, dass das Training schwerer fällt und die Leistungsfähigkeit deutlich nachlässt. Oft spürt man erste Anzeichen einer Überbelastung auch daran, dass man keine Lust zum Training hat. Wenn man normalerweise gerne trainiert, sollte man aufmerken, wenn man auf einmal keine Motivation zum Training verspürt.

Falls man sich unsicher ist, ob man unter einer Überbelastung leidet oder ob es nur eine vorübergehende Unlust ist, kann man mit einem leichten Training beginnen. Wenn man allmählich wieder fitter wird, kann man weiter trainieren, aber wenn sich die Leistungsschwäche deutlich zeigt, sollte man bald mit dem Training aufhören.

Um bei einer Überbelastung zu verhindern, dass es zu einem Übertrainings-Syndrom kommt, sollte man eine mehrtätige Ruhephase einlegen.

Wer nicht ganz auf die Bewegung verzichten will, kann sich in aller Ruhe ein wenig bewegen, aber unbedingt ohne Anstrengung. Wie viel Bewegung das ist, hängt von der individuellen Verfassung ab.

Bei Überbelastung sollte man auch unbedingt ausreichend essen, unter anderem auch reichlich Kohlenhydrate. Denn um wieder fit zu werden, müssen die Glykogenspeicher wieder voll aufgeladen werden. Das sollte man auch dann beherzigen, wenn man mithilfe des Sportes abnehmen will. Denn wenn aus einer Überbelastung ein Übertrainingssydrom wird, fällt die sportliche Aktivität für Monate aus, und das ist für das Abnehmvorhaben erheblich schlimmer, als einige Tage mit vermehrten Kohlenhydraten.

Auch wenn die Waage in der Regenerationszeit von einer Überbelastung plötzlich mehrere Kilos Gewichtszunahme anzeigt, braucht man sich nicht erschrecken. Die Glykogenspeicher wiegen mitsamt dem zugehörigen Wasser zwei bis drei Kilos. Wenn sie zu Beginn der Überlastung leer waren und in der Regenerationszeit wieder aufgefüllt werden, kann das eine entsprechend große Gewichtszunahme bedeuten, ohne dass auch nur ein Gramm Fett hinzukommt (siehe Seite 56).

Gefahren des Sportes

Sporthasser argumentieren oft mit einer hohen Verletzungsgefahr, wenn sie ihre Abneigung gegen Sport begründen.

Zahlreiche Verletzungen im Leistungssport scheinen diese Gefahr zu bestätigen.

Doch geht es beim Sport zum Abnehmen nicht um Leistungssport, sondern um Sport mit moderaten Belastungen.

Wenn man Überlastungen vermeidet und auf seinen Körper hört, ist die Verletzungsgefahr beim Freizeitsport relativ gering.

Dabei ist es wichtig, seine persönlichen Schwachstellen zu berücksichtigen.

Wer beispielsweise Arthrose in den Knien hat, sollte seine Trainingsintensität auf die Leistungsfähigkeit der Knie einstellen. Selbst wenn es manchmal schwer fällt, kürzer zu trainieren, als die Muskeln und die Kondition mitmachen würden, sollte man sich bewusst machen, dass eine mehrtägige Trainingspause durch Knieschmerzen noch nachteiliger wäre. Bei anderen Schwachstellen verhält es sich ähnlich.

Schwächeanfall durch Übertreibung

Außer zu Verletzungen des Bewegungsapparates kann es auch zu Schwächeanfällen kommen, wenn man es mit dem Training übertreibt.

Bei längerfristiger Übertreibung kann es zum bereits erwähnten Übertrainings-Syndrom kommen (siehe Seite 259).

Auch eine einmalige Übertreibung kann schon gesundheitliche Nachteile haben.

Wenn man:

- zu lange trainiert
- zu intensiv trainiert
- bei zu großer Hitze trainiert
- zu wenig trinkt beim trainieren
- zu wenig gegessen hat

kann während oder nach dem Training einen Schwächeanfall bekommen.

Der Kreislauf kann absacken, man fühlt sich schwach und schwindelig. Im Extremfall kann es sogar zu einer kurzen Ohnmacht kommen.

Bei einem Schwächeanfall durch zu intensives Training mit zu schlechter Nahrungs- und Flüssigkeitsversorgung sollte man sich hinlegen oder hinsetzen und salzhaltige Flüssigkeit trinken, sowie etwas Süßes essen. Auch ein Colagetränk kann in solch einer Situation hilfreich sein.

Muskelkater

Der Muskelkater gehört für viele Menschen zum Sport dazu.

Er tritt jedoch nur auf, wenn man seinen Muskeln deutlich mehr zumutet, als sie aktuell leisten können.

Der Muskelkater entsteht, wenn sich kleinste Verletzungen im Muskel bilden. Mit der Milchsäure, wie früher vermutet wurde, hat der Muskelkater nichts zu tun.

Meistens tritt Muskelkater erst einen Tag nach der sportlichen Leistung auf, in seltenen Fällen auch direkt nach dem Sport.

Die kleinen Verletzungen der Muskeln sind nicht gefährlich. Sie verheilen innerhalb weniger Tage wieder.

Außerdem stellt ein Training, das zu Muskelkater führt, einen starken Trainingsreiz dar, wodurch sich die Leistungsfähigkeit des Muskels nach dem Abheilen des Muskelkaters deutlich steigert.

Doch wenn der Muskelkater aktiv schmerzt, kann man nicht voll trainieren. Wenn es nicht so schlimm ist, ist ein leichtes Training möglich, aber ohne große Belastung. Wenn man jedoch bei jedem Schritt ausgeprägte Schmerzen hat, legt man am besten mehrere Ruhetage ein.

Die Trainingspause durch den Muskelkater ist meistens größer als die verstärkte sportliche Leistung, die zum Muskelkater geführt hat.

Wenn man Sport treibt, um abzunehmen, ist es daher sinnvoll, nur so intensiv zu trainieren, dass es ohne starken Muskelkater ausgeht. Denn dann kann man kontinuierlich weiter trainieren.

Ein gelegentlicher Muskelkater ist jedoch nichts Schlimmes, sondern nur eine schmerzhafte Erfahrung, die etwas lästig ist.

Ist der Fettverbrennungspuls optimal?

Vielen Abnehmwilligen wird dazu geraten, beim Sport im Bereich des Fettverbrennungspulses zu trainieren.

Der Fettverbrennungspuls ist ein Pulsbereich, der bei relativ geringer Anstrengung aktiv ist. Er wird vom sogenannten Cardio-Puls unterschieden, der bei intensiverem Training stattfindet.

Prinzip der Energienutzung in den Muskeln

Um das Prinzip des Fettverbrennungspulses zu verstehen, muss man zunächst das Prinzip der Energienutzung bei der Bewegung verstehen (siehe Seite 65).

Die Energieversorgung der Muskeln geschieht mithilfe kleiner ATP-Moleküle. Das sind die Batterien des Körpers. Die Energievorräte der ATP-Moleküle reichen jedoch immer nur für wenige Sekunden Aktivität. Dann müssen die ATP-Moleküle wieder mit neuer Energie aufgeladen werden.

In den Muskeln befinden sich sowohl Glykogenspeicher als auch Fettspeicher zur Energiegewinnung.

Im Ruhezustand werden fast ausschließlich die Fettspeicher genutzt, um die ATP-Moleküle wieder aufzuladen und die Muskeln mit Energie zu versorgen. Die Energieversorgung mithilfe der Fettspeicher ist langsam und daher sehr gut geeignet, um den eher niedrigen und ruhigen Energiebedarf in der Ruhe zu decken.

Je intensiver man sich bewegt, desto mehr tragen Glykogenspeicher mit ihren Kohlenhydraten zur Energiebereitstellung bei. Die Energiegewinnung durch Kohlenhydrate geht nämlich schneller und ist daher auch für größere Anstrengungen geeignet.

Der Energieverbrauch bei Bewegung steigt jedoch insgesamt so stark an, dass auch die Energiegewinnung aus den muskulären Fettspeichern zunimmt.

Rechenbeispiel

Ein kleines Rechenbeispiel kann das Prinzip verdeutlichen:

Wenn man im sogenannten Bereich des Fettverbrennungspulses, mit etwa 65% seiner maximalen Herzfrequenz, joggt (ca. 125 Pulsschläge/min), dann verteilt sich die Energiegewinnung wie folgt:

Fett = 60% und Kohlenhydrate = 40%.

Insgesamt verbraucht man etwa 480 kcal pro Stunde. Der Anteil der Fettverbrennung dabei liegt bei 288 kcal.

Wenn man hingegen im sogenannten Cardio-Bereich, mit 80% der maximalen Herzfrequenz joggt (ca. 150 Pulsschläge/min), dann verteilt sich die Energiegewinnung wie folgt:

Fett = 40% und Kohlenhydrate = 60%.

Insgesamt verbraucht man etwa 960 kcal pro Stunde. Der Anteil der Fettverbrennung dabei liegt bei 384.

Obwohl der prozentuale Anteil der Fettverbrennung beim langsameren Training höher ist als beim schnellen Training, verbrennt man beim schnellen Training insgesamt mehr Fett als beim langsamen Training. Außerdem ist der gesamte Energieverbrauch beim schnellen Training höher als beim langsamen.

Bei Betrachtung des Rechenbeispiels wird klar, dass es keinen Sinn macht, zum Abnehmen langsam zu trainieren, um im sogenannten Fettverbrennungspuls zu bleiben. Bei diesem langsameren Training verbraucht man weniger Energie, als wenn man so intensiv wie möglich trainiert.

Fettverbrennung ist nicht Fettabbau

Das Missverständnis mit der Fettverbrennung wird noch dadurch verstärkt, dass abnehmwillige Menschen eigentlich gar nicht an Fettverbrennung interessiert sind. Sie sind am Fettabbau interessiert.

Die Fettverbrennung im Muskel hat nämlich nichts mit dem Abbau der Fettpolster zu tun.

Wenn die Fettspeicher und die Glykogenspeicher im Muskel erschöpft sind, holt sich der Muskel die Energie, wo sie verfügbar ist. Entweder findet er die nötige Energie im Blut in Form von Blutzucker und Blutfetten.

Wenn nicht genügend dieser Nährstoffe im Blut vorhanden sind, dann bekommt man Hunger. Wenn die Nahrung ausbleibt, holt sich der Körper die Energie notgedrungen von seinen kostbaren Fettpolstern. Die Fettpolster geben Fette an das Blut ab, wo sich die Muskeln daran bedienen können.

Beim Abbau der Fettpolster ist es also ganz egal, ob der Muskel zuvor Fett oder Kohlenhydrate verbrannt hat. Das einzig wichtige ist, dass Energie verbraucht wurde, und dass die Nahrung nicht ausgereicht hat, um die verbrauchte Energie zu ersetzen.

Es kommt also letztlich auf die Energiebilanz an (siehe Seite 68).

Nutzen des Fettverbrennungspulses für Leistungssportler

Der Fettverbrennungspuls ist nicht völlig nutzlos, sein Nutzen liegt jedoch in einem anderen Bereich als normalerweise angenommen.

Ruhiges Training im Bereich des Fettverbrennungspulses ist gut für Leistungssportler, die sich auf große Ausdauerleistungen vorbereiten.

Durch lang andauerndes, ruhiges Training mit Fettverbrennungspuls wird nämlich der Fettstoffwechsel trainiert.

Bei besonderen Ausdauerleistungen, beispielsweise Marathonlauf, ist der Körper dann nicht darauf angewiesen, dass er immer wieder Kohlenhydrate erhält.

Die Fettverbrennung ist aktiver und schneller, sodass der Leistungssportler auch mit geleerten Glykogenspeichern noch einigermaßen vorankommt.

Das Training mit Fettverbrennungspuls für extreme Ausdauerleistungen macht jedoch nur Sinn, wenn man mindestens anderthalb Stunden trainiert.

Nutzen des Fettverbrennungspulses für Sportanfänger

Auch für Untrainierte hat Training im Bereich des Fettverbrennungsbereich durchaus seinen Sinn.

Wenn man untrainiert ist, kann man nämlich noch nicht sehr intensiv trainieren.

Daher ist es sinnvoller, wenn man es am Anfang ruhig angehen lässt.

So hält man länger durch und die Bewegung fällt leichter.

So kann man eher Freude am Sport haben und bleibt bei der Sache.

Wenn man erst einmal etwas trainierter ist, sollte man die Intensität jedoch steigern, entsprechend der verbesserten Leistungsfähigkeit.

Muskeln zum Fettabbau

Kräftige Muskeln sind die besten Freunde, wenn man abnehmen will.

Muskeln verbrauchen nicht nur Energie, wenn man sich bewegt, sondern auch, wenn man ruhig liegt oder sitzt. Muskeln sind die reinsten Energiefresser.

Daher lohnt es sich sehr, durch Krafttraining starke Muskeln aufzubauen, wenn man abnehmen will. Muskelaufbau ist die beste Investition für Abnehmwillige.

Pro Kilogramm zusätzlicher Muskelmasse braucht der Körper täglich etwa 100 kcal mehr Nahrungsenergie und zwar ohne Bewegung.

In Bewegung wird noch zusätzlich mehr verbraucht, denn auch der Energieverbrauch bei Bewegung hängt von der Muskelmasse ab.

Muskelaufbau kann auch den vielen Menschen helfen, die mit ihrem Abnehmwunsch fest stecken und nicht mehr weiter kommen.

Wenn der Stoffwechsel durch jahrelange Diätbemühungen immer langsamer geworden ist, stellt Muskelwachstum einen Ausweg dar. Durch die Muskeln wird der Grundumsatz wieder erhöht und Abnehmen wird möglich.

Ausreichend essen für den Muskelaufbau

Man kann zwar Fett abbauen und gleichzeitig Muskeln aufbauen, aber das geht nur, wenn man nicht zu wenig isst.

Vor allem der Proteinbedarf sollte ausreichend gedeckt sein. Man braucht mindestens 0,8 Gramm Proteine pro Kilogramm Körpergewicht. Für das Muskelwachstum sollte es aber etwas mehr sein (siehe Seite 197).

Auch der gesamte Kalorienbedarf sollte nicht zu niedrig sein, damit die Muskeln wachsen können. Man sollte keinesfalls mehr als 500 kcal weniger essen als man verbraucht, denn sonst setzt der muskelverzehrende Hungerstoffwechsel ein (siehe Seite 73).

Krafttraining für den Muskelaufbau

Muskeln wachsen bei jeder vermehrten Bewegung. Sie wachsen sogar, wenn man anfängt, regelmäßig spazieren zu gehen.

Aber bei langsamen oder ausdauernden Bewegungen wachsen Muskeln nur schwach.

Ein kräftiges Muskelwachstum erreicht man nur mithilfe von Krafttraining (siehe Seite 270).

Myokine und andere wirksame Substanzen

Muskeln dienen nicht nur der Bewegung und dem Energieverbrauch.

Sie stellen auch jede Menge Substanzen her, als wären sie Hormondrüsen. Etwa 400 zur Zeit bekannte verschiedene Substanzen werden vom Muskel produziert.

Je mehr Muskeln man hat und je mehr man sie bewegt, desto mehr dieser Substanzen werden hergestellt.

Unter anderem werden hormonähnliche Myokine von den Muskeln produziert.

Myokine haben entzündungshemmende Eigenschaften, sie helfen unter anderem gegen Depressionen, Demenz und Herz-Kreislauferkrankungen.

Durch die Bewegung der Muskeln stellt der Körper also seine eigenen Medikamente her.

Der Nachbrenneffekt

Beim Nachbrenneffekt handelt es sich um eine sehr nützliche Funktion des Körpers nach körperlichen Anstrengungen.

Nach jeder Form der Bewegung wird noch etwa eine Stunde lang vermehrt Energie verbraucht.

Der Energieumsatz kann in dieser Zeit um bis zu 50% ansteigen.

Man nennt dieses Phänomen den Nachbrenneffekt, weil der Körper nach dem Sport noch weiter (ver-)brennt.

Durch den Nachbrenneffekt kann sehr effektiv Fett abgebaut werden.

Bei Krafttraining dauert der Nachbrenneffekt noch wesentlich länger an als bei Ausdauertraining. Er kann bis zu zwei Tage lang anhalten.

Daher hat Krafttraining nicht nur einen sehr guten Nutzen, um Muskeln abzubauen, durch den Nachbrenneffekt hilft es noch zusätzlich beim Abnehmen.

Muskelwachstum bei Frauen

Viele Frauen haben Angst vor starken Muskeln, weil sie an die Bilder von muskelbepackten Bodybuilderinnen denken.

Doch diese Angst ist unberechtigt.

Wenn eine Frau keine Androgene und Anabolika nimmt, bekommt sie keine so deutlich sichtbaren Muskelpakete.

Eine Frau kann noch so viel Krafttraining betreiben und dabei auch sehr viel Proteine zu sich nehmen ohne übergroße Muskeln zu bekommen. Die Muskeln bleiben so, dass sie dezent unter der Haut liegen.

Der Körper wird straff und sieht sportlich aus, genau das, was Frauen sich eigentlich von ihrem Körper wünschen.

Keine lokale Fettabnahme

Viele abnehmwillige Menschen trainieren gezielt die Körperbereiche, an denen sie abnehmen wollen.

Doch das Fett wird nicht dort abgebaut, wo man trainiert.

Die Stellen, wo das Fett abgebaut wird, haben nichts mit gezieltem Training zu tun.

Normalerweise wird das Fett in etwa gleichmäßig über den Körper verteilt abgebaut.

Allenfalls spielt die genetische Veranlagung eine Rolle. So gibt es beispielsweise viele Frauen, die im Dekolleté-Bereich schon langsam mager werden, obwohl es an den Beinen oder am Bauch noch mollige Stellen gibt.

Häufig kann man auch beobachten, dass man dort zuerst abnimmt, wo sich das Fett zuletzt angesammelt hat. Die ersten Fettpolster bleiben bis zum Schluss bestehen.

Dennoch ist es sinnvoll, die Problemzonen gezielt zu trainieren.

Die Muskeln an diesen Stellen werden dadurch kräftiger und der gesamte Bereich wird besser durchblutet. Dadurch profitiert auch die Haut und das Bindegewebe unter der Haut. Der trainierte Bereich wirkt straffer und fühlt sich auch besser an.

Freude am Sport

Für eine dauerhaft gute Sport-Motivation ist es wichtig, dass man Freude am Sport hat.

Die Freude am Sport ist wichtiger als fast alle anderen Argumente, die für die eine oder andere Sportart sprechen.

Wer liebend gerne wandert, aber Joggen langweilig findet, sollte wandern gehen, auch wenn Joggen in kurzer Zeit mehr Kalorien verbrennt.

Wer zum Gehen gerne zwei Stöcke benutzt, sollte das tun und wer lieber ohne Stöcke geht, sollte auf Stöcke verzichten.

Wenn man lange keinen Sport getrieben hat, sollte man sich Zeit nehmen, um herauszufinden, wie man Freude am Sport haben kann.

Die Vorlieben für verschiedene Sportarten können von Mensch zu Mensch sehr unterschiedlich ausgeprägt sein.

Auch für ausgeprägte Sportmuffel kann es so manche Überraschung geben.

Wer Sport in der Schulzeit immer gehasst hat, weil es ihm nie gelang, den Ball ins Tor zu schießen, kann mit Ausdauersport sehr glücklich werden.

Und wer sich beim Joggen immer gequält hat, findet vielleicht Freude beim Squash-Spielen oder beim Schwimmen.

Daher gilt: Ausprobieren!

Jeder auszuprobierenden Sportart sollte man für eine Weile eine Chance geben.

Viele Sportarten sind nämlich am Anfang frustrierend, weil man die Bewegungsabläufe noch nicht beherrscht.

Beispielsweise beim Inline-Skaten fällt man anfangs häufig hin und es gelingt kaum, in Würden abzubremsen. Doch wenn man erst einmal sicher auf den Rollen steht, kann man zügig über den Asphalt sausen und bekommt ein großartiges Gefühl der Freiheit.

Man muss sich auch nicht für eine oder wenige Sportarten entscheiden. Stattdessen ist es hilfreich, wenn man sich für viele Sportarten begeistern kann.

So kann man für jedes Wetter etwas finden, Sportarten für drinnen, für draußen, mit anderen Menschen oder allein, anstrengend oder locker.

Mit mehreren Sportarten wird es auch nicht so schnell langweilig, der Sport bleibt interessanter.

Arztbesuch vor dem Sport

Wenn man lange keinen Sport getrieben hat, ist es sinnvoll, einen Gesundheitscheck beim Arzt durchführen zu lassen, bevor man ernsthaft mit dem Training beginnt.

Bei dem Gesundheitscheck wird der allgemeine Gesundheitszustand überprüft, unter anderem auch, ob das Herz gesund ist.

Günstig ist es, wenn man den Arzt darüber informiert, dass man vorhat Sport zu treiben.

Dann kann die Sporttauglichkeit gezielt untersucht werden, beispielsweise mit einem Belastungs-EKG.

Durch die Untersuchung beim Arzt weiß man anschließend, ob man nach Herzenslust Sport treiben kann, oder ob man in bestimmten Bereichen vorsichtig sein sollte.

Krafttraining

Krafttraining lässt die Muskeln wachsen.

Daher ist Krafttraining für das Abnehmen eigentlich noch wichtiger als Ausdauersport.

Wie schon beschrieben, helfen kräftige Muskeln in mehrfacher Hinsicht beim Abnehmen (siehe Seite 265).

Mithilfe von Krafttraining kann man dafür sorgen, dass man kräftige Muskeln hat.

Neben dem Muskelaufbau verbrennt man beim Krafttraining natürlich auch Energie. Der Kalorienverbrauch beim Krafttraining entspricht in etwa dem Kalorienverbrauch beim Ausdauersport.

Doch nach dem Krafttraining hält der Nachbrenneffekt mit erhöhter Stoffwechselrate für ein bis zwei Tage an, gegenüber einer Stunde beim Ausdauersport (siehe Seite 267).

Daher hilft das Krafttraining eigentlich besser beim Abnehmen als Ausdauersport.

Dennoch treiben viele Abnehmwillige ausschließlich Ausdauersport, weil sie nicht wissen, wie nützlich Kraftsport sein kann.

Dabei kann Krafttraining sogar noch mehr Positives bewirken: Durch stärkere Rücken-Muskeln kann man Rückenschmerzen zum Verschwinden bringen. Wenn man zusätzlich die Arme stärkt, kann man auch den Mineralwasser-Kasten leichter anheben.

Die meisten Menschen denken bei Kraftsport an Hanteln und muskelstärkende Geräte im Fitnessstudio.

Hantel- und Gerätetraining sind tatsächlich die klassischen Methoden des Kraftsportes, aber sie sind bei weitem nicht die einzigen Möglichkeiten, die Muskeln zu stärken.

Die für Frauen häufig angebotenen Kurse mit Bauch-Beine-Po-Training kann man auch als eine Art Kraftsport betrachten.

Ebenso kann man zu Hause mit dem Theraband ganz einfach Krafttraining machen.

Trainingsintensität zum Muskelaufbau

Damit die Muskeln wachsen, muss man sie ordentlich fordern.

Sie müssen spüren, dass man sie leistungsfähiger braucht.

Die Schwere der Gewichte oder die Stärke des Therabandes und die Häufigkeit der Übungen hängen davon ab, was man sich von den Muskeln erhofft.

Bei relativ niedrigen Gewichten, bei denen man eine Übung in zwei bis drei Durchläufen jeweils 20 Mal durchführen kann, wird vor allem die Muskelausdauer gestärkt. Bei untrainierten Menschen ist damit zu Beginn auch ein Wachstum der Muskeln verbunden, doch die Muskeln bleiben eher schmal.

Die meisten Frauen glauben, dass sie solche schmalen Muskeln haben wollen, weil sie sich vor Bodybuilderinnen grausen. Doch wenn man genauer nachfragt, stellt sich heraus, dass die meisten übergewichtigen Frauen mit den Muskeln vor allem möglichst effektiv abnehmen wollen. Das geht mit schmalen Muskeln weniger gut als mit kräftigen Muskeln.

Ausdauernde Muskeln haben jedoch den großen Vorteil, dass man im Alltag viel damit anfangen kann. Sie sind also sehr nützlich. Daher ist ein gewisses Kraftausdauer-Training durchaus empfehlenswert.

Um richtig kräftige Muskeln wachsen zu lassen, die optimal beim Abnehmen helfen, braucht man jedoch schwerere Gewichte.

Die Gewichte oder die Stärke des Thera-Bandes sollten so schwer sein, dass man sie gerade noch 8 bis 12 Mal bewegen kann. Die letzten ein bis zwei Bewegungen sollten mit letzter Kraft, aber noch kontrolliert, durchgeführt werden können.

Danach macht man eine halbe bis zwei Minuten Pause und wiederholt die 8 bis 12 Übungen. Wer es schafft, macht anschließend noch einen dritten Durchgang.

Eine optimale Wirkung haben diese Übungen, wenn man am nächsten Tag einen ganz leichten Muskelkater verspürt. Aber er sollte wirklich nur sehr leicht sein, so dass man ihn kaum wahrnimmt.

Wichtig ist jedoch, dass man nicht nur die Grenzen der Muskeln berücksichtigt, sondern auch die Grenzen seiner Gelenke, Sehnen und Knochen. Bei Menschen jenseits der vierzig wird die Intensität des Krafttraining manchmal eher durch die Gelenke als durch die Muskeln limitiert.

Aber auch die Gelenke gewöhnen sich an die Belastung und werden allmählich immer leistungsfähiger.

Trainingshäufigkeit zum Muskelaufbau

Solange man beim Muskelaufbau ist, muss man relativ häufig Krafttraining machen. Nur wenn die Muskeln regelmäßig gefordert und sogar ein klein wenig überfordert werden, wachsen sie auch.

Optimal ist Krafttraining drei Mal in der Woche. Zwischen den Trainingstagen sollte man immer mindestens einen Tag pausieren, damit sich die Muskeln in dieser Zeit regenerieren und aufbauen können.

An den Tagen zwischen dem Krafttraining muss man jedoch nicht untätig sein. Man kann diese Tage für Ausdauertraining nutzen.

Trainingshäufigkeit zum Muskelerhalt

Wenn die Muskeln eines Tages groß genug geworden sind, geht es darum, sie zu erhalten.

Zum Erhalt der Muskeln kann man die Trainingshäufigkeit reduzieren.

Die Muskeln brauchen pro Woche zwischen ein und zwei Trainingseinheiten, um ihre Größe und Stärke zu behalten.

Nach drei bis vier Tagen ohne Krafttraining denken sich die Muskeln, dass sie nicht mehr voll gebraucht werden und beginnen allmählich zu schrumpfen.

Daher wird es dann Zeit, wieder ein Krafttraining durchzuführen.

Ausdauersport

Die meisten Abnehmwilligen treiben in erster Linie Ausdauersport, um abzunehmen.

Ausdauersport ist in mehrfacher Hinsicht sehr gesundheitsfördernd.

Das Herz-Kreislaufsystem wird gestärkt, sodass die Durchblutung des ganzen Körpers besser wird. Dadurch kann man gegen Herzinfarkt, Schlaganfall und andere Krankheiten der Durchblutung vorbeugen.

Auch der Bewegungsapparat wird durch Ausdauertraining gestärkt, ebenso das Hormonsystem und die Psyche.

Da man beim Ausdauertraining vermehrt Kalorien verbraucht, ist es selbstverständlich auch zum Abnehmen geeignet.

In geringem Maße wachsen auch die benutzten Muskeln beim Ausdauertraining, jedoch bei weitem nicht so stark wie durch Krafttraining.

Daher ist es sinnvoll, Ausdauersport und Krafttraining miteinander zu kombinieren. Am besten widmet man sich ihnen an abwechselnden Tagen.

So lange die Muskeln noch wachsen sollten, wären beispielsweise sinnvoll: Krafttraining an drei Tagen in der Woche und Ausdauertraining an zwei bis drei Tagen, jeweils an den Tagen zwischen dem Krafttraining.

Wenn die Muskeln groß genug sind, kann man das Krafttraining um einen Tag reduzieren und stattdessen mehr Ausdauersport treiben.

Trinken

Beim Ausdauertraining sollte man unbedingt darauf achten, dass man genug trinkt. Vor allem, wenn man ausgiebig und bei Hitze unterwegs ist.

Zum Trinken beim Ausdauersport eignet sich am besten Wasser, dem eine winzige Prise Salz zugesetzt wurde.

Manche käuflichen Mineralwässer enthalten das Salz schon von selbst, aber Leitungswasser muss man nicht extra kaufen.

Von sogenannten Mineraldrinks oder isotonischen Sportgetränken sollte man lieber die Finger lassen, wenn man abnehmen will.

Die meisten Getränke dieser Art enthalten reichlich Zucker, sodass man die durch den Sport verbrauchte Energie durch das Getränk sofort wieder zuführt.

Auch Mineraldrinks mit Süßstoff sind ungünstig, denn der Süßstoff steigert den Appetit so, dass man anschließend mehr isst, als man durch den Ausdauersport verbraucht hat.

Nach extremen Ausdauerleistungen, z.B. Marathonlauf, sind kohlenhydrathaltige Getränke jedoch durchaus sinnvoll. Auch wenn man abnehmen will, sollte man keinen Zusammenbruch riskieren.

Ausdauersportarten

Die Ausdauersportarten sind vielfältig, sodass man die Wahl hat und auch abwechseln kann.

Bei der Wahl der Sportarten sollte man auch seinen Gesundheitszustand berücksichtigen. Wer Probleme mit den Knien hat, fängt am besten mit Schwimmen, Aqua-Gymnastik oder Radfahren an. Wenn die Knie dann belastbarer werden, kann man nach und nach auch andere Sportarten hinzu nehmen.

Fahrrad fahren

Radfahren ist besonders gut für Sportanfänger und für besonders übergewichtige Menschen. Weil man auf dem Sattel sitzt, werden die Knie kaum belastet.

Außerdem kann man sich schon mit geringer Anstrengung zügig fortbewegen. Radfahren ist zudem eine nützliche Alltagfortbewegung. Man kann kleine Einkäufe mit dem Rad erledigen, zum Schwimmbad oder zu Freunden fahren. Wenn es nicht so weit ist, oder man Gelegenheit hat, sich vom Schweiß zu befreien, kann man mit dem Fahrrad auch zur Arbeit fahren.

Am Anfang eignet sich ein Fahrrad, auf dem man bequem aufrecht sitzt. So hat auch der Bauch gut Platz und man kann frei atmen. Später kann man eines verwenden, bei dem man sich sportlich vornüber beugt.

Wenn man erst einmal etwas fitter geworden ist, kann man längere Radtouren in Angriff nehmen. Durch die Länge der sportlichen Belastung kann man jede Menge Kalorien verbrauchen.

Nordic Walking

Durch zwei Stöcke, die vom Skilanglauf inspiriert wurden, ist Gehen zu einer beliebten Sportart geworden. Das Gehen mit zwei Stöcken nennt man Nordic Walking.

Diese Sportart ist für alle Sportanfänger bestens geeignet.

Die Belastung für die Knie ist wesentlich geringer als beim Joggen und auch der Kreislauf wird weniger stark belastet.

Die Gehgeschwindigkeit kann man von ruhig und entspannt bis zu forsch und schweißtreibend steigern.

So kann man am Anfang ruhig beginnen und wenn man etwas fitter geworden ist, kräftig ausschreiten.

Am besten ist es, wenn man sich die Gehtechnik am Anfang von einem Fachmann zeigen lässt. Es geht nämlich nicht nur darum, die Stöcke irgendwie vorwärts zu bewegen, sondern die Stockbewegung sollte genau mit den Gehbewegungen der Beine abgestimmt werden.

Wandern - Trecking

Wandern ist die klassische Methode, auf sportliche Weise zu gehen. Heutzutage wird Wandern gerne Trecking genannt, um es zur Trendsportart zu machen.

Beim Wandern verwendet man meistens nur Stöcke, wenn das Gelände es erfordert. Viele Nordic-Walking-Fans wandern jedoch auch in der Ebene mit ihren Stöcken, sodass sich die beiden Sportarten vermischen.

Typisch für das Wandern ist, dass man es über mehrere Stunden durchführt, oft den ganzen Tag. Dann ist man mit einem Rucksack unterwegs und zwischendrin gibt es Picknickpausen.

Beim Wandern wird meistens auch noch mehr Wert auf eine schöne Landschaft gelegt als beim Nordic Walking.

Sofern Berge in erreichbarer Nähe sind, wandern Menschen gerne auf Berge. Dadurch gibt es beim Wandern häufig anstrengende Steigungen und kniebelastende Bergab-Strecken.

Eine längere, starke Steigung kann sehr anstrengend sein, deutlich anstrengender als lockeres Joggen.

Weil man meistens mehrere Stunden unterwegs ist, eignet sich Wandern daher vorzüglich, um reichlich Kalorien zu verbrauchen.

Außerdem kommt man beim Wandern in den Genuss der Natur, was sehr glücklich machen kann. Der Alltag rückt in die Ferne.

Doch wenn man unterwegs oder hinterher seinen Durst mit vielen Colagetränken stillt und nach dem Wandern ganze Berge vertilgt, kann der Kalorienverbrauch durchaus nivelliert werden.

Das heißt natürlich nicht, dass man beim Wandern hungrig bleiben soll. Während einer Wanderung sollte man sich oft genug mit kohlenhydratreichen Snacks stärken, um Kraft für die restliche Strecke zu haben. Nach der Wanderung hat man sich ein gutes Essen verdient, es sollte nur nicht ausufern.

Wegen der Länge einer Wanderung, ist auch das Trinken sehr wichtig, weil man über Stunden hinweg sehr viel schwitzt, vor allem bei warmer Witterung.

Joggen

Jogging gilt normalerweise als der Ausdauersport schlechthin. Beim Joggen läuft man über kürzere oder längere Strecken, der Volksmund würde auch "Rennen" dazu sagen.

Viele übergewichtige Menschen, die seit Jahren keinen Sport mehr getrieben haben, glauben, dass sie joggen müssten, um abzunehmen.

Doch Jogging ist eher etwas für Fortgeschrittene.

Beim Laufen werden die Gelenke der Beine relativ stark belastet, vor allem die Knie.

Außerdem ist Jogging anstrengend für das Herz-Kreislaufsystem und erfordert daher eine gewisse Grundfitness.

Wer Lust zum Laufen hat, sollte das tun, sobald er die nötige Grundfitness dazu hat.

Laufen ist eine herrliche, dynamische Art, sich fortzubewegen und den Körper zu fordern. Viele Läufer werden glücklich vom Laufen, weil Endorphine ausgeschüttet werden. Man nennt das auch "Runners High".

Doch wenn man keine Lust zum Laufen hat, sondern sich vor der Anstrengung graust, dann sollte man es bleiben lassen. Es gibt jede Menge Sportarten, die weniger belastend für den Körper sind.

Wenn man mit dem Laufen anfängt, sollte man zunächst langsam laufen und nur kurze Strecken bewältigen. Ganz am Anfang reichen schon fünf Minuten. Damit sich die Sporteinheit lohnt, kann man anschließend noch eine Weile zügig gehen.

Ganz allmählich kann man das Laufpensum steigern, immer abhängig von der persönlichen Leistungsfähigkeit.

Schwimmen

Wer eine Sportart sucht, die für Menschen aller Gewichts- und Fitnessklassen geeignet ist, der ist beim Schwimmen genau richtig.

Weil im Wasser das Gewicht nahezu wegfällt, können sich auch stark übergewichtige Menschen im Wasser gut bewegen. Die Belastung der Gelenke durch das Körpergewicht ist vernachlässigbar.

Ein weiterer Vorteil des Schwimmens ist, dass der gesamte Körper gefordert ist, und nicht nur die Beine, wie bei den meisten anderen Ausdauersportarten. Daher werden beim Schwimmen auch relativ viel Kalorien verbrannt.

Doch das Schwimmen ist auch anstrengend. Wenn man es nicht gewöhnt ist, sollte man die Schwimmstrecke allmählich steigern. Sowohl der Rücken, als auch die Arme und Beine werden durch das Schwimmen spürbar gefordert.

Außer Schwimmen ist auch Aqua-Jogging oder Aqua-Radfahren sehr schonend für den Körper und auch für stark übergewichtige Menschen geeignet.

Natürlich ist Schwimmen auch für leicht übergewichtige und schlanke Menschen eine sehr gute Sportart.

Viele Schwimmer genießen besonders das Gefühl, wie der Körper durch das Wasser gleitet und sich im Wasser bewegt.

Wenn Sie sich nicht ins Schwimmbad trauen, weil Sie sich genieren, oder weil es Ihnen zu voll ist, können Sie es vormittags und bei trübem Wetter versuchen. Dann ist es meistens leerer und nur Menschen, die selber schwimmen wollen, sind im Schwimmbad.

Inline-Skating

Inline-Skates sind die modernen Rollschuhe. Vier Rollen sind hintereinander unter feste Schuhe montiert.

Mit den Inline-Skates kann man erstaunlich flott über den Asphalt sausen, schneller als beim Joggen und nur etwas langsamer als beim Radfahren.

Die Körperbewegung beim Fahren mit Inline-Skates ist sehr schwungvoll und macht Freude, wenn man den Bogen erst einmal heraus hat.

Um Verletzungen zu vermeiden, ist es jedoch sehr wichtig, dass man Helm, Knieschützer, Ellenbogenschützer und Handgelenkschützer trägt. Trotz all dieser Schützer kann man sich jedoch immer noch schwungvoll auf den Hintern setzen und für einige Tage unter Schmerzen leiden.

Daher ist es auch wichtig, das Bremsen zu lernen, bevor man die Geschwindigkeit der Inline-Skates voll ausreizt. Am besten übt man auch das Fallen, damit man sich im Ernstfall beim Fallen nicht stark verletzt.

Wenn man gut geschützt und sicher beim Bremsen und Fallen ist, kann man sich am Fahrgefühl auf den Inline-Skates erfreuen und gleichzeitig Hintern und Beine trainieren.

Im Winter kann man statt Inline-Skates zu Schlittschuhen greifen, wenn man ein zuverlässig gefrorenes Gewässer oder ein Eisstadion in erreichbarer Nähe hat.

Rudern

Das Rudern wird bei den Ausdauersportarten häufig übersehen.

Doch Rudern ist als Ergänzung zu anderen Ausdauersportarten sehr nützlich, weil Arme und Oberkörper trainiert werden. Auch die Koordination mit den Rudern ist eine gute Übung.

Außerdem ist es ein schönes Erlebnis, mit dem Boot über das Wasser zu gleiten.

Für das Rudern mit sportlichen Ambitionen gibt es Rudervereine überall, wo es geeignete Gewässer gibt.

Wenn man selbst an einem Gewässer lebt, kann man sich auch ein eigenes Ruderboot anschaffen und ohne Verein rudern.

Falls passende Gewässer weit weg sind, kann man sich im Urlaub am See Ruderboote mieten, um wenigstens hin und wieder rudern zu können.

Ski-Langlauf

Durch den Ski-Langlauf hat man auch im Winter die Möglichkeit, sich draußen zu bewegen.

Der Ski-Langlauf ähnelt ein wenig dem Inline-Skating und dem Nordic-Walking.

Nordic-Walking ist durch das Vorbild Ski-Langlauf erfunden worden.

Beim Ski-Langlauf wird der ganze Körper trainiert, weil man sowohl die Beine als auch die Arme intensiv nutzt.

Das Gleiten über den Schnee macht zudem viel Freude und meistens hat man auch ein herrliches Naturerlebnis.

Wenn man keine eigene Ausrüstung für Ski-Langlauf hat, kann man sie sich in den meisten Wintersportorten mieten.

Beweglichkeitstraining

Außer Muskelkraft und Ausdauer kann man auch die Beweglichkeit trainieren.

Eine gute Beweglichkeit ist für jeden Menschen sehr nützlich. Durch eine sesshafte Lebensweise wird die Beweglichkeit von Jahr zu Jahr eingeschränkter. Nach einigen Jahren auf dem Schreibtischstuhl und dem Sofa fällt es vielen Menschen schwer, sich die Schuhe im Stehen anzuziehen und beim Autofahren den Kopf weit genug nach hinten umzudrehen. Auch das Kratzen auf dem Rücken wird immer schwieriger.

Weder Ausdauersport noch Krafttraining verbessern die Beweglichkeit deutlich, außer natürlich die für die jeweilige Sportart gebrauchten Bewegungen.

Daher ist es sinnvoll, zusätzlich die Beweglichkeit zu trainieren.

Das können einige Gymnastik- und Dehnübungen nach dem Ausdauer- und Krafttraining sein.

Wer die Beweglichkeit intensiver trainieren will, kann auch spezielle Sportarten wie Yoga, Qigong oder Pilates ausüben.

Zum Erlernen der Technik ist es sinnvoll, zuerst einen Kurs zu besuchen.

Später kann man die Übungen auch zu Hause durchführen. Doch wenn man lieber in der Gruppe Sport treibt, kann man auch dauerhaft in der Gruppe weiter trainieren.

Günstig ist es auch, wenn man sich nach und nach ein kleines Übungsprogramm zusammenstellt, das man in wenigen Minuten jeden Tag durchführen kann. So wird die Beweglichkeit optimal trainiert.

Bei vielen Übungen wird nicht nur die Gelenkigkeit trainiert, sondern auch das Gleichgewicht und die Koordination der Bewegungen.

Bei Beweglichkeits- und Dehnungsübungen ist es wichtig, dass man die Bewegungen nicht übertreibt.

Es darf zwar ein wenig spannen, sollte aber keinesfalls schmerzen.

Wenn man die Muskeln, Sehnen und Gelenke zu stark dehnt, kann es zu Verletzungen kommen.

Daher sollte man beim Beweglichkeitstraining seinen Ehrgeiz zu Hause lassen. Stattdessen sollte man in aller Ruhe in sich hinein fühlen und auf seinen Körper hören.

Bewegung im Alltag

Die Bewegung im Alltag spielt eine nicht zu unterschätzende Rolle.

Wenn wir uns im Alltag mehr bewegen würden, gäbe es weniger übergewichtige Menschen und man müsste weniger Sport treiben, um abzunehmen.

In der Steinzeit waren die Männer meistens unterwegs auf der Jagd und haben so täglich viele Kilometer zurückgelegt. Die Frauen waren auch ständig auf den Beinen, weil sie Nahrung und Feuerholz sammeln mussten.

Auch noch in den letzten Jahrhunderten hatte ein Großteil der Menschen durch ihren Alltag jede Menge Bewegung.

Die Arbeit auf den Feldern war überaus anstrengend und auch die Haushaltsführung war eine körperliche Herausforderung.

Heutzutage werden die schweren Arbeiten meist von Maschinen erledigt und die Fortbewegung findet meistens im Auto statt.

Viele Menschen sitzen bei der Fahrt zur Arbeit, sitzen den ganzen Tag auf dem Schreibtischstuhl und sitzen abends auf dem Sofa.

Dank des verstärkten Gesundheits- und Umweltbewusstseins steigen jedoch viele Menschen für kürzere Strecken auf das Fahrrad um. Das ist ein erster Schritt zu mehr Bewegung im Alltag.

Wenn die Arbeit zu weit weg für das Fahrrad ist, kann man auch in einer gewissen Distanz zum Arbeitsplatz parken und ein Stück zu Fuß gehen.

Anstatt mit den Aufzug zu fahren, nimmt man besser die Treppe, denn Treppensteigen verbraucht eine Menge Kalorien und stärkt die Beine.

So sollte man für die individuelle Situation Wege finden, wie man sich mehr bewegen kann, ohne gleich Sport zu treiben.

Harte körperliche Arbeit

Wer bei seiner Arbeit körperlich stark gefordert ist, neigt meistens weniger als Büromenschen zu Übergewicht.

Auf Ausdauersport zum Kalorienverbrennen kann man meistens verzichten, wenn man den ganzen Tag körperlich anstrengend arbeitet.

Doch die heutigen Berufe mit hohem körperlichen Einsatz, beispielsweise auf dem Bau, als Umzugsarbeiter oder beim Putzen, belasten den Körper meistens einseitig und auf gesundheitsschädliche Weise.

Zwar wachsen Bauarbeitern schon durch ihre Arbeit jede Menge Muskeln, aber durch die Fehlbelastungen kommt es häufig zu Rückenproblemen oder anderen Schäden des Bewegungsapparates. Das gleiche gilt auch für andere körperlich anstrengenden Arbeiten.

Daher sollten Schwerarbeiter gezielten Kraftsport betreiben, um ihre Muskeln vor allem in den stark geforderten Bereichen zu stärken.

Ein Rücken hält erheblich mehr aus, wenn kräftige Rückenmuskeln die Wirbelsäule unterstützen.

Gartenarbeit

Wer einen Garten sein eigen nennt und regelmäßig darin arbeitet, bleibt oft bis ins hohe Alter fit und weitgehend gesund.

Die regelmäßige Arbeit an der frischen Luft fördert die Gesundheit und hilft beim Abnehmen oder Schlankbleiben.

Der Kalorienverbraucht beim Gärtnern ist sehr unterschiedlich, je nachdem, ob man entspannt die Rosen beschneiden oder schweißtreibend umgräbt. Insgesamt ist Gartenarbeit jedoch eine lohnende Art der Bewegung.

Zusätzlich zum reinen Bewegungsaspekt ist Gartenarbeit auch sehr befriedigend. Die Arbeit mit den Pflanzen gibt das Gefühl, etwas Sinnvolles zu tun. Man erlebt den Kreislauf der Natur und sich selbst mitten drin. Wenn man Gemüse und Obst anbaut, kann man sogar die Früchte seiner Arbeit essen, was nicht nur lecker schmeckt und gesund ist, sondern auch das Selbstbewusstsein stärkt.

Für die Gartenarbeit braucht man jedoch einen starken Rücken, weil man sich viel bücken muss.

Zwar hat Gartenarbeit auch eine stärkende Wirkung auf den Rücken, aber wenn die Ausgangssituation ein muskelarmer, schwacher Rücken ist, kann es zu heftigen und hartnäckigen Rückenschmerzen kommen.

Am besten macht man aktives Krafttraining für den Rücken, bevor man anfängt, intensiv zu gärtnern.

Putzen

Der Hausputz ist für die meisten Menschen zwar eine lästige Pflicht, aber man könnte putzen durchaus als schlankmachendes Workout betrachten.

Putzen verbraucht relativ viel Kalorien und fordert den Körper auf vielfältige Weise.

Wenn man sich zum Putzen Musik anhört, kann aus der lästigen Pflicht eine lohnenswerte Alltagsbewegung werden.

Doch beim Putzen gilt wie beim Gärtnern, dass der Körper teilweise ungünstig belastet wird. Das trifft vor allem auf den Rücken zu.

Daher hilft ein rückenstärkendes Krafttraining dabei, unbeschadet dem Putzsport frönen zu können.

Noch besser als ein reines Rückentraining wäre Kraftsport für den ganzen Körper, denn dann sind auch Beine und Arme auf die anstrengende Putzarbeit bestens vorbereitet.

Tanzen

Tanzen kann man als Sportart ausüben oder auch zum reinen Vergnügen in der Disco oder im Tanzcafé.

Wer will, kann sogar einfach hin und wieder in den heimischen vier Wänden eine Runde tanzen.

Beim Tanz verbindet man körperliche Bewegung mit beschwingter Musik. Beim Paartanz kommt noch die Berührung und das gemeinsame Erlebnis hinzu.

Tanzen ist also wohltuend für Körper und Seele.

Intensives Tanzen kann beim Kalorienverbrauch locker mit dem Joggen mithalten.

Dadurch wird Tanzen zu einem effektiven Schlank- und Glücklichmacher.

Wo kann man Sport treiben?

Sport kann man an den verschiedensten Orten und in unterschiedlichen Situationen ausüben.

Je nach Situation kann Sport dadurch kostenlos oder kostenpflichtig sein, witterungsabhängig oder -unabhängig, allein oder in der Gruppe.

Wo man sportlich aktiv ist, hängt einerseits von den persönlichen Vorlieben ab. Es macht jedoch auch Sinn, verschiedene Orte zum Sport treiben in sein persönliches Sportprogramm aufzunehmen, denn sie ergänzen sich teilweise sehr gut.

Sport im Freien

An der frischen Luft ist Sport herrlich, wenn das Wetter gut ist.

Im optimalen Fall ist es trocken, nicht zu heiß und nicht zu kalt.

Dann kann man im Freien radeln, laufen, wandern, schwimmen oder Fußball spielen, um nur einige Beispiele zu nennen.

Sport in der frischen Luft hat nicht nur die Wirkung der Bewegung, sondern bietet häufig auch gute Luft zum Atmen. Außerdem kann man sich an der Natur erfreuen, wenn man im Grünen trainieren kann. Wenn der Blick frei über die Landschaft schweifen kann, profitiert auch die Seele ganz stark.

Bei Sport im Freien ist es wichtig, dass man sich an die herrschende Witterung anpasst. Das bedeutet Sonnenschutz bei Sonnenschein und einen Hut, wenn man zu Sonnenstich neigt. Die Kleider sollten warm genug, aber auch nicht zu warm sein. Bei Hitze sind lockere Kleider besonders wichtig.

Hartgesottene Sportler trainieren auch bei Regenwetter draußen. Manch einer fordert gar von sich, bei jedem Wetter draußen unterwegs zu sein.

Bei übergroßer Hitze, Sturm oder Eiseskälte kann diese Einstellung jedoch zu Gesundheitsschäden führen.

Ein einfacher Regen ist meistens nicht gesundheitsschädlich, es sei denn, man friert durch. Dann kann der Körper so geschwächt werden, dass er sich die nächste umherfliegende Infektion einfängt.

Doch der Zwang, auch bei Regenwetter oder anderen unerfreulichen Witterungen nach draußen gehen zu müssen, kann Vielen die Freude am Sport verderben.

Wer dann keine alternative Sportmöglichkeit hat, bleibt häufig mit schlechtem Gewissen auf dem Sofa sitzen. So kommen dann Stress durch das schlechte Gewissen und fehlender Energieverbrauch zusammen und behindern das Abnehmvorhaben.

Sport zu Hause

Sport in den eigenen vier Wänden klingt auf den ersten Blick langweilig.

Doch zu Hause trainieren hat eine Menge Vorteile.

Vor allem ist man vom Wetter unabhängig.

Außerdem ist man nicht an feste Trainingszeiten gebunden und hat keine Kosten durch Mitgliedsbeiträge.

Wer sich in der Öffentlichkeit geniert, zu trainieren, kann zu Hause unbeobachtet seinen Körper stählen.

Was und wie man trainiert, hängt von den eigenen Möglichkeiten und Vorlieben ab.

Man kann sich einen Heimtrainer anschaffen und damit Ausdauersport betreiben. Damit es nicht langweilig wird, kann man den Heimtrainer vor den Fernseher stellen oder beim Radeln in einem Buch lesen. Ein auf niedrige Stufe gestellter Ventilator kann den Fahrtwind ersetzen.

Auch Krafttraining kann man sehr gut zu Hause durchführen. Dazu braucht man eigentlich gar kein Gerät, denn der Körper selbst kann als Trainingsgerät dienen, beispielsweise bei Liegestützen, Kniebeugen, Crunches und tausenden von anderen Übungen.

Man kann sich aber auch Hanteln zulegen und Thera-Bänder, um das Krafttraining zuhause abwechslungsreicher zu gestalten. Es gibt auch noch zahlreiche andere kleine Trainingsgeräte, die sich für den Einsatz zu Hause eignen, beispielsweise Hula-Hoop-Reifen, Pilates-Ringe oder Stepper.

Sinnvoll ist auch die Anschaffung einer Gymnastikmatte, denn damit kann man Übungen auf dem Boden machen.

Wer Inspiration für die Übungen und einen antreibenden Vorturner sucht, kann sich mithilfe von DVDs den Trainer ins Haus holen. Auch im Fernsehen gibt es Sport zum Mitmachen, beispielsweise morgens beim Bayrischen Fernsehen.

Für manche Menschen ist es zu Hause schwierig, die nötige Motivation zum Training zu finden. Dann kann es helfen, wenn man mit sich selbst feste Termine ausmacht.

Sport zu Hause ist vor allem gut geeignet, um ihn mit Sport im Freien und anderen Sportsituationen zu kombinieren. Doch wer ans Haus gebunden ist, oder lieber nicht woanders trainiert, kann auch ausschließlich mithilfe von Zuhause-Sport fit und schlank werden.

Sport im Fitnessstudio

Viele Sportler schwören auf Sport im Fitnessstudio.

Dort herrscht eine allgemeine Atmosphäre der sportlichen Aktivität, die mitreißen kann.

Außerdem bieten die verschiedenen Geräte vielfältige Möglichkeiten, sowohl die Kraft als auch die Ausdauer zu trainieren.

Durch Trainingszirkel kann man in kurzen Abständen zwischen unterschiedlichen Geräten wechseln, sodass Langeweile gar nicht erst aufkommen kann.

In guten Fitnessstudios steht ein Trainer zur Verfügung, der einen bei der optimalen Zusammenstellung beraten kann. Auch im weiteren Trainingsverlauf hat man so immer einen Ansprechpartner bei Problemen und Fragen.

Obwohl viele Menschen im Fitnessstudio vor allem an den Ausdauergeräten trainieren, sind die Geräte für das Krafttraining eine besondere Stärke der Fitnessstudios. An diesen Geräten kann man gezielt einzelne Muskelgruppen trainieren, um insgesamt den gesamten Körper zu kräftigen.

Viele Menschen denken bei Fitnessstudios an Mucki-Buden, in denen jede Menge muskelbepackte Bodybuilder und superathletische Models trainieren. Doch heutzutage stellen Bodybuilder in den meisten Fitnessstudios eher eine Minderheit dar.

Die meisten Menschen, die dort trainieren, sehen ganz normal aus und wollen dort ihre allgemeine Fitness und die Figur verbessern. Daher sieht man auch viele übergewichtige und ältere Menschen in modernen Fitnessstudios. Wenn man selber übergewichtig ist, braucht man sich daher nicht genieren, ins Fitnessstudio zu gehen.

In den meisten Fitnessstudios werden auch Gruppenkurse angeboten, beispielsweise Bauch-Beine-Po, Pilates, Wirbelsäulengymnastik, Spinning oder Hanteltraining.

Man hat also die Wahl in der Gruppe mit direkter Anleitung durch einen Trainer oder individuell zu trainieren.

Viele Fitnessstudios haben zum Entspannen einen Wellnessbereich mit Sauna und Swimmingpool.

Ein Nachteil der Fitnessstudios ist, dass sie regelmäßig Geld kosten, oft mehr als ein Geringverdiener aufbringen kann. Außerdem gibt es häufig mehrjährige Vertragslaufzeiten.

Doch dieser Nachteil kann auch ein Vorteil sein. Denn wenn man viel Geld für die Mitgliedschaft bezahlt, hat man eine zusätzliche Motivation, regelmäßig zum Training zu gehen.

Sport im Verein

Wer gerne gemeinsam mit anderen Menschen Sport treibt, ist in einem Verein gut aufgehoben.

Sportvereine bieten die verschiedensten Sportarten an, das reicht von Mannschaftssportarten wie Fußball oder Volleyball bis zu gemeinsamer Leichtathletik und Ausdauersport.

Die Mitgliedsbeiträge in den meisten Vereinen sind nicht sehr hoch und häufig gibt es für arme Menschen auch vergünstigte Tarife.

Beim Sport im Verein wirkt der Gruppendruck auf viele Menschen motivierend.

Außer Sport gibt es häufig noch gemeinsame Feste und eine gemütliche Runde nach dem Training.

Im Verein kann man also nicht nur körperliche Bewegung, sondern auch Freunde finden.

Sport als Reha-Maßnahme

Bei vielen Krankheiten wird Bewegung inzwischen als Reha-Maßnahme verschrieben.

Das kann im Rahmen eines stationären Reha-Aufenthaltes oder als ambulante Krankengymnastik stattfinden.

In vielen Städten gibt es auch Herzsportgruppen und dergleichen.

Sport als Heilmittel ist zur Zeit besonders bei Rückenproblemen akzeptiert. Dass starke Rückenmuskeln gegen Rückenschmerzen helfen, hat sich inzwischen bei relativ vielen Ärzten herumgesprochen. Regelmäßiges Rückentraining kann in vielen Fällen erheblich wirkungsvoller als eine Bandscheibenoperation sein.

Auch bei Erkrankungen des Herz-Kreislaufsystems ist Bewegung eine akzeptierte begleitende Behandlungsmethode. Durch regelmäßige maßvolle Bewegung können künftige Herzinfarkte und Schlaganfälle häufig verhindert werden.

Reha-Sport und Krankengymnastik werden jedoch meistens nur vorübergehend von der Krankenkasse bezahlt.

Am besten ist es, wenn man die Übungen während dieser Zeit lernt und sie dann zu Hause weiter macht.

In manchen Fitnessstudios gibt es übrigens spezielle Rückenzirkel. Zwar muss man dafür dann meistens selbst bezahlen, aber man kann in diesem Rahmen ein gezieltes Rückentraining dauerhaft fortführen.

Der Abnehmplan

Nach diesem Buch voller Theorie, drängt es Sie bestimmt, mit der Praxis zu beginnen und endlich abzunehmen.

Jetzt gilt es, die Theorie in die Praxis zu überführen.

Als eine Art Zusammenfassung und Einstieg in die Praxis dient der nachfolgende Abnehmplan.

Sie müssen ihn nicht buchstabengetreu nachvollziehen, es reicht völlig, wenn Sie ihn als Anregung verstehen.

Gesundheitscheck beim Arzt

Um abzunehmen muss man nicht unbedingt zum Arzt gehen, es sei denn, man ist chronisch krank oder stark übergewichtig.

Ein Arztbesuch kann jedoch dabei helfen, zu erkennen, ob irgendwelche medizinischen Abnehmhindernisse vorliegen, beispielsweise eine Schilddrüsenunterfunktion.

Außerdem können Sie durch einen Gesundheitscheck feststellen lassen, ob Sie ohne Einschränkungen Sport treiben dürfen.

Bei einem typischen Gesundheitscheck wird normalerweise unter anderem ein EKG gemacht, der Blutdruck gemessen, der Oberkörper abgehört, Größe und Gewicht festgestellt.

Außerdem wird meistens Blut abgenommen, um es zu untersuchen. Für einige Werte, beispielsweise den Blutzuckerspiegel ist es notwendig, die Untersuchung vor dem Frühstück durchzuführen, weil Essen die Werte verändert. Den Zustand vor dem Frühstück nennen Ärzte "nüchtern".

Die in diesem Buch vorgestellten Blutwerte gehen teilweise über die üblicherweise untersuchten Werte hinaus.

Inwieweit zusätzliche Blutuntersuchungen von der Kasse bezahlt werden, hängt von Ihrer Kasse und den Möglichkeiten des behandelnden Arztes ab. Im Zweifelsfall kann man zusätzliche Blutwerte auch aus eigener Tasche bezahlen, wenn man dazu bereit ist.

Folgende Blutwerte sind besonders interessant für das Thema Abnehmen:

- Blutzucker (nüchtern) siehe Seite 101
- Insulin (nüchtern) siehe Seite 101
- Schilddrüsenhormone: T3, T4, TSH siehe Seite 109
- Cholesterin siehe Seite 191

- HDL-Cholesterin siehe Seite 192
- LDL-Cholesterin siehe Seite 192
- Triglyceride / Neutralfette siehe Seite 186
- Harnsäure
- Harnstoff

Zusätzliche Erkenntnisse könnte man auch durch die Blutwerte einiger zusätzlicher Hormone erhalten:

- Cortisol siehe Seite 114
- Östradiol siehe Seite 118
- Progesteron siehe Seite 121
- FSH
- Testosteron siehe Seite 123
- DHEA siehe Seite 125

Am besten lassen Sie sich eine Kopie der Blutwerte mitgeben, damit Sie sie zu Hause aufbewahren können. Dann haben Sie die Werte bei Bedarf immer zur Hand. Außerdem können Sie die Werte mit später festgestellten Werten vergleichen. So können Sie beispielsweise feststellen, wie günstig sich regelmäßiger Sport auf die Blutfettwerte auswirkt.

Abnehmhindernisse überwinden

Ein weiterer wichtiger Schritt für den Abnehmerfolg ist die Überwindung der Abnehmhindernisse.

Nicht jedes dieser Hindernisse kann sofort perfekt beseitigt werden, beispielsweise Stress im Beruf. Aber je mehr dieser Hindernisse man überwindet, desto leichter fällt es, erfolgreich abzunehmen.

Schwierige Faktoren wie Stress kann man schrittweise verringern, bis man sich sein Leben so eingerichtet hat, dass man sich darin wohl fühlt.

Auch Armut gehört zu den schwierigen Abnehmhindernissen. Selbst wenn man keinen schnellen Weg aus der Armut findet, kann man dennoch ihre negative Wirkung auf den Abnehmerfolg minimieren. Mit einer schlanken Figur und neu gewonnenem Selbstbewusstsein kann man dann vielleicht auch die Armut besiegen.

Zur Erinnerung noch einmal die im Buch beschriebenen Abnehmhindernisse:

- Das hungrige Gehirn siehe Seite 129
- Wechseljahre siehe Seite131

- Polyzystisches Ovarialsyndrom siehe Seite 132
- Vergrößerter Magen siehe Seite 132
- Schlafmangel siehe Seite 133
- Fehlendes Tageslicht siehe Seite 134
- Medikamente siehe Seite 135
- Stress siehe Seite 136
- Waagen siehe Seite 138
- Angst siehe Seite 142
- Armut siehe Seite 145
- Leben in Extremen siehe Seite 150
- Der innere Schweinehund siehe Seite 150

Ernährungsumstellung

Stellen Sie nach und nach Ihre Ernährung um. Berücksichtigen Sie dabei das Wissen aus dem Kapitel "Ernährung und Abnehmen" ab Seite 155.

Hier eine kurze Zusammenfassung wichtiger Aspekte:

- Lassen Sie sich Zeit bei der Ernährungsumstellung.
- Essen Sie weder zu wenig, noch zu viel. Etwa 200 bis 300 Kilokalorien weniger als verbraucht werden, sind eine sinnvolle Menge.
- Essen Sie wenn Sie hungrig sind.
- Hören Sie auf zu essen, sobald Sie satt sind.
- Berücksichtigen Sie bei der Umstellung Ihre Vorlieben und Abneigungen.
- Geben Sie ungewohnten Nahrungsmitteln eine Chance.
- Reduzieren Sie Zucker, Süßigkeiten und fette Salzknabbereien. Am besten Sie verzichten ganz darauf, wenn Sie das aushalten.
- Verringern Sie die Menge der verzehrten Kohlenhydrate.
- Verringern Sie die Fettmenge in Ihrem Essen.
- Essen Sie ausreichend Proteine.
- Essen Sie viel Obst und Gemüse.
- Trinken Sie viel Wasser.
- Verzichten Sie weitgehend auf Softdrinks und Säfte.
- Essen Sie ein gutes Frühstück. Es darf ruhig reichlich Kohlenhydrate enthalten.
- Essen Sie mittags leicht, aber was Sie wollen.
- Essen Sie abends kohlenhydratarm mit viel Eiweiß und Gemüse.
- Vermeiden Sie kalorienreiche Zwischenmahlzeiten und Snacks.

Sportprogramm

Das Sport- und Bewegungsprogramm stellt das zweite wichtige Standbeim beim Abnehmen dar.

Berücksichtigen Sie dabei das Wissen aus dem Kapitel "Bewegung macht schlank" ab Seite 252.

Hier eine kurze Zusammenfassung wichtiger Aspekte:

- Beginnen Sie nach und nach mit der Erweiterung Ihrer sportlichen Aktivität. Es bringt nichts, wenn Sie sich am Anfang überfordern und schnell die Motivation verlieren.
- Stärken Sie Ihre Muskeln durch regelmäßiges Krafttraining. Muskeln helfen nämlich sehr gut beim Abnehmen.
- Suchen Sie sich eine oder mehrere Ausdauersportarten, die Ihnen Freude machen.
- Trainieren Sie mindestens 3 mal wöchentlich 30 Minuten. Besser sind 5 mal wöchentlich 1,5 Stunden oder mehr.
- Gönnen Sie sich mindestens einen Ruhetag pro Woche.
- Überfordern Sie sich nicht.
- Unterfordern Sie sich nicht.
- Trainieren Sie so, dass Sie ins Schwitzen kommen.

Weitere Bücher von Eva Marbach

Eva Marbach hat weitere Bücher zum Thema Abnehmen geschrieben.

Hier eine kleine Auswahl:

Erfolgreich abnehmen beginnt im Kopf

Abnehm-Irrtümer aufklären und mit neuer Motivation durchstarten.

In diesem Buch werden verbreitete Abnehmirrtümer aufgeklärt und Abnehmhindernisse erklärt. Sie erfahren, wie Sie sich mit Ihrem Unterbewusstsein und Ihrem inneren Schweinehund verbünden können, um voller Motivation erfolgreich abzunehmen.

ISBN-13: 978-3-938764-10-7 - 144 Seiten - 14,80 Euro

Erfolgreich abnehmen mit Schüssler-Salzen

Stoffwechsel aktivieren und Abnehmhindernisse auflösen.

Oft verhindern Stoffwechselblockaden das erfolgreiche Abnehmen trotz Bewegung und Ernährungsumstellung. Schüssler-Salze können helfen, diese Abnehmhindernisse beiseite zu räumen und den Stoffwechsel zu beleben.

ISBN-13: 978-3-938764-05-3 - 144 Seiten - 14,80 Euro

Erfolgreich abnehmen in den Wechseljahren

Leichter durch pfundige Zeiten.

Dieses Buch erklärt die Ursachen für das hartnäckige Übergewicht in den Wechseljahren und wie man sie beheben kann. Spezielle Ernährungs- und Bewegungstipps für die Zeit der Wechseljahre runden den Inhalt ab.

ISBN-13: 978-3-938764-21-3 - 208 Seiten - 19,80 Euro

Außerdem geplante Abnehmbücher:

- Erfolgreich abnehmen bei Hormon-Problemen
- Der dicke Bauch

Erfolgreich abnehmen im Internet

Im Internet finden Sie auf zahlreichen Webseiten Informationen über das Abnehmen.

Speziell zu dem vorliegenden Buch gibt es eine extra Webseite, auf der Sie alle Seiten lesen und durchsuchen können:

Webseite zum Buch:

www.erfolgreich-abnehmen-durch-hintergrundwissen.de

Webseiten über das Abnehmen

Hier finden Sie die Internetadressen zu unseren Abnehm-Projekten:

www.erfolgreich-abnehmen-beginnt-im-kopf.de
Abnehm-Irrtümer aufklären und mit neuer Motivation durchstarten. Mit Buch.

www.erfolgreich-abnehmen-mit-schuessler-salzen.de
Stoffwechsel aktivieren und Abnehmhindernisse auflösen. Mit Buch.

www.erfolgreich-abnehmen-in-den-wechseljahren.de
Leichter durch pfundige Zeiten. Mit Buch.

www.schlank.net
Seiten zum Schlankwerden mit Schlanktipps, Ernährungsinfos, ...

Webseiten über andere Gesundheitsthemen

www.heilkraeuter.de
Heilkräuter-Lexikon, Kräuterwanderungen und vieles mehr.

www.schuessler-salze-liste.de
Heilen durch Mineralsalze, ohne Nebenwirkung, Antlitzanalyse,...

www.homoeopathie-liste.de
Über 250 Arzneimittelbilder, Konstitutionstherapie, Potenzen.

www.heilen-mit-wasser.de
Wasser als Heilmittel gegen zahlreiche Beschwerden.

www.euvival.de
Webseiten-Verzeichnis der Autorin Eva Marbach.

Stichwortverzeichnis